床旁超声引导临床操作方法

The Ultimate Guide to Point-of-Care
Ultrasound-Guided Procedures

原著主编　Srikar Adhikari，Michael Blaivas

主　　译　卞金俊　文平山

主　　审　邓小明

U0197076

北京大学医学出版社

CHUANGPANG CHAOSHENG YINDAO LINCHUANG CAOZUO FANGFA

图书在版编目（CIP）数据

床旁超声引导临床操作方法 /（美）斯里卡尔·阿迪卡里（Srikar Adhikari），（美）迈克尔·布莱瓦斯（Michael Blaivas）主编，卞金俊，文平山主译 . —北京：北京大学医学出版社，2022.1

书名原文：The Ultimate Guide to Point-of-Care Ultrasound-Guided Procedures

ISBN 978-7-5659-2506-1

Ⅰ.①床⋯ Ⅱ.①斯⋯②迈⋯③卞⋯④文⋯ Ⅲ.①超声波诊断 Ⅳ.① R445.1

中国版本图书馆 CIP 数据核字（2021）第 212396 号

北京市版权局著作权登记号：图字：01-2021-5164

First published in English under the title
The Ultimate Guide to Point-of-Care Ultrasound-Guided Procedures
edited by Srikar Adhikari and Michael Blaivas
Copyright © Springer Nature Switzerland AG，2020
This edition has been translated and published under licence from
Springer Nature Switzerland AG.

Simplified Chinese translation Copyright © 2021 by Peking University Medical Press.
All Rights Reserved.

床旁超声引导临床操作方法

主　　译：卞金俊　文平山
出版发行：北京大学医学出版社
地　　址：（100191）北京市海淀区学院路 38 号　北京大学医学部院内
电　　话：发行部 010-82802230；图书邮购 010-82802495
网　　址：http://www.pumpress.com.cn
E-mail：booksale@bjmu.edu.cn
印　　刷：北京金康利印刷有限公司
经　　销：新华书店
策划编辑：王智敏
责任编辑：袁帅军　　责任校对：靳新强　　责任印制：李　啸
开　　本：787 mm×1092 mm　1/16　印张：17.25　字数：433 千字
版　　次：2022 年 1 月第 1 版　2022 年 1 月第 1 次印刷
书　　号：ISBN 978-7-5659-2506-1
定　　价：150.00 元
版权所有，违者必究
（凡属质量问题请与本社发行部联系退换）

译者名单

主　审

邓小明（海军军医大学第一附属医院）

主　译

卞金俊（海军军医大学第一附属医院）

文平山（海军军医大学第一附属医院）

副主译

盛　颖（海军军医大学第一附属医院）

马　宇（海军军医大学第一附属医院）

译　者（按姓氏笔画排序）

王　春（海军军医大学第一附属医院）

王　莹（海军军医大学第一附属医院）

文平山（海军军医大学第一附属医院）

吴　昱（联勤保障部队第九八〇医院）

汪　婷（海军军医大学第一附属医院）

项　前（北京大学第三医院）

席　鹏（海军军医大学第一附属医院）

译者前言

早在 2003 年，美国 Lennard Greenbaum 博士就在《超声医学杂志》（*Journal of Ultrasound in Medicine*）上大声疾呼：超声听诊器时代已经来临。在一篇编者按中，他将"超声听诊器"（sonoscope）描述为临床医师增进对患者体格检查能力的一种超声工具。

未来已来。当前，便携式超声设备已成为医师进行自助式诊断和治疗的重要帮手。在超声辅助下实施各类操作，既能让高年资医师规避对患者不必要的损害，也可让初学者在有限的临床操作机会中获得更好的学习体验。更重要的是，超声引导下各类有创操作更有益于患者——操作者对目标定位更加精准，神经、血管及其他重要脏器发生损伤的概率更低。

与既往以超声诊断为主要方向的超声专科教材相比，本书除简要介绍超声成像基本原理、声学解剖知识外，主要内容围绕各类超声引导下操作技术。因此，本书十分适用于非超声专业的医务人员，如急诊、重症、呼吸、麻醉等学科的医师。本书不仅详述了各类操作的具体步骤，还提供了丰富、清晰的超声图像。本书涵盖从术前准备、周围环境准备到患者体位摆放及无菌操作的实施等，内容可谓全面、详实。此外，各章节还总结了部分注意事项和难点，对医务人员超声引导下操作技能的快速提高和学习应用极具启示价值。

医务人员在平时加强超声引导下操作技术的学习，有助于快速处置战创伤等各类突发伤情，及时分诊和救治批量伤员，使更多伤员获益，对提高军事卫勤保障能力、应急灾难处置等均有帮助。本书精选了呼吸系统、循环系统、消化系统及神经骨骼肌肉等重要组织器官的超声引导下基本操作流程，涵盖面广，操作性强。尤其值得一提的是，本书以循证医学为基础，提供了大量与传统技术相比超声引导下操作的优势的依据。总之，这是一本实践性强、方便学习、易于使用的指导手册。

我们期望本书能进一步提高临床医师超声引导下操作的业务能力，使广大医师对超声的应用更得心应手，并进一步提升超声相关的理论和技术水平。本书的引进、翻译及出版，得到了北京大学医学出版社的大力支持。特别感谢王智敏编审严谨、求实、细致的工作，使本书能顺利出版。

卞金俊

2021 年 8 月

原著前言

在医学院和实习阶段，记忆中让我最痛苦的一件事就是努力学习各种操作。那时，我每天都能遇到中心静脉和动脉穿刺操作，每当患者发生心脏停搏时都要进行心包穿刺，经常需要通过盲穿完成胸腔穿刺和腹腔穿刺。很多失败的记忆至今仍历历在目，也包括与其他住院医师相比，自己的操作技不如人。许多临床医师都曾因想要学习新技术或仅仅为了改进曾经尝试过的操作而挫败过。和那些自认为是操作奇才，并经常嘲笑我们尝试动静脉穿刺、引流或注射，甚至经静脉置入临时起搏器的专家不同，我们当中许多人将从另一种方法中受益——这种方法可帮助我们显著提高操作技能，并使我们和所谓的专家一样厉害。这不是在学术讲堂公开探讨而获得的，而是在临床实践中积累所得的经验。我们如何才能在临床操作中站稳脚跟并做到精细、准确，做到像专家一样厉害？这种神奇的方法便是超声引导技术，它的出现绝非偶然。

鹿特丹人 Erasmus 曾说过："在盲人的国度，独眼人就是国王。"超声如同那只眼睛，不仅可以让我们达到盲穿专家的水平，还能将此能力提升至更高的境界。如果系统解剖考试后我们已经忘记神经的位置，穿刺时通过成像技术定位神经，在某种程度上这是否为作弊？也许是，但对患者而言则不然。他们受益于床旁超声的精确性和专业性，不用远离手术室或其他设备。这种开展以往难以进行的操作的能力或以更高标准实施传统操作的能力，让患者和临床医师均受益。我曾多次看见，当超声引导技术投入运用后，已有倦怠感的高年资同事们如获新生。

本书适用于有兴趣提高操作技能或拓展操作手段，且非超声诊断专业者。许多临床医师仅希望通过超声辅助引导操作，而不想参加为期数天的课程或阅读大量关于超声诊断和可能包含一些操作技巧的教材。如果您有兴趣利用超声引导下手术操作，本书适合您及您的患者。我们都希望本书能提升您的操作实践、改善患者的体验以及和我们一样让患者获得专业的操作。我们真诚地希望本书有助于提高患者安全，并有助于超声引导下手术操作的推广。

Srikar Adhikari
Michael Blaivas

原著者名单

Josie Acuña, MD Department of Emergency Medicine, Banner University Medical Center-Tucson, Tucson, AZ, USA

Srikar Adhikari, MD, MS Department of Emergency Medicine, University of Arizona, Tucson, AZ, USA

Richard Amini, MD University of Arizona, Department of Emergency Medicine, Tucson, AZ, USA

Hina Arif-Tiwari, MD Department of Medical Imaging, University of Arizona, Tucson, AZ, USA

Adam Ash, DO Department of Emergency Medicine, North Shore University Hospital, Manhasset, NY, USA

Arthur Au, MD Department of Emergency Medicine, Thomas Jefferson University Hospital, Philadelphia, PA, USA

Tanya Bajaj, DO Department of Emergency Medicine, North Shore University Hospital, Manhasset, NY, USA

Michael Blaivas, MD, MBA Department of Medicine, University of South Carolina, Columbia, SC, USA

Andrew R. Bodenham, MBBS, FRCA Department of Anesthesia, Leeds General Infirmary, Leeds, UK

Brian Burke, MD Department of Radiology, North Shore University Hospital, Manhasset, NY, USA

Samita S. Das, MD, MBA Department of Anesthesiology & Critical Care Medicine, Ochsner Health System, New Orleans, LA, USA

Paola Devis, MD Medical Imaging and Gastroenterology, University of Arizona College of Medicine, Staff Interventional Radiologist, Southern Arizona Veterans Affairs Health care System, Tucson, AZ, USA

Eitan Dickman, MD, MMM, FACEP, FAIUM Department of Emergency Medicine, Maimonides Medical Center, Brooklyn, NY, USA

Robert Ellspermann, MD Department of Emergency Medicine, North Shore University Hospital, Manhasset, NY, USA

Timothy Faust, MD Department of Emergency Medicine, Thomas Jefferson University Hospital, Philadelphia, PA, USA

J. Matthew Fields, MD Department of Emergency Medicine, Thomas Jefferson University Hospital, Philadelphia, PA, USA

Maged A. Guirguis, MD Department of Interventional Pain Management, Ochsner Health System, New Orleans, LA, USA

Joshua Guttman, MD Department of Emergency Medicine, Emory University Hospital, Atlanta, GA, USA

Parisa Javedani, MD Colorado Permanente Medical Group, Denver, CO, USA

Brian Johnson, MD University of Washington – Valley Medical Center, Emergency Department, Renton, WA, USA

Dimitrios Karakitsos, MD Department of Internal Medicine, University of South Carolina, School of Medicine, Columbia, SC, USA

Pete Keenan, MD Lakewood Regional Medical Center, Lakewood, CA, USA

Los Alamitos Medical Center, Los Alamitos, CA, USA

Nat Kittisarapong, DO Department of Emergency Medicine, North Shore University Hospital, Manhasset, NY, USA

Samuel Blake Kluger, MD Ultrasound Faculty, Emergency Care Specialists, Grand Rapids, MI, USA

Ahmed Labib, FRCA Medical Intensive Care Unit, Hamad General Hospital, Doha, Qatar

Emily Lovallo, MD Department of Emergency Medicine, University of Pittsburgh School of Medicine, Pittsburgh, PA, USA

UPMC Mercy and Magee Hospitals, Pittsburgh, PA, USA

Sean Maley, MD Northwest Medical Center, Tucson, AZ, USA

Veena Modayil, MD Department of Emergency Medicine, North Shore University Hospital, Manhasset, NY, USA

Arun Nagdev, MD Highland General Hospital, Alameda Health System, Oakland, CA, USA

Bret Nelson, MD Department of Emergency Medicine, Mount Sinai Hospital, New York, NY, USA

Mathew Nelson, DO Department of Emergency Medicine, North Shore University Hospital, Manhasset, NY, USA

Kay Odashima, MD Department of Emergency Medicine, Maimonides Medical Center, Brooklyn, NY, USA

Matthew E. Patterson, MD Department of Anesthesiology & Critical Care Medicine, Ochsner Health System, New Orleans, LA, USA

Ashley Shilling, MD Department of Anesthesiology, University of Virginia, Charlottesville, VA, USA

Elaine Situ-LaCasse, MD Department of Emergency Medicine, Banner University Medical Center-Tucson, Tucson, AZ, USA

David Spinner, DO Department of Rehabiliation Medicine, Mount Sinai Hospital, New York, NY, USA

Lori Stolz, MD University of Cincinnati, Department of Emergency Medicine, Cincinnati, OH, USA

Azeem Tajani, MD Department of Emergency Medicine, Thomas Jefferson University Hospital, Philadelphia, PA, USA

Abdullah Sulieman Terkawi, MD Department of Anesthesiology, Perioperative, and Pain Medicine, Stanford University, Stanford, CA, USA

Department of Anesthesiology, King Fahad Medical City, Riyadh, Saudi Arabia

Syrian Expatriate Medical Association - US (SEMA US), Santa Clara, CA, USA

Alison Thurber, MD Emergency Medicine, SUNY Upstate University Hospital, Syracuse, NY, USA

William K. White, MD Department of Anesthesiology & Critical Care Medicine, Ochsner Health System, New Orleans, LA, USA

致　谢

　　感谢我的妻子对我的爱、耐心和宽容；感谢我的女儿们不断提醒我生命中什么才是最重要的；感谢我的姐妹们以及父母对我无条件的爱和支持。

Srikar Adhikari

　　感谢我的家庭，我最好的妻子和女儿们，一切都归功于她们！

Michael Blaivas

目　录

引　言

Srikar Adhikari，Michael Blaivas

随着便携式超声设备的广泛运用，床旁超声技术在多种医疗领域中得到了推广[1]。超声技术成本相对较低，并且不会对患者或操作者造成电离辐射。同时，床旁超声技术在医学领域中得到了有史以来最大的推广，比如扩展到急诊医学、危重病医学和麻醉学。随着内科学、家庭医学等开始涉足床旁超声技术并扩展其用途，超声将成为发达国家以及发展中国家大多数患者床旁的使用设备。医务人员发现，只要可以获得从皮肤表面到达靶器官或组织的图像[2]，超声几乎可以为任何穿刺针或装置提供引导，因此将床旁超声技术用于操作引导在临床中得到了迅速的推广。近期的数据显示，非放射科医师开展超声引导下操作要多于放射科医师，且占据了操作数量增长的大部分比例[3]。

有创操作的安全实施在医学教育和临床实践中都非常重要。超声引导有助于精确显影目标结构，引导穿刺针路径和避开毗邻结构。超声引导下操作可为徒手操作，或利用某种引导装置，比如穿刺针引导装置。穿刺针引导可有各种形状和大小，取决于所连接的超声探头以及即将实施的操作类型。另外，近20年来，穿刺针和其他引导装置得到了显著的发展，变得更加具有流线性、实用性和多功能性[4]。

超声作为有创操作的辅助工具可以提高操作的成功率、降低并发症发生率、改善满意度，并且缩短操作的时间。大量证据表明，对于接受有创操作的患者，超声引导技术可以显著提高其治疗的安全性和质量，并降低并发症的发生率和医疗费用[5]。超声引导用于操作的临床效用表现在多方面费用的降低，包括操作相关性并发症及其费用的降低、操作时间的缩短、住院时间的缩短、提高床位周转率、让更大范围的有资质的医务人员获得更加一致的操作成功率[6]。

超声引导技术既可以提高简单操作的成功率，比如外周静脉导管的置入，也有助于最复杂且具有技术挑战的操作，比如经静脉起搏器的置入。应用实时超声引导不仅可以提高成功率，还可以减少尝试的次数和一些操作所需麻醉药的用量。尽管研究尚不够透彻，但超声引导技术的引入产生了巨大的影响，包括操作者满意度、胜任感或擅长感，甚至在一些临床实践中注入新的生机，使医师们能够在一些拓展领域胜任并开展操作，比如在急诊室进行神经阻滞，在初级治疗时进行精准的筋膜注射，以及许多其他例子等。在多个医学协会推荐和大量研究文献的支持下，超声引导已成为中心静脉穿刺的标准操作[7]。尽管目前仅有一些关于超声引导下血管穿刺操作的高质量证据，超声引导下其他操作的证据也在迅速涌现。已有相当多的证据表明实时超声引导下操作的益处，包括腹腔穿刺术、胸腔穿刺术、关节腔穿刺术等操作。

这项技术可分为两大类：超声辅助和实

时超声引导。超声辅助操作是指利用超声对患者解剖进行评估，并对操作部位进行定位（包括目标和周围结构），但对穿刺针和目标不进行实时成像。这种静态的方法因潜在的并发症风险而不常使用。实时超声引导下操作指的是在整个操作过程中对穿刺针进行持续成像以引导其置入。由于针尖和目标结构的位置持续可见，因而成为首选的技术。

超声引导下操作的成功实施取决于培训、经验、能力以及操作者的技巧。超声引导技术可以增加操作者的信心，常替代体表解剖标志定位法，已成为各种有创操作的新标准。然而，实施超声引导下操作的医务人员应有相应资质并限在其执业范围内开展有创操作。当使用超声作为操作引导时，理解穿刺引导的原则是成功的关键。操作者需要接受关于基本物理原理、超声设备、成像模式、扫描平面、相应超声图像解剖穿刺引导技术的训练，并了解有创操作时超声的局限性。

尽管推荐的证据越来越多，超声引导下操作在非教学医疗机构的推广仍相对较慢[8]。至今发表的绝大多数研究来自教学医院，而我们更需要关注社区医疗机构，因为这里代表着全世界绝大多数的患者。为了对患者治疗产生更大且有意义的影响，必须将超声引导技术融入到教学中心以外的临床实践中去。这些机构的医务人员甚至并不了解超声技术可能带来的用处：降低成本、方便使用以及功能强大。诸如超声波束控制软件的技术进步让操作更加方便，易于推广。另外，人工智能正迅速影响医学影像学，多项关于床旁超声技术深度学习运用的研究结果将很快面世，内置商用人工智能软件的实时超声机器也将问世。

总之，采用超声引导可以提高操作的安全性、加快操作速度、新治疗标准简单易学、提高患者满意度，同时也提高医师对一些曾经无法胜任操作的掌握度和成功率。有趣的是，我们已在各种临床实践中多次重复见到这种现象，且不受操作者年龄和经验的限制。在未来，对于可用超声显示目标位置的操作，超声引导技术很可能会成为治疗标准。但在此之前的很长时间内，医师和患者都会从不断的使用中获益。我们希望您能通过这本书发掘和掌握超声引导下的操作技术。

（王　莹　译　文平山　卞金俊　校）

参考文献

1. American College of Emergency Physicians. Ultrasound guidelines: emergency, point-of-care and clinical ultrasound guidelines in medicine. Ann Emerg Med. 2017;69(5):e27–54.
2. Rippey J. Ultrasound guidance should be the standard of care for most invasive procedures performed by clinicians. Australas J Ultrasound Med. 2012;15(4):116–20.
3. McGahan J, Pozniak M, Cronan J, et al. Handheld ultrasound: threat or opportunity? Appl Radiol. 2015;44(3):20–5.
4. Ueshima H, Kitamura A. The use of a needle guide kit improves the stability of ultrasound-guided techniques. J Anesth. 2015;29(5):803–4.
5. Patel PA, Ernst FR, Gunnarsson CL. Evaluation of hospital complications and costs associated with using ultrasound guidance during abdominal paracentesis procedures. J Med Econ. 2012;15:1–7.
6. Nicolaou S, Talsky A, Khashoggi K, Venu V. Ultrasound guided interventional radiology in critical care. Crit Care Med. 2007;35:S186–97.
7. Adhikari S, Theodoro D, Raio C, Nelson M, Lyon M, Leech S, Akhtar S, Stolz U. Central venous catheterization: are we using ultrasound guidance? J Ultrasound Med. 2015;34(11):2065–70.
8. Amini R, Wyman MT, Hernandez NC, Guisto JA, Adhikari S. Use of emergency ultrasound in Arizona Community Emergency Departments. J Ultrasound Med. 2017;36(5):913–21.

超声引导技术原理

2

Elaine Situ-LaCasse，Josie Acuña

引言

超声引导下操作已被证实远比传统的基于体表标志的操作更加安全[1]。我们希望中心静脉置管术能在超声下实施，并且在当前被认为是治疗的规范[2]。

对于未经过床旁超声培训的人员，超声引导下操作令人畏惧。然而，其原理和技术是简单明了的，通过培训和实践，任何医护人员都可以在超声引导下安全地实施操作，而不用猜测针尖的位置。重要的是要知道，操作的本质并无变化，且不会受到超声技术本身的影响。因此，操作者不必因为超声引导而重新学习如何实施该项操作。本章节涵盖了超声的基本原理及其作为操作引导的使用方法，一旦理解了这些原理，就可以将其应用于最常实施的操作中。

物理基础

尽管我们操作超声机器并不需要理解超声物理学，但理解基本原理可以帮助使用者改善图像质量并更好地使用这项技术。本节将简要回顾物理学原理，这些原理可直接应用于临床超声使用中。

声音是借助于媒介（可为空气、液体或固体）传播的一种能量。超声超出了人类可听及的音频范围，其频率高于 20 000 Hz。

超声被用于成像技术，典型的诊断性超声的范围在 2.5 ～ 15 MHz。对于浅表结构，新型的超声探头可以通过发射更高的频率来提高图像质量[3]。不同探头的临床适应证将在后续章节进行讨论。

超声系统通过超声换能器的导线传递电流，导致探头中特殊的压电晶体发生振动。振动产生的能量以超声的形式传递至患者体内。当声波在体内走行与人体内各种结构相遇时，声波反弹或反射回探头。探头不断监测返回的声波并进行记录。这一信息反馈回主机，经过处理的数据成为图像显示出来。

要理解诊断性超声，我们首先必须理解声波和人体结构之间的相互作用。**阻抗**是指声音传播时遇到的阻力，超声利用声音在不同结构中的阻抗差异来分辨组织[4]。不同的组织具有不同程度的阻抗。比如，骨组织的阻抗较高，意味着它可以将大多数超声信号反射回超声换能器，产生较亮的图像。相反，液体的阻抗几乎为零，因此超声信号经过时不会产生反射信号，在屏幕上形成黑色的图像。肝结构的阻抗水平介于骨和液体之间，因此在显示器上表现出不同程度的灰色阴影（图 2.1）。

衰减（attenuation）是指声波通过介质时强度、能量和波幅的减少。这也可以表述为声音损耗[5]。衰减有三种方式：吸收、散射和反射[6]。空气对声音的衰减作用最强，这是在超声检查前要用凝胶去除声束传播路

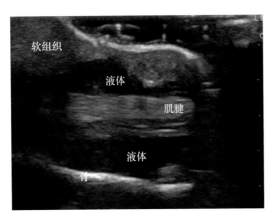

图 2.1　该图像显示了不同阻抗的组织。图中可见液体为黑色，代表阻抗小或无阻抗。骨组织为高阻抗，显示为光亮的图像。其他组织的阻抗介于骨和液体之间，显示为不同程度的灰色阴影

径上气体的原因。骨的衰减作用比空气弱，可吸收部分，多数被反射。水对声音的能量衰减最小，可传递几乎所有的声束，且反射率极低。

理解了衰减后将进入回声强度的学习。回声强度（echogenicity）是指超声图像中物体的亮度。如果一个结构具有**高回声性（hyperechoic）**，则显示为白色或亮色。如果一种组织具有**低回声性（hypoechoic）**，或亮度较低，则表现为灰色阴影。**无回声（anechoic）物质**如充满液体的结构，图像上表现为黑色（图 2.2）。同回声性这个词描述的是相邻结构或组织表现出相同的回声强度。

按钮调节

超声机器及其操作面板根据不同厂家的设计而各不相同，但功能基本相似（图 2.3 a，b）。理解不同旋钮的功能（或旋钮学），对于超声机器的操作很有必要。基本功能包括增益（gain）、时间增益补偿（time gain compensation，TGC）、深度、缩放、冻结、测量以及计算。高级旋钮功能还具有 M 模式、多普勒、彩色多普勒、能量多普勒、聚焦、谐波、优化以及预设等功能[7]。上述列举的大部分功能将在本章后续章节详细讨论。

探头 / 频率

超声探头或换能器，可产生多种频率，我们必须选择正确的频率范围或带宽，以实现目标区域图像的最优化[5]。最常用的探头包括线阵探头、凸阵或曲阵探头、相控阵探头（图 2.4 a，b）。

线阵探头（linear array probe）产生高频声波，用于浅表结构的成像。有些线阵探

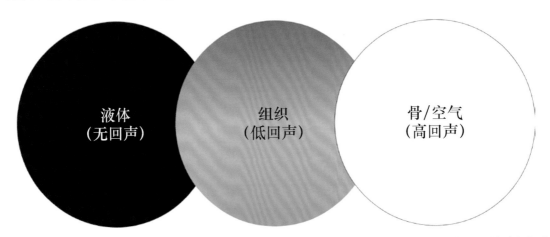

图 2.2　回声强度指物体结构的亮度。液体通常为无回声结构，组织（如肝）为低回声结构，而骨则为高回声结构

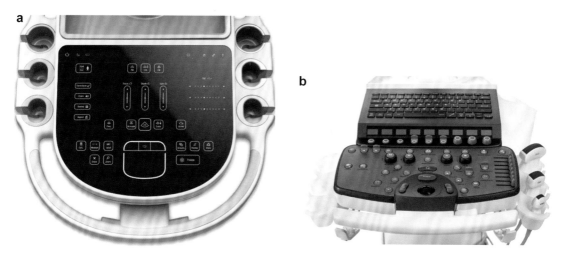

图 2.3 （a，b）不同厂家生产的不同控制面板示例。（a）Philips 的触屏控制面板。（b）Zonare 的旋钮控制面板

图 2.4 （a，b）最常用的超声探头。（a）从左至右：线阵探头、凸阵探头、相控阵探头。（b）腔内超声探头，为另一种曲阵探头

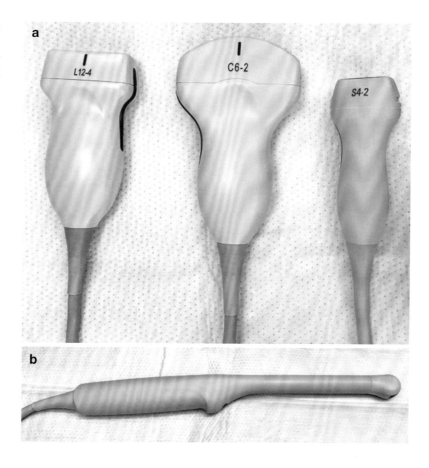

头设计为产生低频音波，可以显影更深的结构。作为线阵探头，成组的线形排列的晶体元件递增式开启和关闭，每组元件激活都可产生一束声束，形成一幅矩形图像[5]。这些探头都有一个平坦的扫描面，所显影的组织断层图像或扇形区域和探头接触面的区域完全一致（图 2.5 a，b）。线阵探头的频率通常为 5 ～ 10 MHz。然而，现代宽带换能

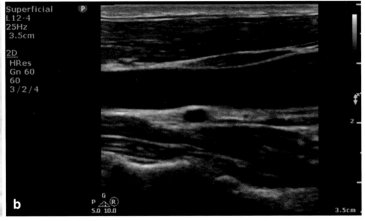

图 2.5 （a）线阵探头矩形、平坦的扫描面。（b）线阵探头的图像扇区为矩形，与扫描接触面的长度完全相同

器的频率范围可以从 5 MHz 或 6 MHz 至高达 14 MHz 甚至 16 MHz。有些线阵探头可在更高的频率下工作，显著改善浅表结构的图像质量。这种超高频线阵探头已用于乳腺和骨骼肌超声成像中[5]。

曲阵探头（curved array probe）具有弯曲的扫描接触面，可产生低频超声，因此声波可以穿透较深层的组织。这种换能器除了晶体元件呈曲面分布外，其和线阵探头相似。这类探头主要用于胸腔、腹腔和盆腔组织的成像。对于体型较大的患者，可用曲阵或曲线型探头对臀部或大腿进行成像。图像所覆盖的扇形区域要比探头的接触面本身更宽（图 2.6 a，b），形状类似于顶部被咬掉

的一片馅饼。

另一种曲阵探头是腔内探头。晶体和扫描面位于长柄的末端。其设计用于经口、经阴道以及经直肠成像。图像扇形覆盖区域更宽，几乎可以达到 180°（图 2.7 a，b）。这种探头发射较高频率（8 ～ 13 MHz），如果探头和目标结构之间组织较少，则可获得目标结构的高分辨率图像[7]。经口腔内超声探头可用于诊断和引流扁桃体周围脓肿。经阴道腔内超声可以更好地评估盆腔内的结构，如评估早孕、异位妊娠、卵巢蒂扭转、输卵管-卵巢脓肿等。另外，泌尿外科医师亦使用腔内超声评估前列腺[5]。

相控阵探头（phased array probe）具有

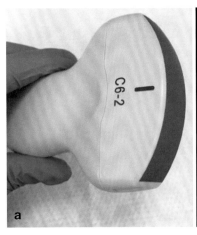
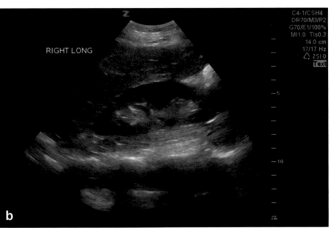

图 2.6 （a）凸阵探头发射低频声波。（b）此探头产生楔形图像，向外扫出，范围超出了扫描面的接触部分

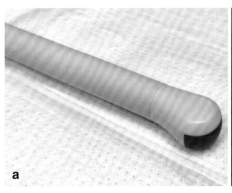
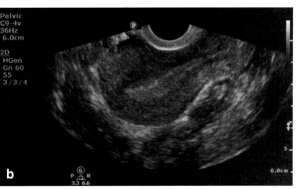

图 2.7 （**a**）腔内探头的扫描面为小型曲面。（**b**）形成的图像视角更广，几乎达到 180° 成像

平坦的扫描面。晶体元件紧密组合，每个晶体元件可被各自的超声脉冲激活[7]。这种探头形成楔形图像。相控阵探头主要用于超声心动图检查，也可用于胸腔和腹腔内检查。小巧的探头接触面正好可以很好地贴合于肋骨之间，利于操作（图 2.8 a，b）。

预设模式

超声仪器为不同的探头准备了多种检查预设模式（图 2.9）。声音强度、增益、聚焦区域、扇面线阵数、扇面大小以及其他参数都可根据特定的检查进行优化[7]，以达到最理想的水平。比如，对于产科检查预设的输

出能量会低调至 FDA 所允许的水平[7-8]。心脏模式通过牺牲图像质量来提高图像的帧率，以跟随心脏的活动。还有一些含有预设公式的计算组件。比如用于计算心脏每搏量的计算模式。使用者需要激活这些计算组件，并进行一些测量，这些计算组件通过预先编程好的公式为你提供相应的结果（图 2.10）。预设模式也可以根据不同的生产厂家进行定制。

深度和增益

控制面板上有一些旋钮可以按照每厘米（或半厘米）递进的方式调整图像范围。当增加**深度**时，图像扇区中显示的结构逐渐变

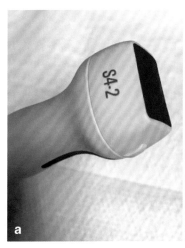
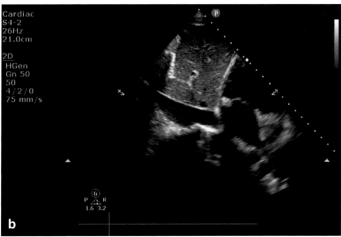

图 2.8 （**a**）相控阵探头扫描面较小，在肋间贴合较好，便于心脏成像。（**b**）显影的图像为楔形

图 2.9 线阵探头预设示例

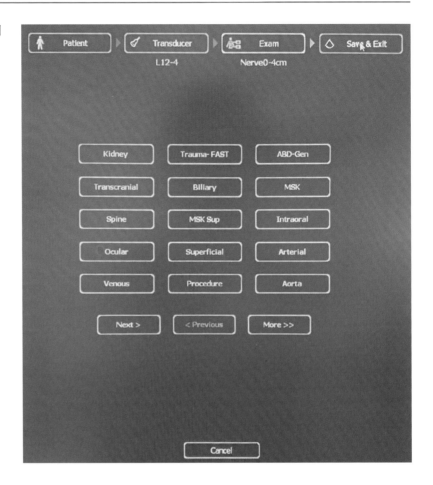

图 2.10 通过颈动脉 VTi 值计算每搏输出量的计算软件包预设示例

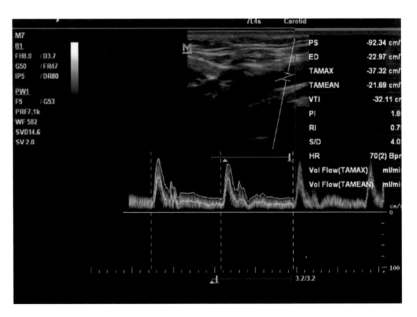

小，以适应更深部结构的显影，反之亦然。切记，如果不需要深部的图像，应减小深度值，这样目标结构可以较高分辨率得到更佳的显影（图 2.11 a，b）。深度值增加，仪器可以监测较远距离的反射声波，而图像的帧率和瞬时清晰度降低。这意味着所显示的图像不如之前流畅。这将影响诊断的精确性和操作引导[7]。

另一种用于改善图像质量的通用调节方式是上调**增益**。提高图像的增益是指提高图像的亮度。仪器增加了返回至探头的反射波信号的波幅[9]。如果增益超出了最优水平，一些细小的结构将变得模糊（图 2.12 a，b）。

为调整图像不同的增益水平，我们可以调整时间增益补偿（time gain compensation，TGC）。超声束透过体内不同组织时逐渐衰减。因此，从较深部返回的声音强度更弱。TGC 功能可以选择性扩大较深部的反射信号，这样不同深度的相同反射信号可以在屏幕上表现为相同亮度的结构[9]。有时，仪器可以根据超声束所穿透组织的类型自动调整图像的增益（提高或降低）水平，操作者可通过使用 TGC 手动优化图像。不同仪器调节 TGC 的按钮并不相同。有的是旋钮，使用者可以通过旋钮调节近场或远场的增益。另一些仪器具有与图像不同深度相应的滑块，使用者能够更流畅地调节不同水平的亮度（图 2.13 a ～ d）。

图 2.11 （a）目标结构，静脉未处于图像中央。无需显影深部结构的图像，可将深度调低，使静脉位于图像中央。（b）适当调整深度后的静脉显影示例

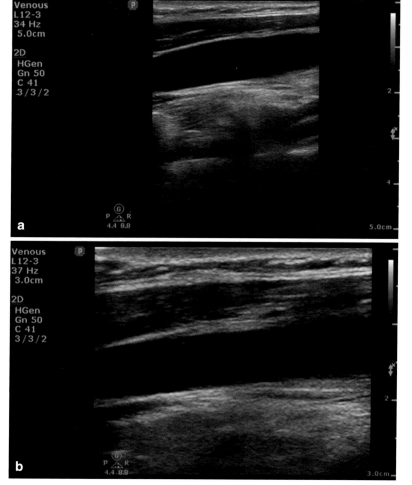

图 2.12 （a）增益不足图像示例。图像过暗，结构细节模糊不清。（b）优化增益设置后得到的增益良好的超声影像

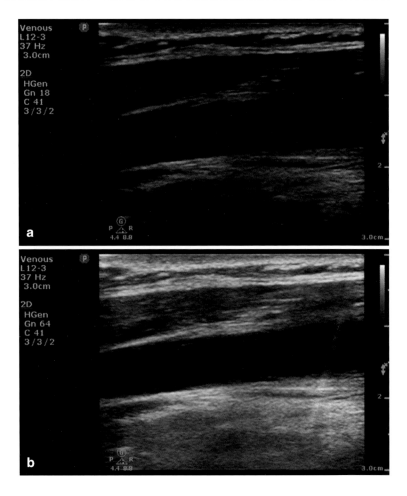

聚焦（Focus）

超声探头发射声波的形状像沙漏一样，分辨率最高处通常位于沙漏最窄处（中心），也就是所谓的焦点[5]。超声束相对较窄部分上下的区域称为聚焦区，声波汇聚于聚焦区，然后开始发散。位于聚焦区以上，探头接触表面附近的汇聚宽束称为近场，而在聚集区下方的发散宽束为远场。使用者可以调节焦点的位置，甚至可以在感兴趣的区域设立多个焦点（图 2.14）。然而，尽管这样可以增加侧方的分辨率，但即时分辨率会下降，因为仪器需要更多的时间接受返回的信号。

优化

控制面板上最常用的按钮也许是可以通过调节声强、增益、焦距和谐波自动优化图像的按钮[7]。该按钮具有不同的名称，但原理相同。这是改善图像质量的好开端，因为其简单而有效，但使用者仍然需要了解如何分别设置以上参数（图 2.15 a，b）。

冻结和图像保存

超声仪器具有一种通过"冻结（freeze）"按钮抓取静态图像的关键功能。按下"冻结"按钮可以截取保存屏幕即刻显示的图像。这一静态图像将停留在屏幕上，直至

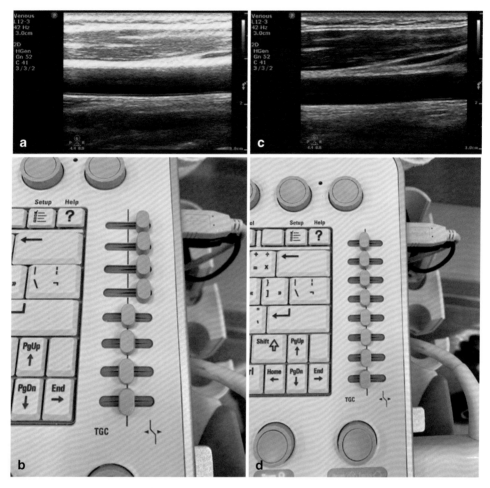

图 2.13 （**a ~ d**）通过时间增益补偿（TGC）调节增益的示例。（**a**）图像显示近场增益过高，使浅表组织细节显影不清。（**b**）近场增益过高时 TGC 调节器的位置。（**c**）调整近场 TGC 调节器后图像增益的质量得到改善。（**d**）降低近场增益优化图像质量后 TGC 调节器的位置

图 2.14 图像的焦点在超声成像中以特定符号进行标注。在这张心脏图像上，圆圈标注了焦点位置。可在超声仪器上调整焦点位置

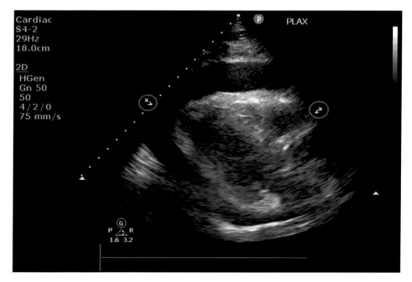

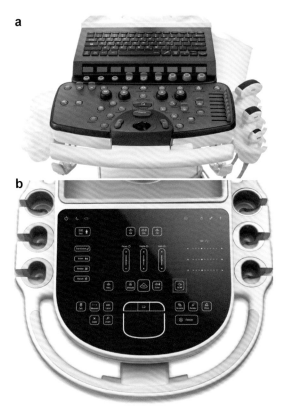

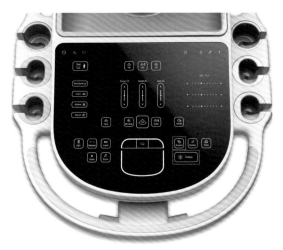

图 2.16 Philips 仪器上的"冻结"和"获取"（图像存储）按钮

图 2.15 （a，b）可完成多种参数自动调节的优化设置按钮，可提高图像质量。不同厂家对此命名各异，但功能一致。（a）Zonare 控制面板上的优化设置按钮。（b）Philips 仪器上具有相同功能的按钮

第二次按下"冻结"按钮，屏幕图像将恢复到实时状态。如需将冻结的图片保存到仪器或超声图像存储设备，可按"储存"和"剪切"按钮（图 2.16）。通常，控制面板上有一个用于储存图片的按钮。在按下"冻结"按钮后，操作者可以利用超声仪器硬盘上内置的存储设备回放冻结前的图像，筛选出最佳图像予以保存。超声具有获取动态图像的优势，因此可以顺序或倒序播放记录的影像。剪辑短片的长度也可进行调整。

彩色多普勒、能量多普勒以及脉冲波多普勒

20 世纪 50 年代中期，日本研究人员运用数学模型和物理学家 Christian Doppler 关于星星之间的色差理论描述了血管中血流的速率。他们确定，当声波从流动的红细胞上反射回来时，可产生多普勒信号，频率的变化受流速影响，而输出电压受颗粒数目的影响[10-11]。

到了 70 年代，多普勒技术被应用于临床超声[10-11]。多普勒可以侦测出朝向或远离探头的运动，**彩色多普勒（color Doppler）**显示为红蓝渐变。颜色的亮度和流速成比例，湍流表现为小片黄色或绿色[10-11]。色彩键位于屏幕的一侧。通常，位于色彩键上端的颜色表示朝向探头的血流，下端的颜色表示远离探头的血流。切记，常用的红-蓝颜色方案并不代表动静脉血流。如果探头和血流之间角度呈 90° 时，多普勒信号相对较弱。可通过变换探头的角度来增强信号。对于低血速状态，可考虑使用能量多普勒。

能量多普勒（power Doppler）所检测和显示的血流不受其方向的影响。不同于双色或多色系，能量多普勒通常选择多种色差的单一色系（通常为橙色）[7]。能量多普勒更加敏感，因此可以捕捉到较慢的血流，但同时也更容易受运动伪像影响（图 2.17 a，b）。

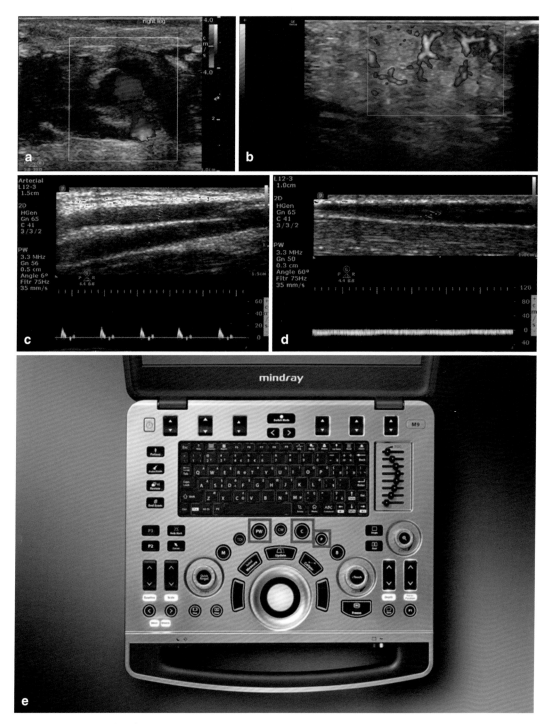

图 2.17 （a）彩色多普勒信号由红色和蓝色表示。红色表示血流方向朝向探头而蓝色表示血流方向远离探头。（b）对于低血流状态，可使用能量多普勒。能量多普勒不能指明血流方向。（c）脉冲波多普勒动脉波形示例，表现出搏动性。（d）脉冲波多普勒静脉波形示例，表现为相位性。（e）Mindray 仪器上多普勒设置按钮：彩色（C），能量（P），脉冲波（PW）

和彩色多普勒相比，探头角度对能量多普勒的影响较小。

这种多普勒向身体输出的能量会产生热量，因此要避免作用于敏感部位，比如产科检查时作用于胎儿，或眼科超声检查时作用于眼球后部[8]。

脉冲波多普勒（pulsed-wave Doppler，PW 多普勒）用于测量某个单点或使用者限定的某个微小区域的血流速度。探头发射出短促快速的声音脉冲并等待该脉冲信号的返回，用于计算该单点的流速。由于存在等待信号返回的需要，仪器测量流速的效率和精度受到一定限制。PW 多普勒波可用于区分表现为搏动性的普通动脉波和表现为呼吸相的静脉波。这有助于利用超声引导进行静脉穿刺或置管（图 2.17 c ～ e）[7]。

复合成像

复合成像是指合并三幅或更多的图像，创建一幅较少伪像和声影的影像（图 2.18 a，b）[12]。探头发出的声波以不同的角度对同一组织进行成像，提高了分辨率和边缘细节。只有线阵和凸阵探头具有复合成像功能。复合成像可以提高对比度分辨率，并可以区分外周血管、乳腺组织以及各种骨骼肌损伤的成像[12]。这项技术对极浅表结构并无益处，对于深层的结构效果欠佳。

组织谐波成像

当超声探头发射声波脉冲并监听信号

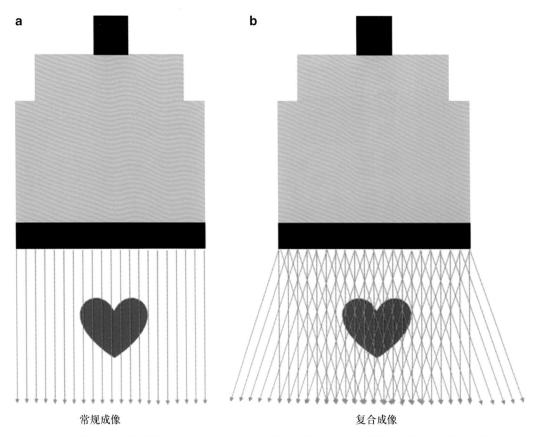

图 2.18 （**a**）常规超声图像发射一束声波。（**b**）复合超声成像从不同角度发射多束声波形成更佳的结构图像，以减少伪像和声影

时，这些信号以基波频率及其谐振频率（2×，4×，6×，8×）反射[7]。谐振频率可减少散射及旁瓣伪像（发生在超声束从高反射性结构向低回声结构方向运动时），产生鲜明的图像[13]。这意味着谐振频率可以穿透更深层组织，并产生更高分辨率的图像。**组织谐波成像（tissue harmonic imaging）**是一个可开关的滤波设置，其可滤过基波频率信号而仅使用谐振频率来生成图像[5]。这一功能有助于扫描困难的患者，但可能会影响其他病例的图像质量。

提高穿刺针的可见度

超声引导下操作的挑战之一是为了保证效果和安全而持续显影针尖的能力。无论操作者超声引导下操作的技术如何，穿刺针刺入毗邻结构并造成诸如动脉、神经束和胸膜等周围结构损伤的潜在风险总是存在的。即使目标结构边界清晰可辨，实现穿刺针的最佳置入仍有可能困难重重。有多种改进方法可以提高穿刺针的可见度，比如改进探头工艺、设计可以发声的穿刺针[14]。

超声探头的方向

正确理解探头的方向对于成功且安全实施超声引导下操作至关重要。每个探头都有指示标记。该标记对应着显示器上相应的标识点（图 2.19）。

为了更好地解释超声引导下操作，我们以超声引导下静脉穿刺和线阵探头为例。静脉穿刺显影穿刺针的方法主要有三种：平面外（短轴）、平面内（长轴）和斜面。运用平面外（短轴）穿刺针显影技术时，探头的标记位置要与超声屏幕上的标记相对应。如果穿刺针向超声探头右侧移动，则屏幕上的针也应该向右侧移动。这有助于引导穿刺针向目标结构精确移动。对于平面内（长轴）和斜面穿刺针显影技术，必须确定探头标记的方向，操作者才能明确穿刺针会从屏幕的哪一侧进入视野（即图像的左侧或右侧）。下面将对每种方法进行介绍，包括针与探头的相对位置、显影角度以及皮肤进针点和角度。

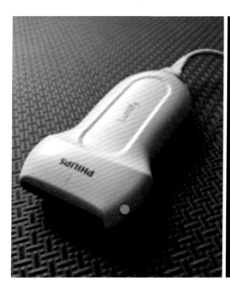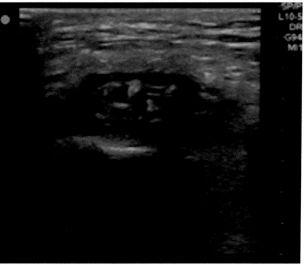

图 2.19　每个超声探头上都有物理标志，对应显示屏上的一侧位置

平面外（短轴）技术的运用

平面外（短轴）穿刺针显影技术可显示目标的横截面。将超声探头与目标结构的长轴垂直即可获得该视图（图2.20）。将无菌耦合剂涂抹于静脉上方的皮肤以及无菌超声探头表面。以非优势手持超声探头，优势手持针。再次确认目标结构以及最佳穿刺点。将目标调整至超声仪屏幕的中央。超声探头的中点即为穿刺的参照点。

除了要与超声探头扫描的平面交叉外，选择的皮肤进针点还要保证针尖刺入静脉的可能性最大。勾股定理（$a^2 + b^2 = c^2$）可用于估算穿刺点到超声探头的距离（图2.21）。

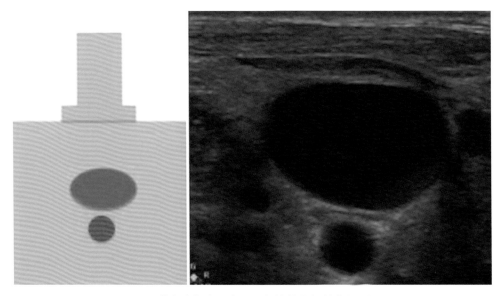

图 2.20 将超声探头垂直于目标结构的长轴获得的视图

图 2.21 通过勾股定理确定穿刺针到达的位置

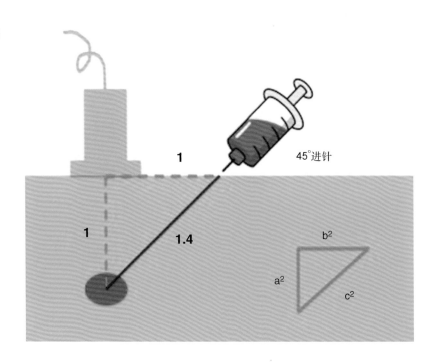

在超声屏幕上测量皮肤表面到目标结构中心的距离。当穿刺针与皮肤呈 45° 时，这个距离等于穿刺点与探头的距离。例如，如果皮肤表面到目标静脉中心的距离是 1 cm，则穿刺点应在超声探头中点沿着目标结构方向 1 cm 处。以 45° 进针。当进针深度达到 1.4 cm 时可刺入静脉。穿刺前通过这种方法估算距离可避免多种并发症。如果在预计的穿刺针刺入长度未见静脉，则提示进针路径可能不够精确，应进行重新估测。

切记，尽管超声探头几乎有 1 cm 宽，而超声束非常狭窄，仅 1 ～ 2 mm 宽。穿刺针只有处于这个窄带内时，才能显示出来。

在平面外（短轴）技术中，只有超声扫描平面和针垂直时，针的横截面才能被看到。针尖或针干表现为强回声（图 2.22）。

平面内（长轴）技术的运用

平面内（长轴）穿刺针成像技术沿目标结构的长度以纵向平面进行扫描。非优势手持超声探头，优势手持针。用短轴法确定目标静脉的位置。缓慢旋转探头直至静脉出现于长轴平面中。超声探头的长轴应与目标结构的长轴保持平行（图 2.23）。随后

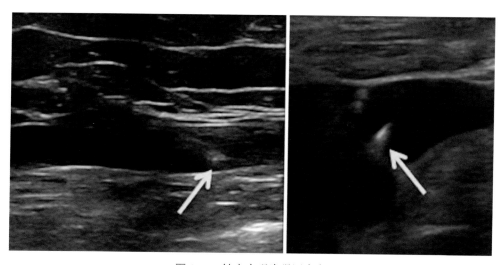

图 2.22　针尖表现为强回声点

图 2.23　应将探头长轴与目标结构长轴平行放置

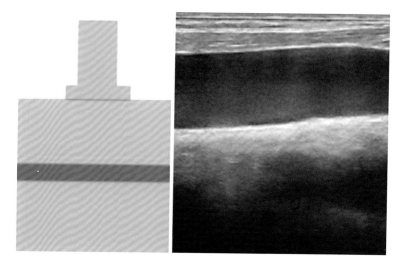

轻微调整探头位置，显示出目标结构最大的前后径。

进针点位于超声探头一端，针与皮肤夹角应保持约30°，针应位于平面内，也就是与探头的长轴一致，完全处于超声束平面内。使用这种方法时，始终保持探头稳定且位于目标结构之上非常关键。在针穿过皮下组织到达静脉的过程中，针尖和针干实时可见。如果在超声屏上无法看到穿刺针，说明针的平面和探头没有对齐。在进一步进针前，需要调整探头或退针，使它们重新对齐到超声束与目标结构长轴的平面上。

斜面技术的运用

斜面技术是短轴技术和长轴技术的融合。这项成像技术不仅可以全程跟踪评估针尖位置，还可以显影目标血管毗邻的组织结构。这项技术的优势是能够观察目标静脉附近的结构，并且可以全程持续观察针尖的位置[14]。由于掌握难度较大，斜面技术的运用不如短轴和长轴技术普遍。

实施斜面技术时，探头和目标结构呈倾斜角度。可先以短轴技术确定目标结构位置，然后将探头旋转约45°，所处位置介于短轴和长轴之间。进针位置位于探头一端，针体位于超声束平面内。当以倾斜角度向目标穿刺时，针尖和针干均可完全显现。和长轴（平面内）技术一样，如果针尖未显影，后退穿刺针并使其重新与超声束对齐。

用于改进穿刺引导和超声引导下操作的软件

过去20年来，超声技术快速发展。新

开发出的成像模式进一步帮助操作者实施穿刺引导和超声引导下操作，主要包括复合成像、组织谐波成像、波束转向以及彩色多普勒成像。

- **复合成像**（compound imaging）：如上所述，复合成像是指获取同一目标的多个图像并融合至一幅图像中。立体复合成像是在同一平面获取的多角度图像。多数新型便携式超声仪都具备立体复合成像功能。和传统B模式成像相比，立体复合成像可一致性改善穿刺针显影的质量[15-16]。频率复合成像是获取不同频率下的图像。与立体复合成像相比，频率复合成像在穿刺针显影方面并无显著影响。

- **组织谐波成像**（tissue harmonic imaging）：组织谐波成像是将两倍于发射频率的声波处理后得到的图像；这种高频谐振信号自发产生于经过组织传播的声波。和传统B模式成像相比，组织谐波成像在穿刺针显影方面没有优势。然而，组织谐波成像可以提高低回声目标结构的可见度[17-18]。

- **电子波束转向**（electronic beam steering）：电子波束转向是一种调整探头和超声束相对角度的技术，从而增加针束入射角至90°。这个技术可以显著提升针尖和针干的可见度[19]。以往这一功能并非多数机型的标准配置，而如今广泛应用于各种新型设备之中（图2.24）。

- **彩色多普勒**（color Doppler）：彩色多普勒有助于探测针尖位置。在超声束内移动的物体其反射声波的频率可以产生多普勒频移[20]。这些频移在屏幕上形成彩色信号。今天，大多数

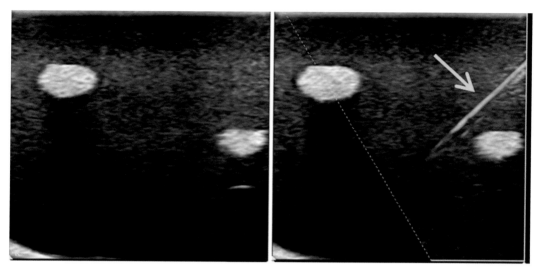

图 2.24　针尖成像欠佳的图像（左）通过电子波束转向技术显著强化后的图像（右）

新型超声设备具备这一功能。临床上彩色多普勒主要用于探测血流，它也可用于定位移动的针尖。亦有其他一些设备可以增强这一特性。例如，ColorMark 设备（EchoCath Inc., Princeton，NJ）可夹于针干上，在针尖产生微弱的高频、低振幅的振动以提高其显影性。这种振动产生的信号可被彩色多普勒侦察到。尽管已有关于手动产生穿刺针多普勒效应的描述，但这种方法对于改善其显影效果方面尚无明确的支持证据。

回声增强针

让传统穿刺针全部显影极具挑战性。往往在看不清针干的情况下仍可见针尖。这是因针尖的斜切面的表面不规则。与此表面进行交互的超声束部分向各个方向散射。因此即使针干与超声束几近平行，也仅有部分声束能够返回探头[21]。回声增强型穿刺针的出现解决了这一问题。目前研发出了多种回声增强型穿刺针，其表面有各种纹理用于将

超声波反射回探头。多数回声增强型穿刺针的设计包括含有微泡的聚合物涂层以及针干远端的浅凹[22]。在模型、尸体以及一些临床研究[23-25]中已经证实了回声增强型穿刺针可以提高超声引导下操作中针尖的可见度（图 2.25）。

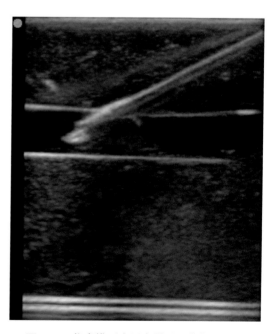

图 2.25　仿真模型中回声增强型穿刺针影像

伪像

超声设备根据物理学假设，利用接收回声的位置和强度在显示器上成像。伪像是指图像中不能准确反映目标解剖或生理的任何部分[26]。伪像比较常见，并可用于超声引导下操作。操作者识别特定伪像的能力有助于精确定位穿刺针。超声引导下操作中常见伪像主要有三种：混响、折射以及声影。

混响伪像（reverberation artifact） 在混响伪像中，超声波在声阻抗不同的两种组织的交界处来回反弹，延长声束传播的时间而产生伪像[27]。它表现为多次反射并随着时间逐渐衰减。穿刺针具有高反射性，在超声引导下静脉穿刺时，针的后方常常可见所谓的"环晕伪像"（图 2.26）。

折射伪像（refraction artifact） 折射是指声束的方向发生改变，常见于圆形物体的曲面，比如短轴平面上的血管。这将导致信息的缺失，也被称为"边界伪像"（图 2.27）。

声影（acoustic shadowing） 声影是由可导致声波大幅衰减的结构产生的，比如穿刺针中的金属。在这些结构的后方，声束的波幅缩小（图 2.28）。

穿刺针引导器

穿刺针引导器是设计直接应用于超声探头上的设备。引导器帮助操作者限制穿刺针的侧移，并使穿刺轨迹始终位于探头长轴平面内。多项研究证实，穿刺针引导器可明显改善针尖的显影程度[28-30]。一项临床研究表明，与传统徒手操作相比，使用穿刺针引导器除了可改善穿刺针的显影外，还可以缩短操作时间并大大提高操作者的满意度[31]。然而，其他一些研究认为，使用穿刺针引导器可降低平面内技术对齐的难度，但带来限制穿刺针重新定向的阻碍[32]。床旁即时超声使用者在实施超声引导下操作时不常规使用穿刺针引导器。

图 2.26 穿刺针的混响伪像

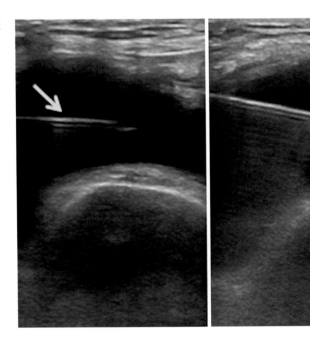

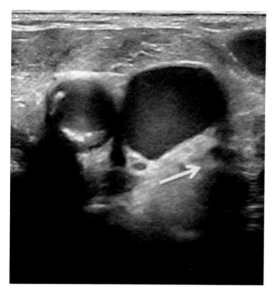

图 2.27 边界伪像，在血管的两端形成的垂直带

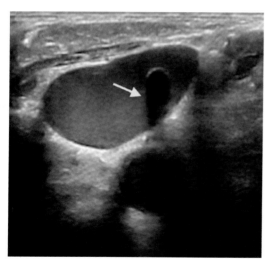

图 2.28 来自高度衰减结构的后方声影

（文平山 译 卞金俊 校）

参考文献

1. Brass P, Hellmich M, Kolodziej L, Schick G, Smith AF. Ultrasound guidance versus anatomical landmarks for internal jugular vein catheterization. Cochrane Database Syst Rev. 2015;(1):CD006962.
2. Feller-Kopman D. Ultrasound-guided central venous catheter placement: the new standard of care? Crit Care Med. 2005;33:1875–7.
3. Bodor M, Fullerton B. Ultrasonography of the hand, wrist, and elbow. Phys Med Rehabil Clin N Am. 2010;21:509–31.
4. Moy WJ, Su E, Chen JJ, Oh C, Jing JC, Qu Y, He Y, Chen Z, Wong BJF. Association of Electrochemical Therapy with optical, mechanical, and acoustic impedance properties of porcine skin. JAMA Facial Plast Surg. 2017;19:502–9. https://doi.org/10.1001/jamafacial.2017.0341.
5. Szabo TL, Lewin PA. Ultrasound transducer selection in clinical imaging practice. J Ultrasound Med. 2017. https://doi.org/10.1002/jum.14351.
6. Edelman SK. Ultrasound physics and instrumentation. Woodlands: ESP, Inc.; 2016. Print.
7. Ma OJ, Mateer JR, Reardon RF, Joing SA. Ma and Mateer's emergency ultrasound. New York: McGraw-Hill Education; 2014. Print.
8. Barnett SB. Intracranial temperature elevation from diagnostic ultrasound. Ultrasound Med Biol. 2001;27:883–8.
9. Mari J, Hibbs K, Stride E, Eckersley R, Tang M. An approximate nonlinear model for time gain compensation of amplitude modulated images of ultrasound contrast agent perfusion. IEEE Trans Ultrason Ferroelectr Freq Control. 2010;57:818–29.
10. Richards JR, Awrey JM, Medeiros SE, McGahan JP. Color and power Doppler sonography for pneumothorax detection. J Ultrasound Med. 2017;36:2143–7. https://doi.org/10.1002/jum.14243.
11. Coman IM. Christian Andreas Doppler: the man and his legacy. Eur J Echocardiogr. 2005;6:7–10.
12. Entrekin RR, Porter BA, Sillesen HH, Wong AD, Cooperberg PL, Fix CH. Real-time spatial compound imaging: application to breast, vascular, and musculoskeletal ultrasound. Semin Ultrasound CT MR. 2001;22:50–64.
13. Socransky S, Wiss R. Point-of-care ultrasound for emergency physicians: "The EDE Book". Canada: The EDE 2 Course Inc; 2013. Print.
14. Dillane D, Tsui BC. From basic concepts to emerging technologies in regional anesthesia. Curr Opin Anaesthesiol. 2010;23:643–9.
15. Cohnen M, Saleh A, Lüthen R, Bode J, Mödder U. Improvement of sonographic needle visibility in cirrhotic livers during transjugular intrahepatic portosystemic stent-shunt procedures with use of real-time compound imaging. J Vasc Interv Radiol. 2003;14:103–6.
16. Saleh A, Ernst S, Grust A, Fürst G, Dall P, Mödder U. Real-time compound imaging: improved visibility of puncture needles and localization wires as compared to single-line ultrasonography. Rofo. 2001;173:368–72.
17. Mesurolle B, Bining HJ, El Khoury M, Barhdadi A, Kao E. Contribution of tissue harmonic imaging and frequency compound imaging in interventional breast sonography. J Ultrasound Med. 2006;25:845–55.
18. Karstrup S, Brøns J, Morsel L, Juul N, von der Recke P. Optimal set-up for ultrasound guided punctures using new scanner applications: an in-vitro study. Eur

J Ultrasound. 2002;15:77–84.

19. Baker JA, Soo MS, Mengoni P. Sonographically guided percutaneous interventions of the breast using a steerable ultrasound beam. AJR Am J Roentgenol. 1999;172:157–9.

20. Taylor KJ, Holland S. Doppler US. Part I. Basic principles, instrumentation, and pitfalls. Radiology. 1990;174:297–307.

21. Chapman GA, Johnson D, Bodenham AR. Visualisation of needle position using ultrasonography. Anaesthesia. 2006;61:148Y158.

22. Chin KJ, Perlas A, Chan VW, Brull R. Needle visualization in ultrasound-guided regional anesthesia: challenges and solutions. Reg Anesth Pain Med. 2008;33:532–44.

23. Hebard S, Hocking G. Echogenic technology can improve needle visibility during ultrasound-guided regional anesthesia. Reg Anesth Pain Med. 2011;36:185–9.

24. Deam RK, Kluger R, Barrington MJ, McCutcheon CA. Investigation of a new echogenic needle for use with ultrasound peripheral nerve block. Anaesth Intensive Care. 2007;35:582–6.

25. Miura M, Takeyama K, Suzuki T. Visibility of ultrasound-guided echogenic needle and its potential in clinical delivery of regional anesthesia. Tokai J Exp Clin Med. 2014;39:80–6.

26. Kremkau FW. Diagnostic ultrasound principles and instruments. 5th ed. Philadelphia: Saunders; 1998: 147Y157, 377Y436.

27. Prabhu SJ, Kanal K, Bhargava P, Vaidya S, Dighe MK. Ultrasound artifacts: classification, applied physics with illustrations, and imaging appearances. Ultrasound Q. 2014;30:145–57.

28. van Geffen GJ, Mulder J, Gielen M, van Egmond J, Scheffer GJ, et al. A needle guidance device compared to free hand technique in an ultrasound guided interventional task using a phantom. Anaesthesia. 2008;63:986–90.

29. Whittaker S, Lethbridge G, Kim C, Keon Cohen Z, Ng I. An ultrasound needle insertion guide in a porcine phantom model. Anaesthesia. 2013;68:826–9.

30. Ball RD, Scouras NE, Orebaugh S, Wilde J, Sakai T. Randomized, prospective, observational simulation study comparing residents' needle guided vs freehand ultrasound techniques for central venous catheter access. Br J Anaesth. 2012;108:72–9.

31. Kim C, Ratnayake M, Lethbridge G, Ng I. Comparing the use of a needle guidance device vs. free-hand technique in performing ultrasound-guided TAP blocks: a prospective randomised trial. J Anesth Clin Res. 2014;5:429.

32. Matalon TA, Silver B. US guidance of interventional procedures. Radiology. 1990;174:43–7.

消毒与无菌技术

3

Sean Maley，Alison Thurber

定义

清洁 去除物体上的可见污物（即有机物和无机物）

消毒 清除无生命的物体上除细菌芽孢外部分或全部病原微生物的过程

灭菌 杀灭包括细菌芽孢在内的所有活体微生物的过程

探头污染风险和多重耐药微生物

由于在社区和医疗机构耐药菌越来越普遍，临床医师必须认识到探头可能存在的微生物污染[1-4]。两项研究显示，探头细菌污染的基线发生率分别是 17.5% 和 22.6%[5-6]。由于耐甲氧西林金黄色葡萄球菌（methicillin-resistant *Staphylococcus* aureus，MRSA）的感染率高达 36%，MRSA 已成为各大医疗机构患者皮肤和软组织感染的首要原因之一[7-8]。经食管超声探头和超声穿刺引导器消毒不充分可造成超声探头上细菌定植并引起疾病爆发[9-10]。据报道，曾发生过超声耦合剂污染导致了甲氧西林敏感型金黄色葡萄球菌（methicillin-susceptible *Staphylococcus* aureus，MSSA）相关新生儿脓皮病的爆发[11]。

探头的清洁与去污源

目前尚未制定统一的探头清洁与去污指南，疾病控制中心和许多超声设备厂家采纳 Spaulding 分类法来决定推荐的换能器去污标准[1]。2018 年，美国超声医学协会批准了关于换能器清洁和处理以及超声耦合剂使用的指南[12]。这些可从网站获取的指南虽然非常全面，却主要是基于影像学实践制定的，在床旁即时超声领域鲜有推广。另外，应对每一位患者进行普遍预防。这意味着给每位患者实施超声操作时都要进行适当的清洁和消毒，这与早期床旁即时超声的普遍做法有所不同。

在消毒前，首先要进行适当的清洁。清洁应能去除超声换能器上任何可见的污物、耦合剂或体液。可用纸巾或配水的皂粉 / 去垢剂进行处理。这是消毒和灭菌前的必要措施。清洁不彻底会降低消毒剂的效果，因为这些异物可能成为微生物与消毒剂之间的屏障（图 3.1）。

Spaulding 分类法是基于患者面临感染风险制定的医疗设备去污分类方案。医疗仪器被分为危险型、半危险型、非危险型，如下所述：

危险型 设备接触甚至进入到正常无菌组织中

半危险型 探头接触黏膜或受损的皮肤

非危险型 探头仅与完整的皮肤接触[13]

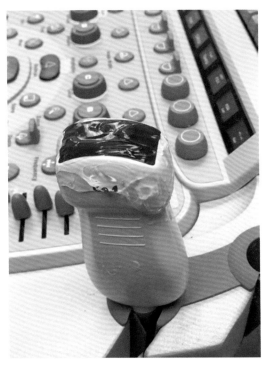

图 3.1 进行消毒前应清洁去除所有可见灰尘和污染物

危险型物件与最高的感染风险相关，需要进行灭菌处理。这类情况常见于术中超声应用，在床旁即时超声中并不普遍适用。当需要超声探头时，应使用无菌保护套，并且给每位患者使用前都要进行灭菌。如果无法对超声探头进行灭菌，则应进行高级别消毒并同时使用无菌探头保护套[1]。

半危险型检查可导致探头与黏膜、体液或不完整的组织接触。这就需要探头必须接受高级别消毒（high-level disinfection，HLD）。HLD 是指清除除细菌芽孢外全部微生物的消毒过程。在进行半危险型检查时，亦推荐使用无菌保护套或合理的非无菌屏障。例如，在进行操作如中心静脉穿刺时，应使用商品化的无菌超声探头保护套，而在非无菌区域进行诊断性扫描时，经过适当消毒的腔内超声探头可套上商品化非无菌类似于避孕套的橡胶套。在一项关于经阴道超声探头去污实践的研究中，68 所医院没有一家在探

头使用后进行过 HLD，尽管所有机构都使用了某种类型的探头保护套[14]。有些人认为使用探头保护套将改变 Spaulding 设备分类法，但总体来说，去污的级别应根据检查类型和风险来决定。在实施床旁即时超声检查时，我们对污染的超声探头所带来的潜在责任知之甚少。然而，在不同的研究中，床旁即时超声操作者之间在消毒标准的遵守方面以及探头表面残留的病原体差异极大，而且有些研究认为即使采取了中等级别的消毒措施，仍提示有潜在风险[15-16]。在其他诸如内镜和经食管超声心动图（transesophageal echocardiography，TEE）检查的经验中发现，在某些病例中可能会接触大量感染物质，并给医疗机构带来严重的民事和公共关系方面的责任。所有这些因素会促使操作者必须遵循医院制定的和已经发布的所有超声检查标准。迄今为止，在为数不多的床旁即时医学协会公布的指南中，美国急诊科医师协会颁布了涵盖目前所有床旁即时超声实践相关的探头处理和去污的指南[17]。

如果探头仅与完整的皮肤接触，那么只需要进行清洁和低级别的消毒。完整的皮肤是防止微生物传播的屏障，因此可以降低传播的风险。低级别消毒是指去除大部分细菌、部分病毒和真菌，但细菌芽孢和一些定植微生物仍被保留（表 3.1）[13]。

表 3.1 床旁即时超声的 Spaulding 分类

设备分类	涉及的风险	POCUS 示例	去污级别
危险型	侵入无菌组织/血管系统	术中肝活检	无菌
半危险型	与黏膜、体液或受损组织接触	经食管超声心动图、经阴道超声、口内超声	高级别消毒
非危险型	微生物仅在完整皮肤表面传播	经腹部超声、经胸部超声	低级别消毒

消毒剂及探头去污方法

当选择消毒剂时，应考虑多种因素，最重要的是设备的分类。在美国，食品和药品管理局（the Food and Drug Administration，FDA）并没有明确规定高水平消毒必须使用何种消毒液或外用喷雾产品[18]。目前市面上有多种消毒剂，而所有高级别消毒（HLD）需要将探头浸泡于化学溶剂中。选择消毒剂时，还须注意：

- 基于设备分类，选择必要的消毒级别；
- 与探头及厂家提供的使用指南相兼容；
- 消毒过程和消毒时间的长度；
- 是否需要通风和个人防护设备；
- 腐蚀探头的风险；
- 工作人员和患者毒物暴露的风险；
- 安装和日常操作的费用。

高级别消毒剂包括戊二醛、过氧化氢和邻-酞醛。戊二醛（如 Cidex®）在医疗机构中应用非常普遍，可提供 HLD。由于毒性和相对成本较高，高级别消毒剂不应用于非危险型设备[1]。这些消毒剂和探头接触 5 ～ 45 min 后即可实现 HLD。进行 HLD 时需要注意消毒剂的毒性和可能产生的呼吸系统或黏膜刺激[19]。一些高级别消毒剂需要使用隔离的清洁、通风设备以及个人防护设备[20]。例如，在启动 Cidex OPA 工作站时，如果没有通风设备，那么房间内每小时需进行全面换气，才能达到 FDA 和 OSHA 的标准。操作者在使用这些消毒剂时要符合所在机构的生物医学和感控部门要求。

另一种实施 HLD 的方法是使用自动化的过氧化氢雾化装置（如 Trophon® EPR）。它需要先将探头进行手动清洁，而后置于自给式消毒设施中。此法优势包括限制使用者产生的浸泡时间上的错误、减少工作人员的消毒剂暴露[19]。这可能成为一种理想的床旁即时消毒解决方案。从许多培训项目的经历中可以发现似乎殊途同归；如果任由受训者清洁和保养探头以及管理感控设备及维护，那么这个技术和维护将很快失效。自动化设备具有清晰的责任链，再配以专职人员进行日常维护、清洁和保养，是确保质量和持续性的最佳方案。

设备厂商为其产品列举了一系列适用的消毒剂。有些消毒剂可能导致换能器损耗，因此要谨慎选择适用的消毒剂。探头浸泡深度因厂商而异；因此，在浸泡探头前要参考设备使用手册。切记，整个探头并非全部绝缘的，这一部分浸泡后带电导线可能会导致触电以及设备故障（表 3.2）[18, 20]。

探头保护套类型：无菌保护套 *vs.* 安全套

使用腔内超声探头进行经阴道超声检查时，使用保护套已成为常规（图 3.2）。我们一直在问，对于半危险型检查，在使用保护套的情况下，应该进行哪种级别的消毒。通常选择低级别消毒，但必须考虑保护套失效和探头上感染性微生物产生的持久性污染所带来的风险[14]。使用探头保护套并不能确保探头不被体液污染[21]。探头保护

表 3.2　**化学消毒剂** ª

灭菌消毒剂	高级别消毒剂 ᵇ	低级别消毒剂
乙烯	戊二醛（如 Cidex®）	乙醇或异丙醇
过氧化氢气溶胶	过氧化氢溶液和喷雾（如 trophon）	含氯化合物
过氧乙酸	邻-酞醛（如 Cidex® OPA）	季铵化合物
		酚类化合物

ª 设备厂商提供的化学品适用清单必须与政府管理部门（如 FDA）相互参照，以决定以否符合获批的标准
ᵇ 一些高级别消毒剂随着浸泡时间延长，可作为化学消毒剂使用

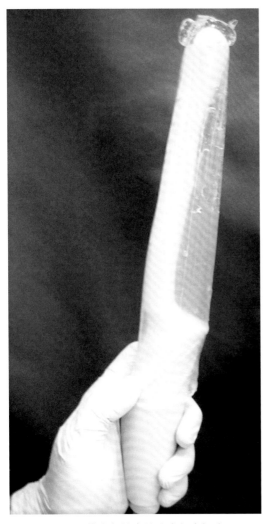

图 3.2　带有保护套的腔内超声探头

套在使用过程中存在穿孔可能，探头也可能从保护套的边缘被体液污染[22]。一些研究表明，尽管使用了探头保护套，在进行了低级别消毒的情况下，探头被人乳头状瘤病毒（human papilloma virus，HPV）DNA 污染的比例为 3% ～ 21%[22-25]。我们无法知道检测到 HPV DNA 是否具有临床意义，因为其他医疗设备经过适当消毒后同样可以检测出 HPV DNA[24]。关于疾病是否会从污染的经阴道超声探头传播亦无确切报道[26]。即使在半危险设备使用探头保护套的情况下，推荐在每次检查之间进行 HLD。

一些研究对腔内超声探头保护套和安全套进行了耐用性的比较。安全套的优势之一是比商用探头保护套更便宜。安全套的穿孔率明显低于探头保护套[27-28]。尽管如此，探头保护套的使用仍更为广泛。这可能与安全套覆盖面积有限有关。另外，安全套的设计并非用于医学检查，比如实施经阴道超声检查。因此，任何并发症或安全套破损都可能导致操作者承担不必要的额外责任。

无论选择安全套还是探头保护套，检查前任何可见的缺陷都应将其更换。当选择保护套时，还应考虑患者的过敏史。曾有对乳胶过敏的患者在使用乳胶探头保护套时发生过敏反应的报道[29]。此外，亦有在经食管超声心动图检查时发生过敏反应的报道。带粉的乳胶手套用于清洁探头，从而导致探头上沾染乳胶分子[30]。

根据当前标准的一些解读，由于超声引导下中心静脉置管操作过程中，探头可能与血液接触，因此除了商用无菌保护套外，还需对探头进行 HLD（图 3.3、3.4 和 3.5）[12]。然而，唯一颁布的床旁即时超声关于中心静脉置管后探头管理的指南推荐，每次使用后仅需按照非危险型设备进行低级别清洁即可[17]。最近，超声引导下外周血管穿刺技术在护理和医技人员中大规模开展，这增加了诸如 Tegaderm 薄膜等保护套在无菌技术中的应用。同样，无菌条件下进行的注射和抽吸操作也需要这样的保护套。其有效性已有探讨，尽管临床应用的数据有限，但结果显示并未增加感染的风险[31]。

Spaulding 分类法的局限性及其他风险

使用超声进行外周有创操作时，比如外周静脉置管、肌内注射、区域麻醉，基本不

图 3.3 用于中心静脉穿刺的超声探头无菌保护套

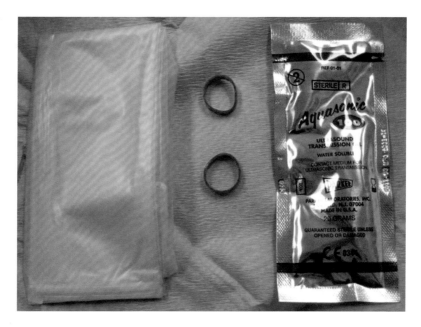

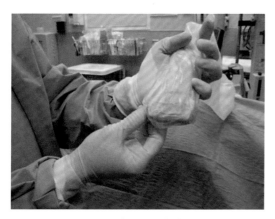

图 3.4 线阵探头无菌保护套

需要对探头进行 HLD。然而，在这些操作中，探头有可能和血液或破损的皮肤接触。普通操作也不需要对探头进行 HLD。这可能与时间受限以及 HLD 的成本有关。这超出了上述推荐的范围，且目前的指南里也无提及。有报道显示，使用超声进行外周静脉置管时，其感染率和传统的静脉置管方法相似[31]。这表明在无菌技术下进行这些操作引发感染的可能很低。但是主要的担忧之一在于，在不同医务工作者之间，这些操作的消毒技术可能会存在很大差异[32]。**最低要求是要做到在各种检查之间进行低级别消毒，并且**

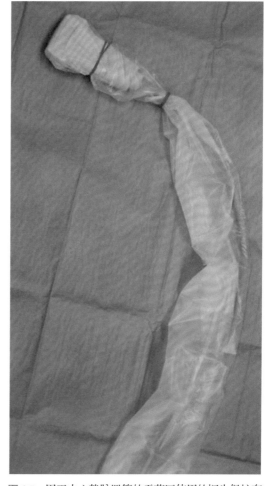

图 3.5 用于中心静脉置管的无菌区使用的探头保护套

采取通用的无菌预防措施。

除了传统无菌技术外，还有一些可以降低感染风险的预防措施：

1. 在耦合剂和探头直接接触的操作区域的皮肤周围进行清洁。污染区的耦合剂有可能会扩散到无菌区（图 3.6）[33]。

2. 检查时使用单次使用包装的无菌耦合剂。非无菌耦合剂在生产过程中可能会被污染。单次使用包装的无菌耦合剂可有助于降低感染风险[34]。有的操作者使用合格的消毒湿巾对探头进行消毒，可进一步降低探头

表面污染的可能性。

3. 在探头表面黏附一张无菌透明贴膜。和探头保护套相似，这可以作为探头和患者之间的屏障，从而防止两者之间交叉污染。这种方法不会显著影响图像质量。需要注意的是，在移除贴膜后，探头表面可能会残留一些胶黏剂。残留的胶黏剂可能会成为生物膜的基质，并且难以清除。另外，清除胶黏剂时会牵拉探头面，长期如此可导致探头故障[35]。传统的探头保护套也可以使用（图3.7、3.8、3.9 和 3.10）。

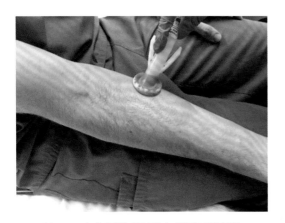

图 3.6　大范围消毒以避免周围区域污染

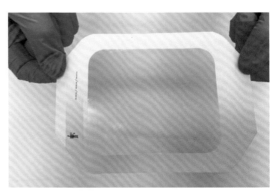

图 3.7　透明贴膜

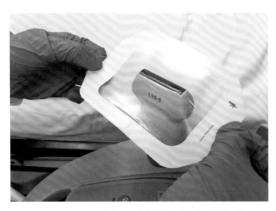

图 3.8　小心贴合，避免探头表面形成气泡

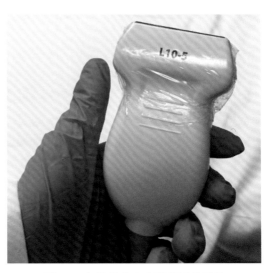

图 3.9　气泡的存在会降低图像质量

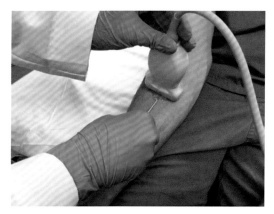

图 3.10　使用无菌耦合剂有助于避免污染

（文平山　译　卞金俊　校）

注意事项 / 难点

难点集中于不当的探头清洁和感染控制。随着消毒湿巾在许多医疗机构的普及，表面除了芽孢均可被清除，用这种湿巾进行常规清洁甚至可进一步降低探头表面污染的可能性，且几乎不增加时间和费用。操作开始前，我们不应该简单地用消毒表面皮肤的氯己定对探头表面进行清洁，并认为探头表面无须使用无菌保护屏障。当对所需的消毒级别存在疑问时，只需将自己或你所爱的人放在患者的位置，然后实施你对此例患者所选择的清洁和消毒级别。

与临床实践相结合

设备清洁和探头消毒必须作为超声使用常规流程的一部分。这应作为医院制定的标准感染控制措施。考虑和医院感控部门合作，以确保所做操作与其标准相一致。如此一来，多采取一项保护措施，则感染并发症发生的可能性以及追溯感染并发症时与超声操作相关的可能性均下降。大规模实践时，应记录有关清洁、维护消毒设备及耗材的日志，并且定期进行培训和监督。

参考文献

1. Centers for Disease Control and Prevention. Guideline for disinfection and sterilization in healthcare facilities, 2008. Centers for Disease Control and Prevention website; 2008. http://www.cdc.gov/hicpac/pdf/guidelines/Disinfection_Nov_2008.pdf. Accessed 26 Nov 2014.
2. Mirza W, Imam S, Kharal S, et al. Cleaning methods for ultrasound probes. J Coll Physicians Surg Pak. 2008;18(5):286–9.
3. Frazee B, Fahimi J, Lambert L, et al. Emergency department ultrasonographic probe contamination and experimental model of probe disinfection. Ann Emerg Med. 2011;58(1):56–63.
4. Backhouse S. Establishing a protocol for the cleaning and sterilization/disinfection of ultrasound transducers. Br Med Ultrasound Soc Bull. 2003;11(1):37–9.
5. Mullaney P, Munthali P, Vlachou P, et al. How clean is your probe? Microbiological assessment of ultrasound transducers in routine clinical use, and cost effective ways to reduce contamination. Clin Radiol. 2007;62:694–8.
6. Chu K, Obaid H, Babyn P, et al. Bacterial contamination of ultrasound probes at a tertiary referral university medical center. Am J Roentgenol. 2014;203:928–32.
7. Moran G, Krishnadasan A, Gorwitz R, et al. Methicillin-resistant S. aureus infections among patients in the emergency department. N Engl J Med. 2006;355(7):666–74.
8. Kumar N, David M, Boyle-Vavra S, et al. High S aureus colonization prevalence among patients with SSTIs and controls in an urban emergency department. J Clin Microbiol. 2014. https://doi.org/10.1128/JCM.03221-14.
9. Gillespie J, Arnold K, Noble-Wang J, et al. Outbreak of Pseudomonas aeruginosa infections after transrectal ultrasound-guided prostate biopsy. Urology.

2007;69:912–4.

10. Bancroft E, English L, Terashita D, et al. Letters to the editor: outbreak of Escherichia coli infections associated with a contaminated transesophageal echocardiography probe. Infect Control Hosp Epidemiol. 2013;34(10):1121–2.

11. Weist K, Wendt C, Petersen L, et al. An outbreak of pyodermas among neonates caused by ultrasound gel contaminated with methicillin-susceptible Staphylococcus Aureus. Infect Control Hosp Epidemiol. 2000;21(12):761–4.

12. AIUM Official Statements. Guidelines for cleaning and preparing external- and internal-use ultrasound transducers between patients & safe handling and use of ultrasound coupling gel. https://aium.org/officialStatements/57.

13. Rutala W. APIC guideline for selection and use of disinfectants. Am J Infect Control. 1996;24:313–42.

14. Gray R, Williams P, Dubbins P, et al. Decontamination of transvaginal ultrasound probes: review of national practice and need for national guidelines. Clin Radiol. 2012;67:1069–77.

15. Hoyer R, Adhikari S, Amini R. Ultrasound transducer disinfection in emergency medicine practice. Antimicrob Resist Infect Control. 2016;5:12.

16. Miyague AH, Mauad FM, Martins Wde P, Benedetti AC, Ferreira AE, Mauad-Filho F. Ultrasound scan as a potential source of nosocomial and cross infection: a literature review. Radiol Bras. 2015;48(5):319–23.

17. ACEP Policy Statement. Guideline for ultrasound transducer cleaning and disinfection. Ann Emerg Med. 2018;72(4):e45–7.

18. GE Transducer Cleaning and Disinfection Guidelines. GE Healthcare 2013. http://www3.gehealthcare.com/static/ge-transducers/GEHC-Guidelines-Transducer_Cleaning_Disinfection_Guidelines.pdf. Accessed 13 Dec 2014.

19. Vickery K, Gorgis V, Burdach J, et al. Evaluation of an automated high-level disinfection technology for ultrasound transducers. J Infect Public Health. 2014;7:153–60.

20. Guidelines for cleaning and preparing external- and internal-use ultrasound probes between patients. American Institute of Ultrasound in Medicine; 2014. http://www.aium.org/officialStatements/57. Accessed 26 Nov 2014.

21. Jimenez R, Duff P. Sheathing of the endovaginal ultrasound probe: is it adequate? Infect Dis Obstet Gynecol. 1993;1:37–9.

22. Milki A, Fisch J. Vaginal ultrasound probe cover leakage: implications for patient care. Fertil Steril. 1998;69(3):409–11.

23. M'Zali F, Bounizra C, Leroy S, et al. Persistence of microbial contamination on transvaginal ultrasound probes despite low-level disinfection procedure. PLoS One. 2014;9(4):e93368. https://doi.org/10.1371/journal.pone.0093368.

24. Casalegno J, Carval K, Eibach D, et al. High risk HPV contamination of endocavity vaginal ultrasound probes: an underestimated route of nosocomial infection? PLoS One. 2012;7(10):e48137. https://doi.org/10.1371/journal.pone.0048137.

25. Ma S, Yeung A, Chan P, Graham C. Transvaginal ultrasound probe contamination by the human papillomavirus in the emergency department. Emerg Med J. 2012;30:472–5. https://doi.org/10.1136/emermed-2012-201407.

26. Johnson S, Proctor M, Bluth E, et al. Evaluation of a hydrogen peroxide-based system for high-level disinfection of vaginal ultrasound probes. J Ultrasound Med. 2013;32:1799–804.

27. Amis S, Ruddy M, Kibbler C, et al. Assessment of condoms as probe covers for transvaginal sonography. J Clin Ultrasound. 2000;28(6):295–8.

28. Rooks V, Yancey M, Elg S, Brueske L. Comparison of probe sheaths for endovaginal sonography. Obstet Gynecol. 1996;87(1):27–9.

29. Fry A, Meagher S, Vollenhoven B. Letters to the editor: a case of anaphylactic reaction caused by exposure to a latex probe cover in transvaginal ultrasound scanning. Ultrasound Obstet Gynecol. 1999;13:373–9.

30. Muller BA, Steelman VJ. Case report of latex aerosolization from a transesophageal echocardiogram machine. Allergy Asthma Proc. 2004;25(3):191–4.

31. Adhikari S, Blaivas M, Morrison D, Lander L. Comparison of infection rates among ultrasound-guided versus traditionally placed peripheral intravenous lines. J Ultrasound Med. 2010;29:741–7.

32. Charalambous C, Tryfonidis M, Sadiq S, et al. Septic arthritis following intra-articular steroid injection of the knee – a survey of current practice regarding antiseptic technique used during intra-articular steroid injection of the knee. Clin Rheumatol. 2003;22:386–90.

33. Sherman T, Ferguson J, Davis W, et al. Does the use of ultrasound affect contamination of musculoskeletal injection sites? Clin Orthop Relat Res. 2014. https://doi.org/10.1007/s11999-014-3909-4.

34. Provezano D, Liebert M, Steen B, et al. Investigation of current infection-control practices for ultrasound coupling gel: a survey, microbiological analysis, and examination of practice patterns. Reg Anesth Pain Med. 2013;38(5):415–24.

35. Chuan A, Tiong C, Maley M, et al. Decontamination of ultrasound equipment used for peripheral ultrasound-guided regional anaesthesia. Anaesth Intensive Care. 2013;41(4):529–34.

超声引导下气道操作 4

Abdullah Sulieman Terkawi，Ahmed Labib，
Ashley Shilling，Andrew R. Bodenham，
Dimitrios Karakitsos

引言

非影像专业的医师使用床旁超声进行诊断和治疗已使临床实践发生了彻底变革。由于超声设备变得更加小巧、便携和便宜，多个专科在临床实践中已开始常规使用超声[1]。和其他常用的超声应用（即血管穿刺、创伤中的超声重点评估、肺部超声扫描等）相比，超声在气道管理中的应用相对滞后，使用超声引导在进行经皮扩张气管切开术和环甲膜切开术中的益处已在文献中得到证实[2]。其他可能的应用包括睡眠呼吸暂停患者困难喉镜的预测、确认气管插管位置、诊断急性会厌炎、预测能否成功拔管以及超声引导下喉上神经阻滞[3-5]。对上呼吸道超声的解剖和穿刺引导原理的全面理解，是超声引导下上呼吸道操作成功实施的关键。

超声引导的优势

在过去，诸如气管切开术和环甲膜切开术等气道操作都是在触诊解剖体表标志下进行的。这些手术的成功完成在很大程度上得益于通过触诊对相应解剖标志（环甲膜、气管环）的精确定位。然而，当颈部脂肪组织堆积、甲状软骨平坦、颈部曾接受过手术、放疗等情况下，指示触诊体表标志并非总能成功。在紧急情况下，这一技术性难题可能会导致多次失败的尝试并引发低氧血症。数项研究证实，在确认环甲膜和气管软骨方面，超声引导技术优于体表标志法[6]。超声引导技术提高了在紧急情况下开展这些手术的安全性，增强了操作者信心并缩短了手术时间。通过气道超声的强化培训，急救环境中的医务人员能可靠地使用超声引导技术开展这些急救操作。

解剖

与上呼吸道超声相关的主要目标解剖结构包括：

1. 舌头由舌外肌和舌内肌组成。舌外肌包括颏舌肌、舌骨舌肌、茎突舌肌以及腭舌肌。舌内肌包括上纵和下纵肌群、垂直和横向肌群。舌向后延续为会厌，舌体与会厌之间形成的凹陷被称为会厌谷。下颌舌骨肌构成了口腔的底部，其如同吊床一样延伸于下颌支之间[3-4, 7]。

2. 咽腔是一条可收缩的管道，上至颅底，下至环状软骨下缘（大概在C6椎体水平），并在此处和食管相连。它包含三个部

分：鼻咽、口咽和下咽部。下咽部（喉咽）上起于会厌上缘，下至环状软骨的下缘；其前方开口于喉腔。喉腔入口处有朝向下咽部的膨出结构，形成两处凹陷被称为梨状隐窝，其内侧以杓状会厌襞为界，外侧以甲状软骨和甲状舌骨膜为界[3-4, 7]。

3. 喉腔包括声带，位于第三至第六椎体之间。它由肌肉、韧带和软骨环构成。喉腔由九块软骨支撑：三个不成对软骨和三个成对软骨。不成对软骨：①甲状软骨，由甲状舌骨膜和舌骨相连；②环状软骨，连接与气管的上端并构成完整的环状结构以防止上气道被压迫；③会厌，在吞咽时关闭气管入口。成对软骨包括杓状软骨、角状软骨和楔状软骨。真性声带为韧带结构，从甲状软骨角延伸至杓状软骨。由真性声带构成的三角形开口称为声门。喉腔的神经支配为喉上神经和喉返神经。前者走行于舌骨旁处，是清醒插管时神经阻滞的靶点。喉上神经内侧支支配会厌、舌底以及声门上黏膜，其外侧支支配声门下前侧黏膜的感觉神经和环甲肌的运动神经。喉返神经支配声门下区域的感觉神经和除环甲肌以外所有喉腔内部肌肉的运动神经[3-4, 7]。

4. 气管是一个管状结构，起始于喉腔的下缘（第六颈椎），位于环状软骨水平，分叉为初级支气管（第五胸椎）。其后方扁平，长 10 ～ 15 cm，由 16 ～ 20 个 U 形软骨支撑（图 4.1）[3-4, 7-8]。

超声解剖

在超声图像上，下颌骨和舌骨等骨头表现为强回声，伴后方声影。脂肪表现为低回声的小叶结构，伴有回声分隔。甲状软骨和环状软骨在超声上表现为均匀的低回声。肌肉和结缔组织膜为低回声结构，但表现为不均匀的条纹状图像。甲状腺和唾液腺

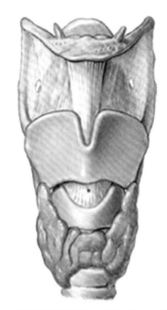

图 4.1 上气道解剖（舌骨、甲状软骨、环状软骨、气道、甲状腺）[Reproduced from Eur Arch Otorhinolaryngol（2011）268：1357-1363-p. 1360]

表现为均匀的、与周围软组织和肌肉相比更高回声的结构。上气道黏膜和管腔内空气之间的分界面被称为空气-黏膜交界，其表现为一条高亮回声线。在空气-黏膜交界面下方，可见诸如彗尾征和混响伪像的空气伪像，常表现为多条白线。气管腔内的空气阻碍了气管后壁、咽后壁以及后联合处的显影（图 4.2）。

上气道超声检查时探头可置于三种平面位置：患者处于嗅花位时的矢状面、旁矢状面和横切面。上气道扫描流程应包括口底部至胸骨上切迹的全部结构。为了最佳显影

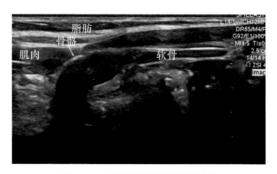

图 4.2 上气道的超声解剖图像

口腔中包括舌在内的结构，应选择曲阵探头（图 4.3 和 4.4）。考虑到舌体的深度，当进行颏下成像时，低频探头对软组织和骨性结构穿透性更强。下颌骨表现为高回声结构伴后方声影。颏舌骨肌、颏舌肌以及舌骨舌肌在超声上主要表现为外附肌。颏舌骨肌表现为低回声粗带样组织，颏舌肌位于颏舌骨肌深部，舌中隔的两侧，表现为条纹状低回声（图 4.5）。骨性结构（下颌骨和乳突）阻碍了其他舌外肌的超声成像。因为存在空气－黏膜交界面，舌背面在超声中表现为强回声。通常可使用高频线阵探头对其余上气道解剖结构进行成像。舌骨作为重要的超声标志物可将上气道分为舌骨上和舌骨下区域。

它也可作为定位喉上神经的标志视图。在短轴平面上，舌骨表现为倒置 U 形曲线样回声结构，伴后方声影；而在矢状和旁矢状平面上，表现为狭窄的高回声曲线结构，并伴后方声影（图 4.6 和 4.7）。甲状舌骨膜表现为低回声直线型结构，延伸于舌骨尾侧（下方）和甲状软骨头侧（上方）之间。透过甲状舌骨膜，会厌在超声上表现为低回声曲线结构。在横切面上其呈倒置的 "C" 形。在会厌前方可见高回声会厌前间隙，会厌后方可见高亮直线形空气–黏膜交界面（图 4.8）。可以通过伸舌或吞咽动作对会厌进行识别。横切面上甲状软骨显影为低回声倒 "V" 形结构（图 4.9）。声带位于甲状软骨深部。

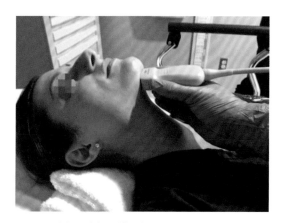

图 4.3　舌与口底部的横切扫描平面（Courtesy of Srikar Adhikari，MD）

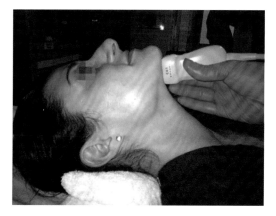

图 4.4　舌与口底部的矢状面扫描平面（Courtesy of Srikar Adhikari，MD）

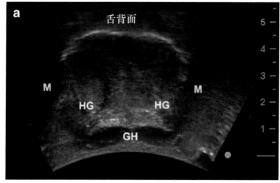
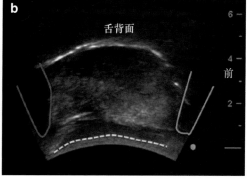

图 4.5　B 模式舌超声成像：（a）横切面视图和（b）曲阵探头下矢状面视图。下颌骨（M）从两侧包绕舌体。下颚由蓝色线条表示，舌骨由红色线条表示，口底部下方肌群由黄色虚线表示。GH，颏舌骨肌；HG，舌骨舌肌

图 4.6 横轴上舌骨表现为强回声倒 "U" 形曲线结构,伴后方声影(Courtesy of Srikar Adhikari,MD)

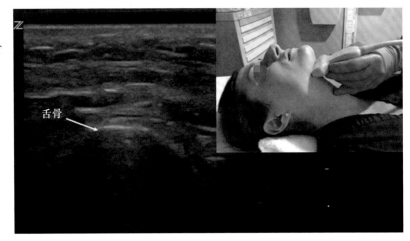

图 4.7 舌骨在长轴上为狭窄的高回声曲线结构,伴后方声影(Courtesy of Srikar Adhikari,MD)

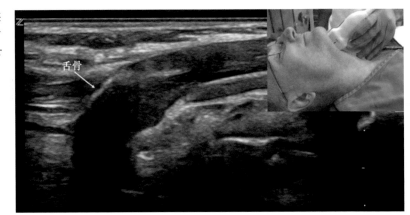

图 4.8 B 模式下会厌横切面视面可见低回声曲线结构(A-M 界面: 空气黏膜界面)(Courtesy of Srikar Adhikari,MD)

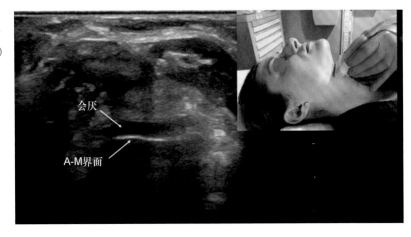

三角形真性声带表现为低回声,内侧为高回声声带韧带(图 4.10)。假性声带和真性声带平行,并位于其头侧,由于脂肪含量较高,假性声带回声更高(图 4.11)。在矢状面和旁矢状面上,环甲膜表现为高回声条带,走行于低回声甲状软骨和环状软骨之间(图 4.12)。短轴平面上低回声的环状软骨呈立方形,其后方的腔内气体构成了高亮

的空气-黏膜界面和混响伪像（图4.13）。横
切面上低回声气管环呈倒"U"形，后方为
高亮空气-黏膜界面和混响伪像。甲状腺峡
部见于第二或第三气管环水平，在旁矢状面
平面中，气管环呈"串珠"样形态（图4.14
和4.15）。紧邻气管外侧，可辨认无回声的
颈动脉和颈内静脉。在横切面上，食管呈圆
形或椭圆形结构，常位于气管后方或侧方，
在胸骨上切迹水平表现为"牛眼征"（图
4.16）。可嘱患者吞咽，观察蠕动和吞咽物
在管腔内的运动来确认食管[8]。

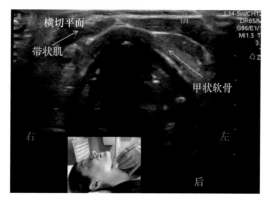

图 4.9 甲状软骨横切面成像-低回声倒"V"形结
构（Courtesy of Srikar Adhikari，MD）

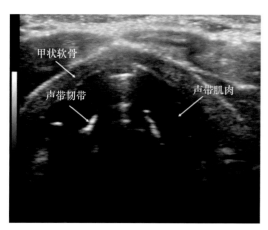

图 4.10 B 模式超声成像下真性声带表现为低回声结
构，内侧线条为高回声声带韧带（Courtesy of Srikar
Adhikari，MD）

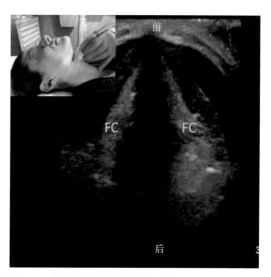

图 4.11 高回声假性声带（FC）（Courtesy of Srikar
Adhikari，MD）

图 4.12 在矢状面上环甲膜
（CM）表现为位于低回声
甲状软骨（TC）和环状软
骨（CC）之间的高回声条
带（A-M界面空气黏膜界面）
（Courtesy of Srikar Adhikari，
MD）

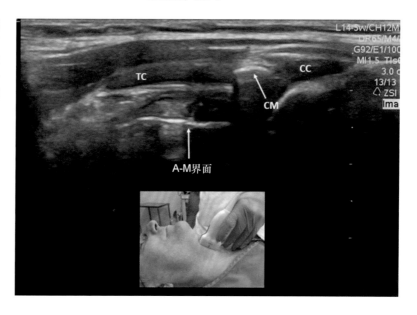

图 4.13 短轴平面上低回声环状软骨（CC）和高亮的空气黏膜界面（A-M 界面）以及混响伪像（Courtesy of Srikar Adhikari，MD）

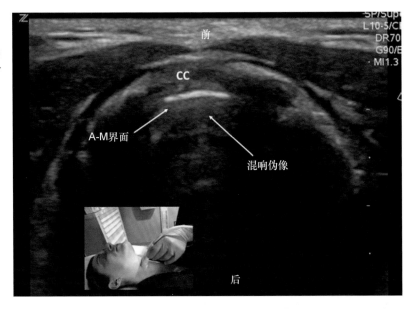

图 4.14 横断平面视图中低回声气管环呈倒 "U" 形，后方伴有高回声空气黏膜界面以及混响伪像。图中可见甲状腺峡部（Courtesy of Srikar Adhikari，MD）

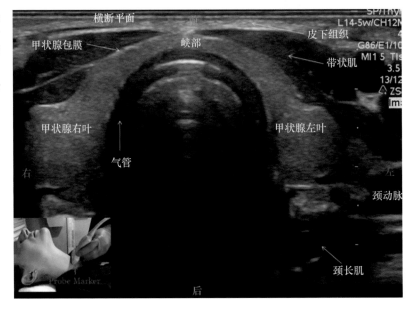

手术

经皮扩张气管切开术

经皮扩张气管切开术（percutaneous dilation tracheostomy，PDT）是常见的床旁外科手术。随着设备设计的改进、操作者经验的增加以及良好的培训，手术的安全性得到了提升。然而，诸如气管后壁穿孔、食管穿刺、气管环损伤以及声带损伤等并发症仍有发生。超声有助于减少上述并发症的发生，提高安全性和手术成功率，尤其面对具有挑战性的患者[2-3]。PDT 的最佳穿刺位置通常通过触诊颈前部解剖标志和纤维内镜检查来引导。然而，这种方法具有一些局限性。PDT 前进行超声扫描并对气管进行实时引导穿刺可以弥补这些短板，尤其是当解剖标志难以确定时（比如，患者曾接受过气管切开术、瘢痕组

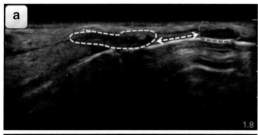

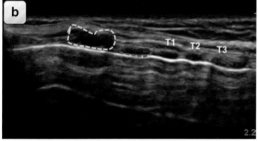

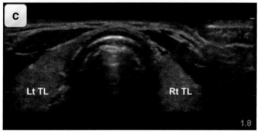

图 4.15　线阵探头扫描气管、甲状软骨、环状软骨、环甲膜成像（**a**）上正中矢状面、（**b**）下正中矢状面以及（**c**）横断面。白色高回声线代表组织 / 空气界面，其下方所有回声为伪像。甲状软骨和环状软骨分别由黄色和红色线条标识，其间的箭头表示环甲膜。T1、T2 和 T3 为前三个气管环；Lt TL 以及 Rt TL 分别为左右侧甲状腺

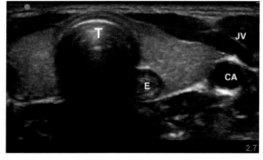

图 4.16　颈前部横切面成像，包括气管（T）、甲状腺叶、食管（E）、颈动脉（CA）和颈外静脉（JV）

织、颈部手术史或因颈椎预防措施所致颈部活动受限和病态肥胖）[9-10]。

异常的颈部解剖和体表标志不清与术中

和术后并发症发生率升高相关[11]。即使在使用内镜引导的情况下，仍有 1/4 的患者难以避免气管切开导管误置于既定位置的上方或下方，提示实际插入位置和触诊的体表标志相关性差[12]。即使在使用纤维支气管镜引导的情况下，肥胖患者接受 PDT 发生严重并发症的风险要高出 5 倍[13]。

内镜可以为穿刺针、导丝、扩张器和导管位置提供直接的和几乎持续的成像。然而，它却无法确定或显示处于危险中的血管结构、甲状腺组织、困难颈部解剖以及气管的深度。另外，和床旁即时超声仪器相比，内镜需要专门的设备、培训以及专业知识，这并不是所有医疗机构都随时可有的。在一项系列研究中，PDT 患者出血的发生率达 4.8%，作者们建议使用超声技术以减少出血并发症[14]。Kollig 等通过超声评估，改变了 24% 患者既定的穿刺位置[15]。

在一项急性脑损伤予以颈椎预防措施患者的小型研究中，实时超声引导下 PDT 的安全性已得到证实[9]。肥胖患者接受 PDT 具有各种挑战性。粗短的颈部和解剖上的困难使得体表标志的确定困难重重。因此，病态肥胖为 PDT 的相对禁忌证。相反，由于甲颈间距较短、气管前方组织肥厚、颈椎活动度受限、皮下脂肪过多以及解剖标志不清，肥胖患者的超声扫描需要一定经验。这些因素使图像的获取和解读更具挑战性[10]。尽管如此，对于有经验者来说，颈前部扫描可以为手术提供有价值的信息。

Guinot 等在近期一项前瞻性研究中发现，实时超声引导技术在病态肥胖重症患者行 PDT 时是安全且可行的。和非肥胖组相比，肥胖组严重并发症的发生率和严重程度以及手术完成时间均无显著差异。其中 50% 病例的原定气管穿刺点发生了改变。应注意的是，10 例患者（20%）中出现了所谓的超声引导和颈部解剖辨认"困难"，其中 4 例

为非肥胖患者。在 TARGET 研究中，患者被随机分配至传统体表标志组和实时超声引导下 PDT 组。超声引导组首次穿刺成功率更高，穿刺点定位更精确。另外还发现超声组并发症更少[16]。

适应证

PDT 最常见的适应证是呼吸衰竭和需要持续机械通气。其他适应证包括创伤、血管性水肿、恶性肿瘤和阻塞性睡眠呼吸暂停引起的上呼吸道梗阻，帮助难以脱机患者进行脱机和辅助气管支气管排痰。

禁忌证

1. 穿刺点感染；
2. 病情不稳定的患者；
3. 婴儿；
4. 不稳定的颈椎损伤；
5. 失控的凝血异常。

设备 / 探头选择（图 4.17）

● 高频（5～12 MHz 或更高）线阵探头；

● 低频（1～5 MHz）探头；

● 经皮扩张气管切开套装（22 G 穿刺针和注射器；11 F 短型穿刺扩张器；1.32 mm 导丝；8 F 引导鞘；18 F、21 F、24 F、28 F、32 F、36 F 以及 38 F 扩张器；Shiley 8 号双套囊气管切开套管）。

准备 / 操作前评估

1. 操作者位于患者右侧，超声显示器置于对侧，并调整至合适的高度。

2. 操作者应遵循无菌操作规范。

3. 患者平卧位，颈部尽可能后仰。

4. 触诊颈部并确定体表标志；即使病态肥胖患者也可触及甲状软骨和胸骨上切迹。

5. 从甲状软骨中线开始横向放置探头，并向下朝胸骨上切迹方向移动。这可以显示出喉腔和气管的低回声软骨骨架，其上覆以甲状腺峡部（图 4.4）。注意，软骨表现为均匀的低回声，而横纹肌和结缔组织的回声欠均匀。在老年人群中，软骨可能出现钙化并表现为高回声。甲状腺和其他

图 4.17 （a）线阵探头，（b）曲阵探头，（c）曲棍球棒形探头

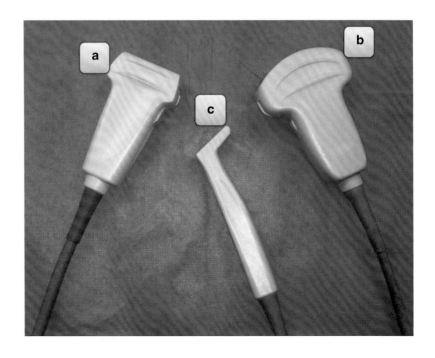

腺体组织通常表现为略高回声（较亮的）的结构。

6. 选择最高分辨率并调整图像深度，此时气管可见于屏幕的最下方。操作者应测量颈部于中立位时皮肤到气管的深度。当考虑选择加长型气管切开套管时这一点显得尤为重要。另外还需评估气管直径和轴线。

7. 为获得矢状面 / 纵切面视图，操作者可将探头向颈部一侧（任意一侧）滑动，并保持探头的边缘始终在气管中线处，然后将其旋转 90° 以进入矢状面。有时需轻微倾斜探头以优化图像的质量。最终的图像表现为"串珠样"，代表高回声的空气-黏膜界面，其前方为低回声的环状软骨和单个气管环（图 4.15）。操作者应通过中线部位目标区域的彩色多普勒确认血管的结构并予以规避（图 4.18 和 4.19）。随后可将最佳穿刺点标记于皮肤上。

操作

1. 动态超声引导可显影进针、放置导丝、模拟超声引导下血管穿刺和局部区域麻醉操作。

2. 如上所述，操作前进行颈部超声成像可为手术提供初步信息。

3. 患者以标准方式进行准备（体位、麻醉、局部麻醉剂、氧合和通气、监护、肌肉松弛以及铺单）

4. 操作者应遵循全程无菌术，包括无菌探头保护套和耦合剂。

5. 助手在直视喉镜下确认气管导管（endotracheal tube，ETT）尖端的位置，使其刚好位于声门的下方。或者，可用声门上通气装置取代 ETT；但这项技术仍存在争议，因其无法继续保护气道安全。

6. 用非优势手握住探头并获取气管的横切面图像。

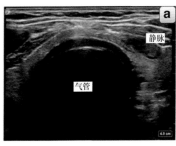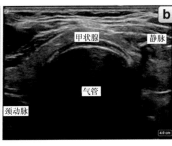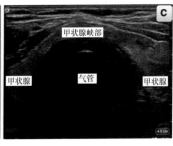

图 4.18 在第二气管环水平上使用线阵探头的横切面成像。中线旁静脉并非少见（**a**）。注意探头压迫对其下方静脉的影响（**b** 和 **c**）

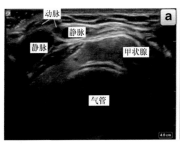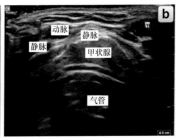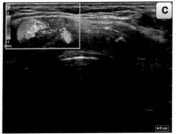

图 4.19 在第三气管环水平上使用线阵探头的颈部横切面成像。图（**a**）和（**b**）为"高风险"血管，包括穿刺针可能经过的一条小静脉（可在图 **b** 探头压迫时发现）。（**c**）彩色多普勒鉴别动脉（搏动性血流）和静脉（橙色阴影）

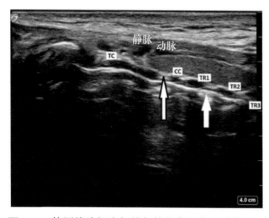

图 4.20 使用线阵探头扫描气管的旁矢状面成像。注意气道表面结构（距离皮肤＜ 2 cm）以及高亮、强回声空气-组织界面。空气造成的伪像见于界面下深部，气管后壁不可见。可见甲状软骨（TC）、环状软骨（CC）以及气管环，便于选择最佳穿刺部位。注意甲状腺上方的小血管。甲状腺峡部见于第一和第三气管环之间（TR1 ～ 3）上方

7. 根据前述方法选择最佳穿刺水平，最理想的是位于第一至第四气管环，穿刺路径应避开血管或甲状腺峡部（图 4.20）。

8. 连接充满生理盐水注射器的气管切开穿刺针从中线位置垂直于皮肤进行穿刺，通过平面外成像技术，超声显示器上可见独特的声影和伪像，这是由于此处的组织被穿刺针推移开所致（图 4.21 和 4.22）。与其他任何超声引导下穿刺技术一样，平面内技术因其更加精确和安全而成为首选。但是，有些情况下操作空间受限，比如有时必须使用平面外技术进行中心静脉置管。有时可观察到气管前壁压迹。一般来说，在平面外技术中，由于进针的夹角较小，对针干和针尖的

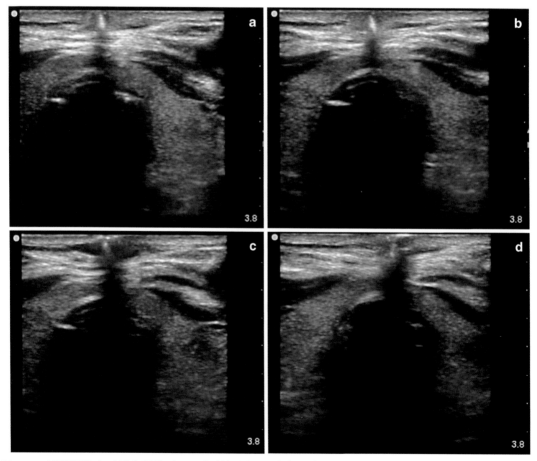

图 4.21 线阵探头实时超声引导下 PDT 短轴视图。注意高回声针尖（a）以及进针时针的声影（b）。观察穿刺后气管前壁的压迹（c 和 d）

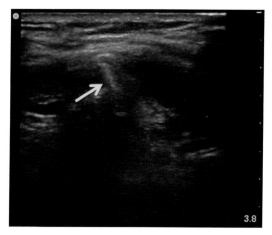

图 4.22　线阵探头短轴视图显示气道内的导丝位置

辨别和确认显得非常困难。

9. 当看到穿刺针穿透气管前壁时停止进针。此时穿刺阻力会明显改变并伴有"落空感"。回抽出空气可确认针尖处于管腔内。轻轻的使针向尾侧倾斜，以避免导丝向相反方向置入。

10. 置入导丝并退出穿刺针。

11. 导丝可在横切面上，尤其在纵切面视图上显影，表现为独特的高回声信号（图 4.14）。理想的穿刺点应尽量靠近中线处[17]。此时进行内镜检查可以确认导丝进入点和排除气管环破裂或后壁损伤。这进一步增强了手术的安全性。

12. 此后，按照标准流程完成其余 PDT 操作[17]。

并发症

- 短暂性缺氧；
- 大 / 少量出血；
- 感染；
- 气管后壁损伤；
- 气管-皮肤瘘、气管-无名动脉瘘、气管食管瘘。

与临床实践相结合

经皮扩张气管切开术是重症加强治疗病房中常见操作之一。已证实超声可以降低血管损伤发生率并有助于在最佳的中线位置精确置入套管。一些医疗机构已将超声辅助作为一项提升 PDT 安全的措施。需要完成多少例超声引导下 PDT 手术才能胜任该操作目前尚无定论。然而，如果操作者有其他超声引导下操作的经验，这种床旁即时超声运用并不难。如果患者病态肥胖或气道解剖异常，应在实施 PDT 时的常规应用超声。另外，尤其当患者服用抗凝药或具有出血风险的凝血障碍时，应使用超声确定气管前的血管结构，以避免 PDT 时出血。

注意事项／难点

超声技术有其固有的局限性，主要是无法显示气管后壁，这可能会导致意外刺入后壁，继而发生穿孔和导管位置不当。在平面外技术中，确认和辨别针干和针尖以及追踪穿刺针全长颇有难度。如上所述，矢状面以及平面内针引导技术有利于为操作者提供上气道解剖的"鸟瞰"视图并且是气道穿刺位置选择的理想视图。超声仍然主要是操作者依赖型技术。

循证

在危重症患者中，尤其是病态肥胖和脊髓损伤的患者，实时超声引导下 PDT 具有安全性和成本效益[18-19]。最近的证据显示，与体表标志引导 PDT 相比，超声引导下 PDT 并发症的发生率要低 10 倍[20-22]。在一项荟萃分析中，和解剖标志引导 PDT 相比，超声引导下 PDT 显示更安全，并发症发生率更低。另外，并发症发生率可以和支气管镜引导 PDT 不相上下[23]。和传统体表标志法相比，超声引导下 PDT 的成功率更高、成功置入套管的时间更短[24]。

要点

- 近期证据支持在 PDT 时使用实时超声引导技术。
- 实时超声引导可以提高首次穿刺成功率和穿刺点的准确性。
- 超声引导下 PDT 可降低包括意外穿刺周围血管结构引起出血等并发症的发生率。
- 上气道超声解剖知识和穿刺引导基础的掌握对超声引导下 PDT 的实施至关重要。

超声引导下环甲膜切开术

通过环甲膜（cricothyroid membrane，CM）直接进入气管的紧急环甲膜切开术（cricothyrotomy，CT）是"无法插管、无法通气"（can't intubate，can't ventilate，CICV）且缺氧加重时推荐的急救技术[25]。CT 是一项时间紧迫、挽救生命的少见手术，手术的成功需要快速且准确定位 CM，并将合适的套管或导管从 CM 中插入气道。CM 分布于甲状软骨的下缘和环状软骨的上缘之间。CM 的平均大小为 8 mm（宽）×11（高）[26-27]。

近期一项英国的大型研究显示，虽然小口径针穿刺法 CT 失败率达 63%，但已成为气道急救首选技术。据报道，使用 CT 技术未能成功保护气道的发生率达 64%。在该报告中，在重症加治医疗病房和急诊室，大部分（8 例手术中有 6 例手术）穿刺法 CT 未能安全保护气道。作者推荐定期进行手术培训，并特别强调了肥胖和重症患者 CM 的辨认。这项报告呼吁对设备的设计和包括超声在内的技术等开展更多的研究[28]。

依赖手法触诊和体表解剖标志定位 CM 并不完全准确。在女性患者中发生定位错误更为常见。在没有超声辅助的情况下，CM 定位的错误率达 70%，操作者仅在 10% 的病例中准确找到中线[29]。病态肥胖患者颈部短粗、气管前组织增厚并且颈围更长，解剖标志定位更具挑战，建议进行仔细的气道评估。妊娠和颈部解剖变形也面临着同样的问题。

最近一项基于尸体的研究发现，超声引导有助于快速准确地确定气管内入路。确认 CM 的中位数时间小于 4 s，而完成 CT 的中位数时间为 26 s，意味着超声引导下 CT 技术可迅速实施，并且不会延长气道急救的时间[30]。

适应证

紧急 CT 适用于所有插管失败、通气失败（CICO）的情况。这些情况的少数例子列举如下：

- 口腔颌面部创伤；
- 颈椎脊髓损伤；
- 口腔大出血；
- 大量呕吐；
- 解剖异常导致的插管困难。

禁忌证

紧急 CT 没有绝对的禁忌证。相对禁忌证包括曾接受过气道手术、喉部骨折、喉气管创伤和断裂、小儿。CT 在小儿是相对禁忌证，原因是小儿气道呈漏斗形并且发生声门下狭窄的风险增高。

设备/探头选择

- 超声系统选择高频（5～15 MHz，相似区间）线阵探头；
- Yankauer 吸引器；
- 手术刀（建议 20 号刀片）；
- 弹性树胶探条；
- 带套囊的气管切开套管 6.0 号；

- 10 ml 注射器；
- 呼吸机及气管导管。

准备 / 操作前评估

建议操作前扫描以确定 CM 在超声上的位置。在矢状面和旁矢状面上，CM 显影为高回声条带，上下桥联低回声的甲状软骨和环状软骨（图 4.23）。在横切面上，凸起的甲状软骨因其三角形低回声结构而容易辨认。将探头向尾侧移动，一条由气体-组织界面产生的高亮的水平线即为 CM。在其下方，是低回声卵圆形的环状软骨。

操作

这个手术有两种技术：纵切面"串珠（string of pearl，SOP）"技术和横切面"甲-线-环-线（thyroid-airline-cricoid-airline，TACA）"技术。SOP 技术研究最为深入，已被证实优于触诊法。这种方法还可确认气管切开置管最佳位置。我们推荐选择"串珠"法（图 4.24），除非患者为短颈或颈部屈曲畸形，使超声探头在纵切面平面难以放置。

1. 操作者立于患者右侧，将超声显示器置于患者头侧并适当调整高度。

2. 选择高频（5～12 MHz）线阵探头

较为合适。

3. 将探头置于患者胸骨切迹以上的颈部横切面上，此时气管表现为倒置的低回声 U 形结构，后方为高回声混响伪像。

4. 将探头滑向患者颈部右侧（朝向操作者方向），直到探头右端达到气道中线。

5. 保持探头右端位置不变，将左端旋转 90°，转为矢状面，可显影气管长轴。在白色回声线前方可见一串低回声环状结构，类似于"串珠"。黑色低回声"珠状结构"即为气管环的前部。

6. 将探头沿着中线纵轴向头侧移动直到可见环状软骨（呈立方形）。继续向头侧移动，可见甲状软骨。超声图像显示 CM 位于环状软骨头侧，介于甲状软骨和环状软骨之间。

7. 以非优势手持握探头，另一只手用针在探头和患者皮肤间滑动，直到针影见于甲状软骨下缘和环状软骨上缘的中间。用针标记环甲膜的中点，其余操作类似于传统的环甲膜切开术[2]。

并发症

- 感染；
- 出血；

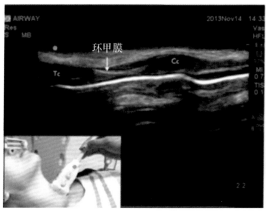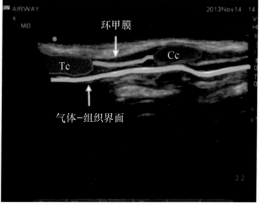

图 4.23　环状软骨、甲状软骨、环甲膜纵切平面视图像。Cc，环状软骨；Tc，甲状软骨［Reproduced with permission from Journal of Intensive Care（2016）4：52- Role of upper airway ultrasound in airway management-p. 2］

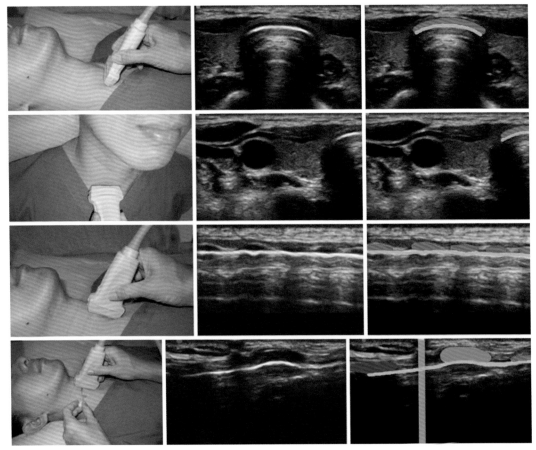

图 4.24 纵向"串珠"（SOP）技术识别环甲膜和气管环之间的间隙。橙红色＝气管环；浅蓝色＝组织-空气界面；绿色＝环状软骨；紫色＝甲状软骨远端。黄色＝探头和皮肤间穿刺针的声影（Reproduced with permission from You-Ten et al.[6]）

- 缺氧；
- 气管穿孔；
- 气管软骨、甲状软骨、环状软骨或气管环撕裂伤；
- 形成假道（将气管导管置于气管以外的地方）。

注意事项 / 难点

- 可用记号笔标记 CM 的中心，手术时可不用探头。
- 有些情况下，无法运用平面内穿刺引导技术和矢状面 / 纵切平面扫描。有的短颈患者没有足够的经纵切面置放超声探头的空间。对于这些患者，可选择平面外技术。

- 纵切面扫描法可提供的其他信息包括定位环状软骨气管间隙和气管环间隙。这个方法在低龄儿童、CM 表面附着肿瘤和声门下梗阻的患者中较为有用。
- 气道超声的强化训练有助于达到熟练水平。
- 超声引导定位的 CM 标记通常不会受颈部位置改变的影响。

与临床实践相结合

在快速序贯诱导开始前，用超声迅速评估颈前部并确认 CM 位置和环甲膜切开术穿刺点可缩短手术时间和减少并发症。另外，明确潜在的困难 CM 入路有助于临床医师应对困难气道时做更充分的准备。当明显存在气道隐忧时，手边准备好超声设备和涂好耦合剂的无菌保护套以及针刺环甲膜切开套件，可防止不良结局的发生。适当的关于气道解剖和针刺引导技术的培训对于成功实施这些急救手术是必需的。

循证

在多组临床医师利用触诊法或超声法确认 CM 的比较研究中，单独使用触诊法定位 CM 在低体脂人群中成功率为 67%，BMI 混合人群为 46%，病态肥胖人群为 37%，而使用超声情况下，在低体脂人群中成功率提升至 69%，BMI 混合人群为 100%，病态肥胖人群为 83%[31-33]。Curtis 等证实，实施超声引导探条辅助环甲膜切开术，有助于急诊科医师在处理困难气道时识别 CM[30]。Siddiqui 等在尸体上进行的随机研究发现，和示指触诊法相比，超声法对气道的损伤减少 3 倍[34]。

> **要点**
> - 准确的环甲膜超声确认在紧急气道管理准备工作中至关重要。
> - "串珠（SOP）"技术为首选方案。
> - 超声引导下环甲膜切开术可提高成功率并降低并发症发生率。

超声引导下气管内插管

可通过直接和间接两种方法确认气管插管（ETT）的位置。通过实时横切面超声扫描颈部胸骨上切迹平面或声带（声带变宽），可直接显影导管进入气道。间接法可通过肺部超声确认 ETT 置管位置，将探头置于腋中线，通气时可见双侧"滑动征"。气管内插管是一项危急的操作，需要在尽可能短的时间内完成，以防患者出现不良结局。当患者存在困难气道解剖时，通过声门直视观察 ETT 可能难以实现。其他确认 ETT 在位的方法包括通气时观察胸廓起伏、可弯曲支气管镜、二氧化碳测定计、二氧化碳描记图以及胸部 X 线片。然而，这些方法无法实现实时操作引导，而且对操作者而言，每种方法都有其独特的挑战性。超声引导下气管内插管可以提供即时信息，床旁超声还有助于后续确认导管的深度。不同于二氧化碳描记图，超声不需要进行肺通气。和胸部 X 线片相比，超声确认导管位置更加迅速[33]。

实时气管内插管可见于上气道的 3 个主要区域：甲状软骨、气管环和胸骨上切迹区，此处可同时观察气管和食管。在年轻成年人群中，软骨尚未发生钙化，其下方的声带可以显影。插管成功通过声带的超声影像表现为空气-黏膜界面的变化，被称为"闪烁"或"扑动"。甲状软骨下方是声门下区域和气管环。气管和食管可同时在超声横切面视图显影。食管通常位于侧方，在其接近胸骨上切迹时，通常位于患者气管的左侧。横切面超声视图为首选，因为矢状面视图不能同时看到气管和食管。

适应证

- 患者上气道解剖异常或创伤，难以直视下观察 ETT 通过声带；
- 当二氧化碳描记图法不确切时，即肺血流量不足（如肺栓塞）、心肺骤停、气道梗阻等[34]；
- 怀疑饱胃的患者，比如创伤患者，胃内容物可导致呕吐和（或）误吸[35]；
- 颈椎活动受限的患者[36]；

- 缺乏或暂时没有其他可以确认气管在位的方法，比如二氧化碳描记图 / 二氧化碳测定计、胸部 X 线片等；
- 资源贫乏的机构或艰苦地区。

禁忌证

- 患者伴有颈前部开放性损伤；
- 外科气道；
- 患者颈短，技术上难以实施超声检查。

设备 / 探头选择

- 如需检查患者膈肌，需带有线阵探头和曲阵探头的超声系统。相控阵探头也适用于评估膈肌，但在上气道成像上表现欠佳。
- 除插管人员外，还需要另一个操作者控制仪器和探头（如需实施实时引导）。
- 超声耦合剂。
- 喉镜片和镜柄。
- 气管导管。
- 注射器。
- 可检测二氧化碳描记图的设备、呼吸机、ETT 导管固定组件、适当的监护和呼吸机设置。
- 墙壁吸引装置。

准备 / 操作前评估

如果时间允许，用超声评估上气道解剖，尤其是上气道感染或创伤的患者。如上所述，如果希望实施实时超声引导，需要助手操作仪器和探头。关注三个区域的影像：甲状软骨 / 声带、气管环、胸骨上切迹横切面气管和食管的共同影像。插管前调整好增益和深度，这样可以获得最佳影像。

操作

推荐气道结构的横切面视图。将探头置于甲状软骨上方。当 ETT 穿过声门到达甲

状软骨时，空气-黏膜界面出现中断，会产生"闪烁"。一旦出现闪烁，将探头追随空气-黏膜界面的变化沿着气管环向下滑动。最后，为了同时获得气管和食管的影像，将探头划至胸骨上切迹处。成功的气管内插管，可见气管中充气后 ETT 套囊的混响伪像，旁边是受压塌陷的食管（图 4.25 和 4.26）。如果气管导管进入食管，可见"双管征"（图 4.27），意味着存在两条伴混响伪像的空气-黏膜界面：一条来自气管，另一条来自由充气 ETT 套囊撑开的食管。为改善套囊成像，在套囊中注水以取代空气，可见无回声圆环，

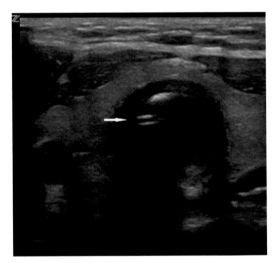

图 4.25　位于气管内的气管导管（箭头）的横切面视图（Courtesy of Srikar Adhikari，MD）

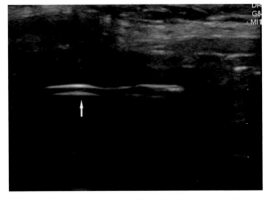

图 4.26　位于气管中的气管导管（箭头）的纵切面视图（Courtesy of Srikar Adhikari，MD）

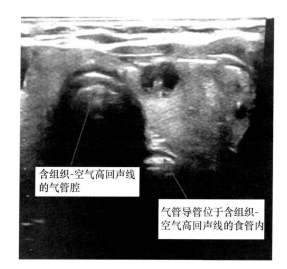

图 4.27　食管内插管。胸骨上切迹上方及气管左侧横切面视图。组织−空气高回声线在气管和食管内均可显影（食管内插管所致），这被称为"双管征"（Reproduced with permission from You-Ten et al.[6]）

即为套囊所在位置。如果导管进入食管，应尽快移出并再次尝试插管。

插管后，还可确定气管导管的位置。患者取仰卧位，确定其胸壁的最高点，通常为第三或第四肋间。使用线阵探头，将探头标记朝向患者头部，置于肋间最高处，在右侧搜寻胸膜滑动。在左侧重复以上步骤。如果

双侧均可见胸膜滑动，此时 ETT 置管位置足以实现双肺通气。如果仅有右侧胸膜滑动，而左侧没有，说明 ETT 可能进入右主干。小心略回退 ETT，重新行经胸部超声直至看见左侧胸膜滑动，但应注意避免导管拔出。如果左侧肺部滑动始终没有出现，则有可能左侧出现气胸。

膈肌超声成像也可帮助确认导管位置。使用曲阵探头（而非线阵探头），在右下侧胸壁找到膈肌。膈肌表现为高回声条带，紧贴肝正上方。为了看清膈肌的上下运动，可将 M 模式取样线置于膈肌曲面上，以追踪膈肌的运动（图 4.28）。在膈肌的左侧，脾的上方重复这些步骤。

并发症

严重并发症与操作者的经验有关。为了引导 ETT 操作，操作者需要至少掌握用于引导 ETT 的上气道的主要超声影像。假阳性或假阴性错误确认可能导致灾难性事件，需要其他更加传统的方法帮助确认，但可能耽误导管误入食管被发现。其他并发症包括患者不适或超声耦合剂引起的罕见皮

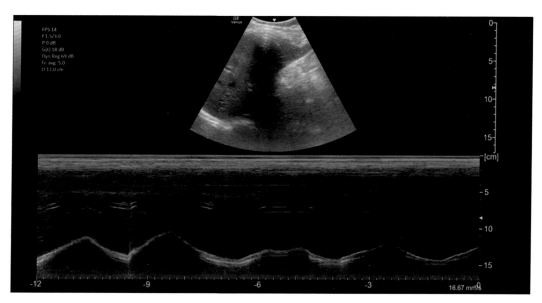

图 4.28　M 模式成像显示膈肌位移（Courtesy of Srikar Adhikari，MD）

肤刺激。

注意事项 / 难点

开展实时超声引导下气管内插管具有挑战性。这项超声技术的应用需要助手操作超声，并非总能实现。随着超声便携化和普遍推广，将这项技术用于院前医疗可能会受到需要助手这一条件的限制。同样，由于超声探头的放置，可能会与喉镜柄重合，因而限制了插管者的操作空间[37]。然而，即使只有一名操作者，通过上述讨论的方法，仍可使用超声确认 ETT 的位置。

气道结构可能不会显影。多种原因会影响超声成像：患者解剖异常、皮下气肿、甲状软骨或气管环钙化。

与临床实践相结合

气管内插管是一项常见的操作，操作的成功对于保护患者气道和防止临床病情失代偿非常关键。超声引导在这项技术中相对简单易学，并且没有创伤。特别是在紧急的情况下，面对解剖异常、上气道感染、创伤等患者，或当二氧化碳描记图可信度受限时，实时引导可以发挥其辅助作用。和胸部 X 线片设备相比，利用超声确认 ETT 位置亦易于实施。上气道超声影像解剖知识可指导气道病理诊断并帮助引导 / 计划对触诊解剖困难的患者进行环甲膜切开术。

循证

Das 等 2015 年发表的一篇系统回顾与荟萃分析对经气道超声在确认 ETT 位置中的作用进行了研究[33]。文章纳入了 11 项研究，969 例气管内插管病例，提示混合敏感度为 98%，特异度为 98%。在紧急气管内插管和 ETT 确认中，敏感度为 98%，特异度为 94%。结果表明这项超声技能即使在不同经验操作者中也是可实现的。

研究表明，通过超声确认 ETT 所需的时间较短，范围在 5 ～ 45 s[38-40]。Pfeiffer 等设计了两项研究，比较了超声和二氧化碳描记法在确认 ETT 的时间，结果发现，超声确认所需时间的中位数明显更短[37-38]。Muslu 等的研究发现，超声操作者可以在 3 s 内实时确认 ETT 在气管还是食管内[41]。这些研究再一次证实了床旁超声的益处，以及将超声应用于常见操作的优势，为操作者的医疗决策提供了即时信息。

要点

- 实时超声可无创快速地引导气管内插管，与当前金标准二氧化碳描记法相比具有多种优点。
- 即使由于缺少助手等原因无法进行实时引导气管内插管，仍可以使用超声确认插管位置和双肺通气（通过经胸部超声或膈肌超声）。
- 如果时间允许，应预先扫描患者上气道解剖，尤其是在创伤、上气道感染或可能存在梗阻的情况下。
- 超声成像可受多种原因影响：患者解剖异常、皮下气肿以及甲状软骨或气管环钙化。

喉上神经阻滞

有许多关于在清醒气管内插管过程中使用 5 ～ 10 MHz 线阵探头显影和阻滞喉上神经（Superior Laryngeal Nerve，SLN）的成功报道[42]。最近，另一项研究显示，成功的 SLN 阻滞使清醒气管内插管变得更加容易（图 4.29）[43]。

Barberet 等通过对 100 例患者的研究发

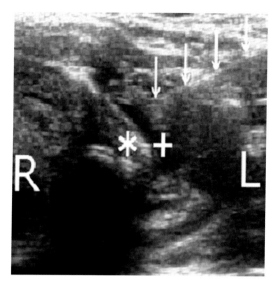

图 4.29　喉上神经阻滞。舌骨水平横切面视图以平面内技术行喉上神经阻滞。箭头表示从 2 点钟方向进针；＊表示舌骨大角；＋表示注入的麻醉药物 [Reproduced with permission from J Anesth（2013）27：309-310 Ultrasound-guided superior laryngeal nerve block and translaryngeal block for awake tracheal intubation in a patient with laryngeal abscess-p. 310]

现[44]，4 cm 宽 12 MHz 线阵探头难以辨认 SLN，因为神经的直径太小（1 mm）。然而，他们认为，可在被称为 SLN 区域的地方对该神经进行定位。该区域包含了神经的内侧支（负责气道的感觉支配），该空间的上方为舌骨，下方为甲状软骨、前方为甲状舌骨肌，后方为甲状舌骨膜和会厌前间隙。当甲状舌骨肌、会厌前间隙、舌骨、甲状软骨和甲状舌骨膜在超声上同时可见时，即为最佳图像。但是，当呈现除甲状舌骨膜外其余所有结构时，为次优图像，其余情况则为较差图像。值得注意的是，Kaur 等[45] 在 20 名志愿者中，使用一种曲棍球棒形的 8～15 MHz 探头，其中 1/3 受试者的目标神经清晰看见，1/3 显影模糊，而剩余 1/3 无法显影。10% 的扫描可显影喉上动脉。Kaur 等建议首先在矢状位定位舌骨，然后旋转探头斜切直至找到确切的 SLN 图像，神经向内向下移行至甲状舌骨膜。追

踪神经的走行直至其穿入甲状舌骨膜即可确认。从 SLN 内侧支到舌骨大角的平均距离为 2.4 mm。并非所有的超声操作人员都可使 SLN 显影，但这也不会阻碍超声在神经阻滞中的成功应用。

（文平山　译　马　宇　校）

参考文献

1. Terkawi AS, Karakitsos D, Elbarbary M, Blaivas M, Durieux ME. Ultrasound for the anesthesiologists: present and future. Sci World J. 2013;2013:683685.
2. Osman A, Sum KM. Role of upper airway ultrasound in airway management. J Intensive Care. 2016;4:52.
3. Kristensen MS. Ultrasonography in the management of the airway. Acta Anaesthesiol Scand. 2011;55:1155–73.
4. Kristensen MS, Teoh WH, Graumann O, Laursen CB. Ultrasonography for clinical decision-making and intervention in airway management: from the mouth to the lungs and pleurae. Insights Imaging. 2014;5:253–79.
5. Adhikari S, Zeger W, Schmier C, Crum T, Craven A, Frrokaj I, et al. Pilot study to determine the utility of point-of-care ultrasound in the assessment of difficult laryngoscopy. Acad Emerg Med. 2011;18:754–8.
6. You-Ten KE, Siddiqui N, Teoh WH, Kristensen MS. Point-of-care ultrasound (POCUS) of the upper airway. Can J Anaesth. 2018;65(4):473–84.
7. Rajagopal MR, Paul J. Applied anatomy and physiology of the airway and breathing. Indian J Anaesth. 2005;49(4):251–6.
8. Singh M, Chin KJ, Chan VW, Wong DT, Prasad GA, Yu E. Use of sonography for airway assessment: an observational study. J Ultrasound Med. 2010;29(1):79–85.
9. Rajajee V, Fletcher JJ, Rochlen LR, Jacobs TL. Real-time ultrasound-guided percutaneous dilatational tracheostomy: a feasibility study. Crit Care. 2011;15:R67.
10. Guinot PG, Zogheib E, Petiot S, Marienne JP, Guerin AM, Monet P, et al. Ultrasound-guided percutaneous tracheostomy in critically ill obese patients. Crit Care. 2012;16:R40.
11. Massick DD, Powell DM, Price PD, Chang SL, Squires G, Forrest LA, et al. Quantification of the learning curve for percutaneous dilatational tracheotomy. Laryngoscope. 2000;110:222–8.
12. Walz MK, Schmidt U. Tracheal lesion caused by percutaneous dilatational tracheostomy–a clinico-pathological study. Intensive Care Med. 1999;25:102–5.
13. Byhahn C, Lischke V, Meininger D, Halbig S,

Westphal K. Peri-operative complications during percutaneous tracheostomy in obese patients. Anaesthesia. 2005;60:12–5.

14. Muhammad JK, Major E, Wood A, Patton DW. Percutaneous dilatational tracheostomy: haemorrhagic complications and the vascular anatomy of the anterior neck. A review based on 497 cases. Int J Oral Maxillofac Surg. 2000;29:217–22.

15. Kollig E, Heydenreich U, Roetman B, Hopf F, Muhr G. Ultrasound and bronchoscopic controlled percutaneous tracheostomy on trauma ICU. Injury. 2000; 31:663–8.

16. Rudas M, Seppelt I, Herkes R, Hislop R, Rajbhandari D, Weisbrodt L. Traditional landmark versus ultrasound guided tracheal puncture during percutaneous dilatational tracheostomy in adult intensive care patients: a randomised controlled trial. Crit Care. 2014;18:514.

17. Rashid AO, Islam S. Percutaneous tracheostomy: a comprehensive review. J Thorac Dis. 2017;9(Suppl 10):S1128–38.

18. Joelsons D, Ho YL, Park M. Ultrasound-guided percutaneous tracheostomy: a feasible alternative for tetanus patients. Crit Care. 2014;18(3):441.

19. Mehta Y. Percutaneous dilatational tracheostomy: guided well with real-time ultrasound. Indian J Crit Care Med. 2013;17(6):335–6.

20. Kate OR. Ultrasound: the new standard of care for percutaneous dilatational tracheostomy? J Clin Anesthesiol. 2014;40:3.

21. Dinh VA, Farshidpanah S, Lu S, Stokes P, Chrissian A, Shah H, et al. Real-time sonographically guided percutaneous dilatational tracheostomy using a long-axis approach compared to the landmark technique. J Ultrasound Med. 2014;33(8):1407–15.

22. Ziyaeifard M, Azarfarin R. Ultrasound is a new and reliable technique for central venous cannulation. Res Cardiovasc Med. 2014;3(3):e24653.

23. Gobatto ALN, Besen BAMP, Cestari M, Pelosi P, Malbouisson LMS. Ultrasound-guided percutaneous dilational tracheostomy: a systematic review of randomized controlled trials and meta-analysis. J Intensive Care Med. 2018;885066618755334.

24. Dinsmore J, Heard AM, Green RJ. The use of ultrasound to guide time critical cannula tracheotomy when anterior neck airway anatomy is unidentifiable. Eur J Anaesthesiol. 2011;28(7):506–10.

25. Apfelbaum JL, Hagberg CA, Caplan RA, Blitt CD, Connis RT, Nickinovich DG, et al. Practice guidelines for management of the difficult airway: an updated report by the American Society of Anesthesiologists Task Force on Management of the Difficult Airway. Anesthesiology. 2013;118:251–70.

26. Dover K, Howdieshell TR, Colborn GL. The dimensions and vascular anatomy of the cricothyroid membrane: relevance to emergent surgical airway access. Clin Anat. 1996;9:291–5.

27. Elliott DS, Baker PA, Scott MR, Birch CW, Thompson JM. Accuracy of surface landmark identification for cannula cricothyroidotomy. Anaesthesia.

2010;65:889–94.

28. Socity TRCoAaTDA. Major complications of airway management in the UK. 4th National Audit. 2011.

29. Campbell M, Ash S, Royds J, et al. The accuracy of locating the cricothyroid membrane by palpation – an intergender study. BMC Anesthesiol. 2014;14(1):108.

30. Curtis K, Ahern M, Dawson M, Mallin M. Ultrasound-guided, Bougie-assisted cricothyroidotomy: a description of a novel technique in cadaveric models. Acad Emerg Med. 2012;19:876–9.

31. Kristensen MS, Teoh WH, Rudolph SS, et al. Structured approach to ultrasound-guided identification of the cricothyroid membrane: a randomized comparison with the palpation method in the morbidly obese. Br J Anaesth. 2015;114:1003–4.

32. Barbe N, Martin P, Pascal J, Heras C, Rouffiange P, Molliex S. Locating the cricothyroid membrane in learning phase: value of ultrasonography? Ann Fr Anesth Reanim. 2014;33:163–6. Siddiqui N, Arzola C, Friedman Z, Guerina L, You-Ten KE. Ultrasound improves cricothyrotomy success in cadavers with poorly defined neck anatomy: a randomized control trial. Anesthesiology. 2015;123(5):1033–41.

33. Yildiz G, Göksu E, Şenfer A, Kaplan A. Comparison of ultrasonography and surface landmarks in detecting the localization for cricothyroidotomy. Am J Emerg Med. 2016;34:254–6. Das SK, Choupoo NS, Haldar R, Lahkar A. Transtracheal ultrasound for verification of endotracheal tube placement: a systematic review and meta-analysis. Can J Anesth/J Can Anesth. 2014; 62(4):413–23.

34. Cook TM, Nolan JP. Use of capnography to confirm correct tracheal intubation during cardiac arrest. Anaesthesia. 2011;66:1183–4.

35. Zechner PM, Breitkreutz R. Ultrasound instead of capnometry for confirming tracheal tube placement in an emergency? Resuscitation. 2011;82:1259–61.

36. Moustafa MA, Arida EA, Zanaty OM, El-tamboly SF. Endotracheal intubation: ultrasound-guided versus fiberscope in patients with cervical spine immobilization. J Anesth. 2017;31(6):846–51.

37. Pfeiffer P, Rudolph SS, Borglum J, Isbye DL. Temporal comparison of ultrasound vs. auscultation and capnography in verification of endotracheal tube placement. Acta Anaesthesiol Scand. 2011;55:1190–5.

38. Pfeiffer P, Bache S, Isbye DL, Rudolph SS, Rovsing L, Borglum J. Verification of endotracheal intubation in obese patients – temporal comparison of ultrasound vs. auscultation and capnography. Acta Anaesthesiol Scand. 2012;56:571–6.

39. Chou HC, Tseng WP, Wang CH, et al. Tracheal rapid ultrasound exam (T.R.U.E) for confirming endotracheal tube placement during emergency intubation. Resuscitation. 2011;82:1279–84.

40. Adi O, Chuan TW, Rishya M. A feasibility study on bedside upper airway ultrasonography compared to waveform capnography for verifying endotracheal tube location after intubation. Crit Ultrasound J. 2013;5:7.

41. Muslu B, Sert H, Kaya A, et al. Use of sonography

for rapid identification of esophageal and tracheal intubation in adult patients. J Ultrasound Med. 2011; 30:671–6.

42. Manikandan S, Neema PK, Rathod RC. Ultrasound-guided bilateral superior laryngeal nerve block to aid awake endotracheal intubation in a patient with cervical spine disease for emergency surgery. Anaesth Intensive Care. 2010;38:946–8.

43. Iida T, Suzuki A, Kunisawa T, et al. Ultrasound-guided superior laryngeal nerve block and translaryngeal block for awake tracheal intubation in a patient with laryngeal abscess. J Anesth. 2013;27:309–10.

44. Barberet G, Henry Y, Tatu L, Berthier F, Besch G, Pili-Floury S, et al. Ultrasound description of a superior laryngeal nerve space as an anatomical basis for echoguided regional anaesthesia. Br J Anaesth. 2012;109:126–8.

45. Kaur B, Tang R, Sawka A, Krebs C, Vaghadia H. A method for ultrasonographic visualization and injection of the superior laryngeal nerve: volunteer study and cadaver simulation. Anesth Analg. 2012;115:1242–5.

超声引导下心脏操作 5

Timothy Faust，J. Matthew Fields

经静脉起搏器

引言

　　紧急情况下，心脏起搏器可作为患者由于心脏电活动异常而出现心动过缓和血流动力学不稳定时的临时稳定措施。临时起搏器的安装有多种模式，在急诊科最常用的方法是经皮和经静脉起搏器安装[1]。本章将重点关注超声引导下经静脉起搏器的安装操作以及如何避免可能的并发症（图5.1和5.2）。

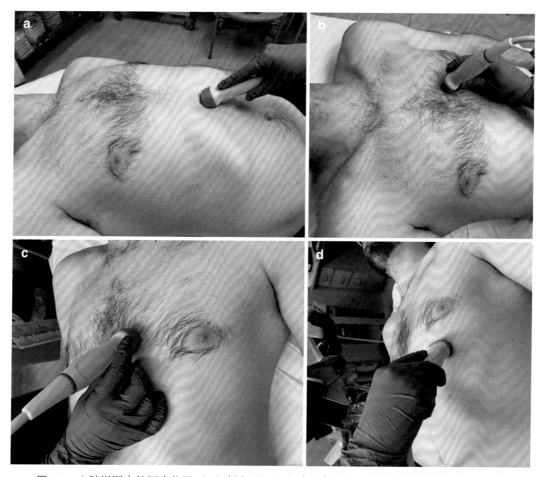

图5.1　心脏视图中的探头位置：（**a**）剑突下，（**b**）胸骨旁长轴，（**c**）胸骨旁短轴，（**d**）心尖

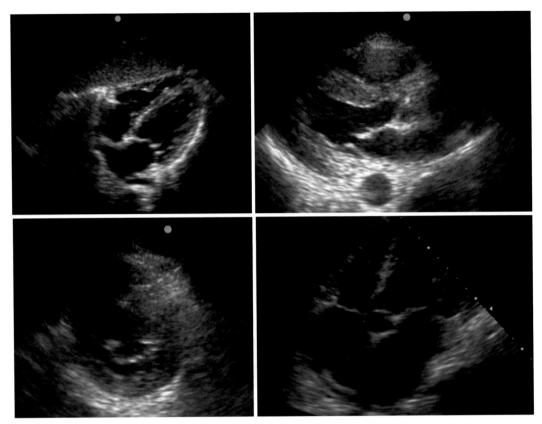

图 5.2　心脏检查中的超声图像：剑突下（左上），胸骨旁长轴（右上），胸骨旁短轴（左下），心尖四腔心（右下）

超声引导的优势

在安装经静脉起搏器的各个阶段，床旁超声都能发挥其优势。需要注意的是，安装经静脉起搏的第一步是建立中心静脉通道，以便于将起搏器导管置入右心室。如中心静脉通道章节中提到的，在超声引导下置入中心静脉导管可显著降低并发症发生率和提高成功率。

当经静脉置入起搏器时，持续实时超声引导技术可用来观察位置是否合适、心脏起搏器的传导性以及避免可能的并发症，包括进入肺动脉、心肌损伤、在右房内卷曲。下腔静脉（inferior vena cava，IVC）超声成像也可以用于导管位置不当的评估。

床旁超声在评估经皮[2]和经静脉起搏

器夺获的过程中亦具有优势。标准心脏视图可用于评估这些操作完成后的心脏活动。临床体征通常可用来评估临时起搏器有效性，而床旁超声则可作为临床体征的有效辅助手段。起搏器置入前后，利用床旁超声心动图进行评估可证实手术的有效性。另外，临床表现一旦发生变化，超声可重复评估其持续有效性。

解剖

经静脉起搏器的最佳放置位置是右侧颈内静脉和左侧锁骨下静脉。这两个位置是经过上腔静脉进入右心房的最直接路径，且可以减少异位放置的发生[1]。右侧颈内静脉通常被推荐作为经静脉临时起搏器置入点，而左锁骨下静脉通常是永久性起搏器置入点。

当中心静脉导管置入完成后，起搏器导管从中心静脉导管中穿过，称之为引导鞘。引导鞘终止于上腔静脉（superior vena cava，SVC），经静脉起搏器导管进一步经由右心房，穿过三尖瓣，其最终目标是止于右心室。超声视图包括标准剑突下、胸骨旁和心尖视图，重点关注右心房和右心室的最佳影像（通常选择剑突下和心尖），以实现起搏器导管在动态超声显影下完成放置。

适应证

紧急心脏起搏器置入适用于导致正常心电活动中断或功能障碍的多种临床情况。常见原因包括窦房结功能障碍、房室传导阻滞、电解质或代谢紊乱、药物过量或药物相关性节律异常以及感染相关性心律失常。紧急情况下，心脏起搏器可一直使用至永久起搏器置入或根本病因得到纠正。紧急心脏起搏器置入通常选择经皮或经静脉法。常见的临床场景包括首先建立经皮起搏，随后置入经静脉起搏器。患者更容易耐受经静脉起搏，而且实现夺获更为有效，尽管创伤更大，启动所花费的时间更长。

禁忌证

如果心动过缓的原因可以通过其他手段迅速纠正，则应避免置入经静脉起搏器。比如在低体温的情况下，正确的处理方法应该是积极地复温。其他例子包括有解毒剂可用的药物中毒或易于纠正的电解质紊乱。

当心动过缓与低血压或终末器官功能障碍的体征无关时，应禁忌进行紧急经静脉起搏。许多患者心动过缓时没有或少有临床意义，推迟起搏器置入较为安全。在床旁准备好操作设备至关重要，以应对患者可能面临的血流动力学影响。另外，中心静脉穿刺的禁忌证同样适用于此操作。

设备 / 探头选择

如中心静脉穿刺章节中所介绍的，在开始中心静脉穿刺时，可选择高频线阵探头用于辨别正确的解剖定位和显影针尖的前进。当置入经静脉起搏器时，相控阵（或曲阵）探头可用于获取心脏和 IVC 视图。

设备（图 5.3）

- 消毒液（葡萄糖酸氯己定、聚维酮碘等）。
- 局部麻醉药（1% 利多卡因）。
- 纱布。
- 用于浸润麻醉的 25 G 穿刺针。
- 18 G 引导穿刺针。
- 注射器（3 ml，10 ml）。
- 用于麻醉的针（18 G，25 G）。
- 无菌铺单。
- 无菌手术衣、无菌手套、口罩。
- 无菌超声探头保护套。
- J 形导丝。
- 扩张器。
- 11 号刀片。
- 引导鞘（直径比起搏器导管大）。关键点在于 cordis 引导鞘的直径不仅一定要大于起搏器导管，而且仅能稍大一点。大多数起搏器导管都有专用的引导鞘，或者至少会提供 cordis 引导鞘的直径 /F 值。如果放置的引导鞘管比推荐的尺寸大，即使稍大一点，当起搏器导管通过时，也可导致血液从置入点不断外渗。管径相差越大，外渗越严重。
- 引导鞘的无菌帽。

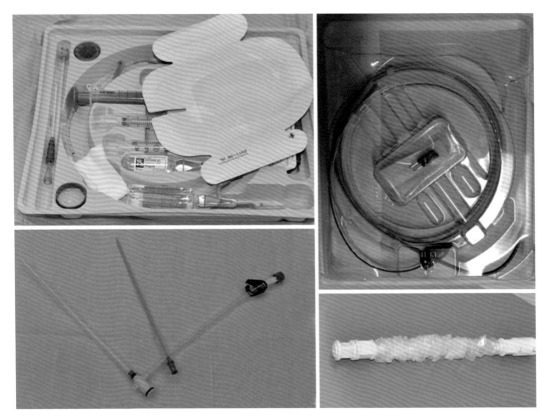

图 5.3 经静脉起搏器设备：中心静脉套装（左上）；起搏器导管和电极（右上）；引导鞘管 w/ 扩张器（左下）；无菌套（右下）

- 大贴膜（Tegaderm）。
- 心脏监护设备。
- 带有（＋）（－）电极的起搏器导管。
- 用于起搏器导管的无菌透明套。
- 起搏信号发生器（图 5.4）。
- 备用电池、新电池。

准备 / 操作前评估

和所有有创操作一样，经静脉起搏器置入前需经过患者同意和操作前准备。应尽可能获得知情同意。在紧急情况下，当患者或家属无法及时获得知情同意时，则可能需要得到默示同意。手术应在无菌条件下实施，并做好适当的皮肤准备、导管置入部位局部麻醉、外科铺单以及操作者穿戴手术衣、手套、口罩。总而言之，中心静脉穿刺的目的是便于置入起搏器导管。在经静脉起搏器单套装里，一般都会包含中心静脉穿刺和起搏器配套设备。其他关于起搏器安装的设备包括无菌透明套、起搏器导管、配有电池和备用电池的起搏信号发生器。

充分的准备工作包括确保所有必要的设备在位且功能正常。将 1.5 ml 无菌盐水注入起搏器导管球囊中，观察有无外漏，以检验其通畅性。需要一名非无菌的助手将电极连接器和起搏发生器相连，并在起搏器导管放置时操作超声进行引导。另外，由于置入起搏器导管须在实时超声心脏显影引导下进行操作，台上的无菌助手非常重要，他能够将保护套内的起搏器导管以每次一至数厘米的速度送入 cordis 引导鞘。

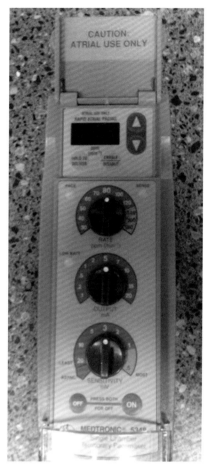

图 5.4 起搏信号发生器

操作

第一步是置入中心静脉导管（引导管），详见中心静脉穿刺章节。当中心静脉穿刺完成后，将透明导管鞘连接至引导鞘管的接头上，随后将起搏器导管通过鞘插入引导鞘管接头处。起搏器导管继续前进约 10 cm 后，确认导管的远端超出引导鞘管的长度。此时，注入 1.5 ml 无菌盐水充盈球囊可易于正确置管。将起搏器导管近端电极尖端与起搏发生器正极（＋）连接器终端相连。连接于远端电极的鳄鱼夹在盲探法经静脉临时起搏器置入过程中非常关键，但在超声引导下作用不大，并且会使操作变得烦琐。实时心脏超声可以显影起搏器导管尖端并引导其到达

右心室顶点处的理想位置。传统方法中，起搏导线到达位置后需通过观察左束支传导阻滞的心电图模式[1]来进行确认。和实时超声引导起搏器导管直接进入右心室不同，此方法不但耗时，而且存在错误判读的可能和难以判断是否正确。以往这个手术还可通过 X 线透视法进行实时定位。其明显的劣势是需要庞大且笨重的设备（多数临床情况下无条件使用）、获取设备所需时间以及患者、操作者和助手需暴露在电离辐射中。

应用床旁超声可以显影起搏器导管从右心房进入右心室的过程。显影该区域的最佳视图为位于剑突下和心尖四腔心切面，是超声引导下经静脉起搏器置入术最常用的经典切面（图 5.5 和 5.6）。然而，当其他选择受限时，胸骨旁长轴斜切面显影右心室流出道和右心房，是显影和引导起搏器导管球囊前进的绝佳位置。在许多真实的临床情景和环境下，完美的心脏成像以及呈现 3 个或更多清晰的心脏视窗往往不现实且较为少见。因此，掌握多种引导起搏器球囊的方法至关重要。选择何种视图取决于该视图能否为正确放置提供最佳的影像。如果一开始未能显影

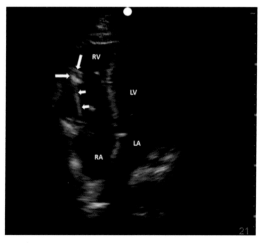

图 5.5 在该心尖切面上起搏器导管（小箭头）和球囊（大箭头）正接近右心室顶点。RV，右心室；LV，左心室；RA，右心房；LA，左心房（Courtesy of Michael Blaivas，MD，MBA）

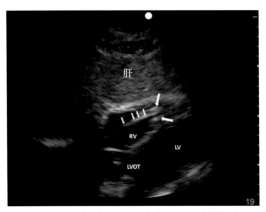

图 5.6 剑突下轻微斜切面成像显示起搏器导管球囊（大箭头）正接近右心室顶点。起搏器导管：小箭头；RV，右心室；LV，左心室；LVOT，左心室流出道（Courtesy of Michael Blaivas，MD，MBA）

起搏器头端，需将探头扇形扫描以获得充分的显影[3-4]。另外，充盈和排空球囊通常可使其更易显影。最后，在 10 ml 注射器中混合 9 ml 液体和 1 ml 空气并用力振荡，注入球囊的混合液在超声下可形成高回声的球体，这甚至在最模糊的影像上都极易辨认。

一旦经静脉起搏器到达合适的位置，可将起搏发生器打开。在发生心脏骤停或血流动力学不稳定的情况下，初始设置为：心率 80～100 次/分、最大输出（通常为 5 mA）、敏感性为 3 mV。观察是否实现夺获和临床症状的改善。一旦注意到出现夺获，触诊外周是否有脉搏。带有 ECG 电极的床旁超声心动图此时可用来评估起搏节律的夺获是否合适。逐渐调低输出直到夺获消失。此时的输出值称为输出阈值。输出值的设定应达到输出阈值的 2～3 倍。在非紧急情况下可将初始输出值从低开始设定，逐步升高直至出现夺获。当正确放置并感知夺获后，排空球囊，将起搏器导管固定到位，将无菌套沿着起搏导线的体外部分推进，并覆以无菌敷料。

并发症

操作者应该了解在该操作的不同阶段会

发生多种并发症。中心静脉穿刺相关所固有的并发症可发生于引导鞘置入的开始步骤，包括气胸、血管损伤、误置入邻近动脉、栓子形成和感染。

另一个并发症是无法达到足够的心脏夺获，其发生原因可能为多种。起搏器导管的位置不当如位于肺动脉、右心房或 IVC，均可导致无法产生夺获，这可以通过床旁超声进行确定。如果送入顺利，但在右心房或右心室未能确认到起搏器导管尖端，其可能位于 IVC 中。简单地把超声图像从心脏切面转换为 IVC 切面即可能找到起搏器导管（图 5.7）[5]。如果确实如此，应退出导管，充盈球囊后重新尝试置管。起搏器导管可能会位于右心房中，在三尖瓣水平遇到阻力而无法进入右心室。可通过超声扫描右心房找到起搏器导管的头端进行诊断。当血流动力学不稳或前向血流不佳时，起搏器导管置入 IVC 或右心房的可能性会增加[1]。当起搏器导管位于右心房中时，观察心脏并在舒张期推进导管可能会有所帮助。在有些患者中，引导球囊进入右心房被证实极其困难。推进导管时在接头处缓慢地顺时针旋转起搏器导管，而后逆时针旋转，可有助于球囊进

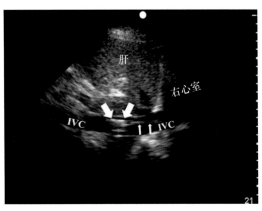

图 5.7 下腔静脉（IVC）长轴切面显示起搏器导管（小箭头）和气体（大箭头）从上腔静脉（SVC）进入下腔静脉（Courtesy of Michael Blaivas，MD，MBA）

入右心房。如果起搏器导管进入肺循环，需将导管回撤使导管头端位于右心室内。导管头端过度进入肺循环的情况表明在操作过程中使用超声直视的重要性。

其他并发症包括室性心律失常和心室损伤。最严重的心室损伤为右心室穿孔。合理应用超声直视，关注导管的放置和持续观察起搏器导管头端位置可减少此类并发症的可能性。更重要的是，操作者绝不能用力推进导管。当遇到阻力时，操作者可在尝试继续置管前用超声确定原因或尝试回撤并重新置管。当遇到心室穿孔时，密切监测血流动力学和反复床旁超声心动图检测在评估心包积血和心脏压塞方面非常重要。这种操作中常见的室性心律失常为非持续性室性心动过速，而持续性室性心动过速或心室颤动也时有发生。需要接受这类手术的患者，其心肌对心律失常更加敏感。因此，整个手术过程需要连续监测心脏。镁剂有助于稳定心肌细胞膜，如有需要可在 20 min 内输入 2 g。如果发现或怀疑心肌极易激惹，且时间允许，输注镁剂可显著降低室性心动过速或心室颤动的风险，同时不会进一步降低心率或血压。

如果在超声成像下置管准确，夺获失败可能是由于其他原因。操作本身很成功，但电机械分离可能持续存在。超声有助于对此进行确认[6]。患者的内科基础疾病可能会阻碍起搏器的正确夺获或者心肌的正常功能。要把治疗潜在病因作为决定性治疗方案，这一点永远重要，应经常重新评估以确保临床改善。这在代谢性或中毒性疾病中尤为确切。

当提供的起搏遇到问题时，还需要重新评估起搏器设备。这包括检查电源功能、为起搏发生器更换新的电池、检查所有电极是否正确连接。

注意事项 / 难点

- 床旁超声心脏成像可能会受多种情况影响，包括患者体型、肠道气体、体位或在某些临床情况下同时需要进行多种操作。
- 剑突下和心尖四腔心切面可为右心室和经静脉导线提供最佳成像。
- 超声直接引导经静脉起搏器置入术需两名操作者共同完成。超声操作者应善于获取和解读心脏影像。这在繁重的临床工作中很难实现，但对手术的成功至关重要。
- 在右心室内不能扫描到起搏器导管可能仅仅因为导管不在超声所显示的平面内。用探头扇形扫描完全显影右心室可找到导管的头端[3-4]。

与临床实践相结合

经静脉临时起搏器置入术是紧急情况下重要的技能，已证明急诊科医师能熟练掌握该技术[7]。这项操作具有内在的风险，但床旁超声作为辅助手段能够评估位置的正确与否，并可能缩短操作时间[4-5]。

要点

- 和经皮起搏器置入方式相比，经静脉起搏器可以获得更好的夺获且更易耐受。
- 床旁超声有利于经静脉起搏器的置入，因其可以直视显影起搏器导管，并可观察放置后的心脏功能，同时还有助于减少操作可能导致的并发症。
- 剑突下和心尖切面可为右心房和右心室提供最佳成像，可动态引导置管。

- 经静脉起搏器安装可能比较费时。在准备和实施操作时，应能做到或考虑到治疗原发病、持续血流动力学监测和临时经皮起搏。

心包穿刺术

引言

当疑似或预计会发生心包积液引起心脏压塞时，心包穿刺术是这种紧急情况下的关键操作。根据不同病因，在影响心功能以前，心包积液的累积速度可快可慢，体量可大可小。影响血流动力学的决定因素主要和积液增加的速率相关，而和其体积无关。快速识别和治疗心脏压塞可以挽救生命。本节将讨论床旁超声在心包积液、心脏压塞的检测和心包穿刺术中的步骤。

超声引导的优势

超声在心包积液的检测、心脏压塞评估以及辅助心包穿刺术方面具有确切优势。心脏压塞足以致命，其症状和体征可能和许多其他心肺疾病一致。患者描述的症状有胸痛、呼吸短促、头昏目眩、全身乏力、晕厥。心脏压塞的体征包括颈静脉怒张、心音低沉、低血压和休克。经典的 Beck 三联征（低血压、心音低沉、JVD）为后期表现，且在临床实践中并不可靠。一定要对存在进展性心包积液风险的患者保持高度警惕。危险因素主要包括恶性肿瘤病史、肾脏疾病、慢性炎症疾病、感染（包括莱姆病、结核以及 HIV 感染）、近期接受心胸外科手术或胸部创伤。通过胸部 X 线或 ECG 检查可发现心包积液的征象，但往往需要大量积液或病程后期才有所表现[8]。

床旁超声在心包积液评估时可以发挥重要作用，任何担忧可能存在心包积液的患者均应接受超声检查，尤其是出现血流动力学不稳定征象的患者。和体格检查发现奇脉相比，超声检查对右心室舒张期塌陷的评估更为准确[9]。针对这一目的，临床医师使用床旁超声诊断心包积液易学且易掌握[10]。床旁超声的使用不仅可以早期发现心包积液，还可以评估积液的体积、位置以及对心功能的生理影响（即心脏压塞）。心脏压塞可出现的体征包括舒张期从右心房塌陷进展为右心室塌陷（图 5.8 和 5.9）。当右心室顺应性和功能处于正常状态时，舒张期塌陷提示心包腔的压力超过了右心室舒张压。这一表现为心包填塞的特征性生理变化。当右心房收缩期塌陷时间超过收缩期的 1/3 时，亦提示存在心包填塞。在吸气时，当右室舒张充盈量增加引发室间隔偏移导致左室舒张期充盈量降低，容积也随之减少。呼气时则相反。脉搏波多普勒可用于测量舒张期二尖瓣和二尖瓣的流入速率，可见右心室舒张期流入速度增加，而二尖瓣舒张期流入速率降低。扩张的 IVC 在吸气时几乎不塌陷，这是心脏压塞非特异性却非常敏感的标志。

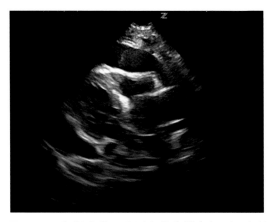

图 5.8　心包积液伴心脏压塞的胸骨旁切面。在舒张期右心室壁出现塌陷

图 5.9　M 模式下右心室舒张期塌陷提示心包压塞

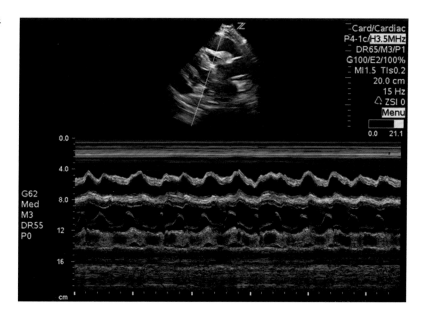

床旁超声可用于辅助心包穿刺术。超声可以确定适合进针的解剖位置、观察操作中穿刺针的路径、确认周围解剖结构，最终可减少已知的手术并发症。术后超声心动图还可以评估心脏压塞生理状态的改善情况[11]。

解剖

心包膜是包绕心脏的一层胶原纤维组织。从生理上讲，心包腔里通常会含有少量心包液。这些少量的液体并不会影响心脏功能；然而，在很多不同疾病进程中，心包腔里会聚集额外的液体。慢性内科疾病导致的心包积液往往表现为较长时间的缓慢增加。心包膜具有弹性特征，当积液增多时可代偿性地伸展。即使心包积液逐渐增多也不会对心肌产生压迫，而对血流动力学的影响往往要等到疾病的后期。与此相反，继发于创伤或心包破裂的心包积液会迅速增加以至于心包膜来不及进行代偿性伸展。

适应证

临床医师进行心包穿刺术的适应证是心

包积液已导致血流动力学紊乱或预计很快会出现血流动力学紊乱。对病情稳定患者实施心包积液引流术须与心脏病医师或心胸外科医师配合或请其会诊。

禁忌证

除非患者拒绝，否则一旦确认心脏压塞，心包穿刺术没有绝对禁忌证[12]。如上所述，对于无心脏压塞或血流动力学不稳定症状的患者，穿刺引流术前，须与专科医师配合协商。对出血体质者实施这一操作应考虑周全。

对于创伤后或升主动脉瘤导致的积液，建议进行手术修复，一般不适合行紧急心包穿刺术。在 A 型主动脉夹层病例中，放置引流将导致心包积血迅速再聚积。虽然在一些患者中试图降低心包腔压力可能是无效操作，但在许多病例中则可能挽救生命。应置入类似 cordis 引导鞘的大口径导管，以易于引流浓稠液体（血液，部分为血凝块）。对于所有心包穿刺术，不仅要放置引流导管，还需要留置导管并缝合固定，以留作备用。

在主动脉夹层所致心脏压塞的病例中，在拟行根治手术之前可能需要在较短的间隔时间内反复引流。当创伤手术或心胸外科手术不能立即实施，或者心脏压塞导致明显的血流动力学紊乱时，紧急心包穿刺术是一项确定的且常能成功的临时性措施[13-14]。

设备 / 探头选择

配备相控阵探头的床旁超声是鉴别心包积液、评估心脏压塞和引导心包穿刺的理想工具。线阵高频探头可用于操作时针尖的引导[8, 15]。或者，也可选择分辨率较好的曲阵探头或高分辨率微凸阵探头，如新生儿探头。应尽量避免使用相控阵探头引导进针，因其近场分辨率较低。

心包穿刺术相关设备

- 消毒液（氯己定棉签刷、聚维酮碘）；
- 局部麻醉药（1% 利多卡因）；
- 纱布；
- 用于浸润麻醉的 25 G 穿刺针；
- 16 G 或 18 G 长针；
- 注射器（5 ml、10 ml、60 ml）；
- 无菌铺单；
- 无菌手术衣、无菌手套、口罩；
- 无菌超声探头保护套；
- 心电图机；
- 心脏监护设备；
- 三通活塞；
- J 形导丝；
- 扩张器；
- 11 号刀片；
- 带有尾孔和侧孔的猪尾式导管。当条件有限时，也可使用三腔或四腔中心静脉导管。当积液为血性或较黏稠时，只有 7.5 或 8 F cordis 引导鞘管可以实现有效引流。

准备 / 操作前评估

理想情况下，心包穿刺时患者应处于半仰卧位，床头抬高 35°～40°。然而，当患者处于濒死状态，也可在平卧位进行操作。少量积液很难抽吸出，因其由于重力作用位于较低位置。如能耐受，患者取左侧卧位有利于积液向心尖部引流并将左肺推向一侧。

手术的准备包括确保所有相关设备于床旁待用且功能良好。床旁超声心动图可用于评估积液并可确定合适的进针位点。进针点应选择积液和皮肤最接近的位置，可以避开重要的结构。相关文献明确指出[16]，根据现代治疗标准，应尽可能选择胸骨旁入路。次选位置为心尖或剑突下入路。在准备过程中应决定预计的进针路径。患者如有移动，则须重新定位积液和进针路径[16]。应在剑突下和左侧胸骨旁区域进行局部消毒，并铺无菌单。其他无菌预防措施还包括使用无菌超声保护套包裹相控阵超声探头。在皮下和预计进针路径上注射局部麻醉药。进针时保持注射器负压，避免局部麻醉药注入静脉。

操作

使用或不使用床旁超声进行心包穿刺的操作步骤均已有描述。不使用超声进行心包穿刺被认为是"盲法"操作，而超声带来的优势前面已有讨论。另外，"静态"超声法是指通过超声对解剖标志进行确定，随后的操作仍通过标准"盲法"方式进行，穿刺过程中无实时超声引导。这和完全无超声辅助的"盲法"操作相比是一种进步，我们强烈推荐利用超声持续引导穿刺以尽可能减少并发症。

超声引导下心包穿刺术可在剑突下、胸骨旁和心尖入路进行。然而，应尽可能选择胸骨旁入路。已证实这是进入心包腔最安全、最浅表、最直接的路径。当积液量增多时，肺被推向一侧，原本狭小的胸骨旁间隙会突然变宽。当无超声辅助时，多数医师选择剑突下作为心包穿刺的入路。这种技术以剑突左侧的剑突肋缘下切迹处为进针点。进针后方向指向左肩部，注射器带有负压进针直至进入心包腔并回抽出心包中的液体。在超声引导下剑突下入路中，将相控阵超声探头置于剑突正下方，并朝向左侧胸腔。这需要对探头顶部施加一定压力，在患者上腹部，放低角度让探头末端接近患者的腹部。通常将探头标记指向患者右侧（注意：假设屏幕上的标记点同样位于左侧）。恰当的成像可以识别心包积液和其后方的心肌。和胸骨旁入路相比，剑突下引导进针非常困难，但理想情况下，可从探头的右侧（患者的左侧）直接朝向积液进针，推进过程中可持续观察针尖位置。在此过程中，针将跨过一部分肝，可显影于剑突下超声评估成像中。与此相关的并发症包括肝和膈肌的损伤。实际上，在高压的临床环境中使用相控阵探头的近场精确引导穿刺几乎是不可能的。由于和胸骨旁入路相比，剑突下穿刺需经过肝和膈肌且难以进入心包腔，因此剑突下视窗（如心尖切面）应仅在以下情况下使用：胸骨旁心包腔形成小腔导致积液过少，难以安全穿刺置管，或者经胸骨旁穿刺入路存在绝对性障碍时。

在并发症方面选择心尖穿刺技术优于剑突下，但在许多患者中，和胸骨旁视窗相比，心尖技术的难度和危险性更高。将探头置于心尖搏动最强点可获得心尖切面，通常位于腋前线第五肋间，根据心脏扫描惯例，将探头标记朝向左肩，探头屏幕标记点位于右侧。胸骨旁入路通常在胸骨旁长轴切面下进行。可选择高分辨率线阵、曲阵或微凸阵探头置于胸壁前方邻近胸骨左缘处获取该切面。根据心脏扫描习惯，探头标记点朝向患者右肩，探头屏幕标记点位于右侧。实际

上，探头和屏幕标记点的朝向无须一致，只要操作者可以获得最佳影像并且清楚针将从超声屏幕何处出现。穿刺前为了进一步确认屏幕上的进针点，可用戴好无菌手套的手指按压探头长轴附近的胸壁，观察屏幕上软组织的变形。此处将是平面内引导下穿刺针和导管出现的位置。

在这些切面下，穿刺针可直接沿着超声探头长轴、朝向积液方向（图 5.10 和 5.11）、沿着预计的进针路径进针，并且可以持续显露针尖（图 5.12 和 5.13）。进针时应避免损伤左侧内乳动脉和神经血管束，前者通常位于胸骨左侧 3 ～ 5 cm 处，后者通常行走于各个肋骨下缘。

当抽吸到心包积液时，用无菌生理盐水冲洗，而探头则固定于胸骨旁视窗。理想情况下，在手术开始前，可用抽满生理盐水

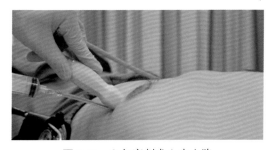

图 5.10　心包穿刺术心尖入路

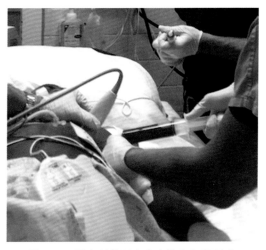

图 5.11　超声引导下心尖入路心包穿刺术

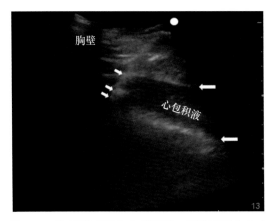

图 5.12 胸痛患者发生心搏骤停，实际原因为主动脉根部夹层，通过曲阵探头超声引导下行心包穿刺术。cordis 引导鞘套装中的引导针（小箭头）通过胸骨旁入路经胸壁进入心包腔间隙（大箭头为心包膜）。在引流出 80 ml 浓稠的带有血凝块的引流液后，患者症状得到改善，4 h 后接受胸心外科手术、ICU，并最终痊愈出院（Courtesy of Michael Blaivas，MD，MBA）

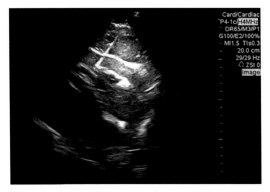

图 5.13 超声引导下心包穿刺术。相控阵探头下的回声针

的 10 ml 注射器和抽满空气的 10 ml 注射器用三通阀相连，制备含气泡盐水。当注射器之间通过三通阀相连后，来回抽吸振荡盐水（图 5.14）。含气泡盐水抽吸至注射器中可用于心包腔初步穿刺，或注入另一注射器，在心包穿刺时通过三通阀将其连接于穿刺针上[3]。如果针尖位置准确，心包腔可见雪花样光亮回声。监测针尖位置，并确保其未与心肌接触。如果针外套有鞘管，可在超声下将鞘管置入心包腔。如无鞘管，

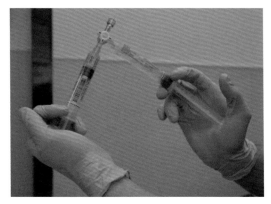

图 5.14 用 2 支注射器和三通阀制备生理盐水

应置入导丝，随后将合适管径的导管顺着导丝置入并开始引流。应将导管缝合固定防止脱出。

如上所述，引流管的放置可能会用到 Seldinger 技术，使用导丝或使用带有血管套管的穿刺针，在进入心包腔后可进行置管。如果使用导丝，导丝的推进、通过穿刺针、进入心包腔，都可在超声中显影。一旦确认导丝进入心包腔，可用扩张器在皮肤和皮下组织中形成一条通道。随后可通过导丝向心包腔置入猪尾式导管或其他类型的导管。和置入中心静脉导管一样，术中一只手应始终捏住导丝，并在转入引流管后将其移除。然后将导管妥善缝合固定在皮肤上并用无菌敷料覆盖。初次引流完成后，应根据临床病情间歇性地进行后续引流。

并发症

实施心包穿刺术的并发症包括置针入心包腔时造成的周围组织损伤。在首选的胸骨旁位置，可能损伤肺、内乳动脉、肋间神经血管束、冠状动脉和心肌。在剑突下和心尖入路，可能损伤到肝、膈肌和胃肠道。根据患者心脏大小、位置和患者体型，心尖入路可能会危及上述所有组织结构。利用超声辨认和引导进针，以及对相关解剖的熟悉，可

以避免对这些结构的损伤。床旁超声还可以定位出最短穿刺路径，尽可能避免周围组织损伤。如果选择剑突下入路，用经口 / 鼻胃管使胃减压可以降低穿孔的风险，但在紧急情况下往往不能实施。

心包积液引流失败是这种操作的另一并发症。当心包积液无法抽出时超声可发挥重要作用。确认针尖位于心包腔内可提示操作置管并没有问题。应重点关注针内或心包腔内是否有血凝块引起穿刺针的堵塞（图5.15）。在这种情况下，置入更大管径的例如 8 F cordis 引导鞘可能是除开胸手术外引流浓稠血液的唯一办法。作为临时措施，这种方法可以取得惊人的效果，对患者而言利大于弊，除非心胸外科手术可以立刻进行。

注意事项 / 难点

- 进针过程中不能持续显影针尖，可导致上述各类并发症。使用线阵高频探头，或在穿刺时注射气泡盐水可有一定的帮助作用[8、15]。
- 引流心包积血时可能会需要抽吸血凝块。这可能会堵塞穿刺针并导致不能

抽吸和不能改善心脏压塞。当心包腔内含有血凝块或其他如脓液等高黏稠性液体时，可选择大管径引流导管，比如 8 F cordis 引导鞘管。

- 心包脂肪垫可能会被误认为心包积液。然而值得注意的是，这一情况不会出现心脏压塞的超声表现或引起血流动力学紊乱。此时，不应进行心包穿刺术，如果出现血流动力学紊乱，则应努力寻找其他原因。心包脂肪垫和心包积液最好的鉴别方法是将肋缘下视窗切面（图 5.16）调整为IVC 入口切面（图 5.17）。脂肪垫（图5.18）不会延伸包绕整个心脏，在此切面上将会消失，只可见正常的右心室直接朝向膈肌附近运动（图 5.19）。若无此影像，则几乎可以确定为心包积液（图 5.18）。

与临床实践相结合

由心包积液不断增加引起的心脏压塞可导致明显的血流动力学紊乱，是心脏急症。心包穿刺术是处理该急症的急救操作。实施

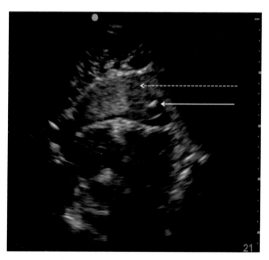

图 5.15　剑突下切面显示心包血凝块。针尖（实线箭头）位于心包积血和周围的血凝块（虚线箭头）中

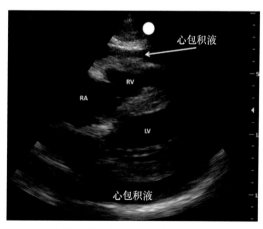

图 5.16　心脏肋缘下切面，近场和远场均可见心包积液。RV，右心室；LV，左心室；RA，右心房（Courtesy of Michael Blaivas，MD，MBA）

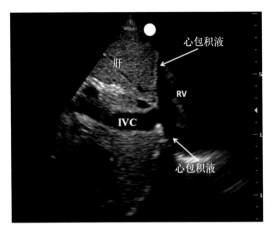

图 5.17　和图 5.16 同一患者同一剪辑帧中下腔静脉（IVC）流入道成像，显示的无回声液体条带，表示膈肌和右心室（RV）之间的心包积液（Courtesy of Michael Blaivas，MD，MBA）

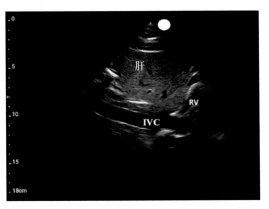

图 5.19　和图 5.18 同一患者同一剪辑帧中下腔静脉（IVC）流入道成像，显示右心室（RV）直接与膈肌相连，说明图 5.18 所示回声聚积为脂肪垫，而非心包积液（Courtesy of Michael Blaivas，MD，MBA）

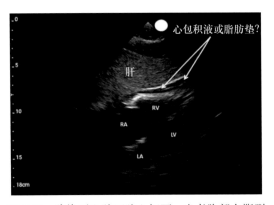

图 5.18　肋缘下心脏四腔心切面，患者胸部有撕裂样锐痛，放射至后背和双侧手臂伴有针刺和麻木感。右心室近场可见具回声的聚积物。RV，右心室；LV，左心室；RA，右心房；LA，左心房（Courtesy of Michael Blaivas，MD，MBA）

这种操作曾有几种方法，包括通过 X 线引导和 ECG 监测引导。这些技术都会导致心包穿刺术所固有的相关并发症。床旁超声可识别积液及压塞生理变化、在心包穿刺时引导进针、术后评估心脏功能。超声引导在降低该操作的已知并发症和提高手术成功率上发挥着重要作用，尤其在胸骨旁入路中效果更加显著。当必须进行心包穿刺术时，应当使用超声引导技术[8, 11, 16]。

要点

- 心包积液可能形成于多种原因，根据病因，任何体积的积液都有可能造成心脏压塞。
- 心包穿刺术属于救命手术，在医学实践中至关重要。
- 胸骨旁入路由于其优越性和安全性，较好的文献支持其作为首选方案。
- 多种入路可供使用，应尽量选择可以避免已知的并发症和提高成功率 / 改善患者临床症状的入路。
- 超声引导显著提高了成功率并减少了已知的并发症。推荐使用超声评估心包积液 / 心脏压塞和引导心包穿刺术。
- 准确的探头方向是操作引导的关键（即确定探头标记和显示器上标记点之间的关系）。
- 操作者应密切注意超声中针尖的轨迹以减少误操作。

（文平山　译　马　宇　校）

参考文献

1. Harrigan RA, Chan TC, Moonblatt S, Vilke GM, Ufberg JW. Temporary transvenous pacemaker placement in the Emergency Department. J Emerg Med. 2007;32:105–11.
2. Holger JS, Lamon RP, Minnegan HJ, Gornick CC. Use of ultrasound to determine ventricular capture in transcutaneous pacing. Am J Emerg Med. 2003; 21:227–9.
3. Ma OJ, Mateer JR, Blaivas M. Emergency ultrasound. New York: McGraw-Hill Medical; 2007.
4. Aguilera PA, Durham BA, Riley DA. Emergency transvenous cardiac pacing placement using ultrasound guidance. Ann Emerg Med. 2000;36:224–7.
5. Blanco P, Nomura JT. An atypical misplacement of a temporary pacing catheter diagnosed and resolved by ultrasound. Am J Emerg Med. 2014;32:1296. e1–3.
6. Macedo W Jr, Sturmann K, Kim JM, Kang J. Ultrasonographic guidance of transvenous pacemaker insertion in the emergency department: a report of three cases. J Emerg Med. 1999;17:491–6.
7. Birkhahn RH, Gaeta TJ, Tloczkowski J, Mundy T, Sharma M, Bove J, et al. Emergency medicine--trained physicians are proficient in the insertion of transvenous pacemakers. Ann Emerg Med. 2004;43:469–74.
8. Hatch N, Wu TS, Barr L, Roque PJ. Advanced ultrasound procedures. Crit Care Clin. 2014;30:305–29, vi.
9. Singh S, Wann LS, Klopfenstein HS, Hartz A, Brooks HL. Usefulness of right ventricular diastolic collapse in diagnosing cardiac tamponade and comparison to pulsus paradoxus. Am J Cardiol. 1986;57:652–6.
10. Mandavia DP, Hoffner RJ, Mahaney K, Henderson SO. Bedside echocardiography by emergency physicians. Ann Emerg Med. 2001;38:377–82.
11. Nagdev A, Mantuani D. A novel in-plane technique for ultrasound-guided pericardiocentesis. Am J Emerg Med. 2013;31:1424.e5–9.
12. Roberts JR, Hedges JR. Roberts and Hedges' clinical procedures in emergency medicine. Philadelphia: Elsevier Health Sciences; 2013.
13. Lee TH, Ouellet J-F, Cook M, Schreiber MA, Kortbeek JB. Pericardiocentesis in trauma: a systematic review. J Trauma Acute Care Surg. 2013;75:543–9.
14. Cruz I, Stuart B, Caldeira D, Morgado G, Gomes AC, Almeida AR, et al. Controlled pericardiocentesis in patients with cardiac tamponade complicating aortic dissection: Experience of a centre without cardiothoracic surgery. Eur Heart J Acute Cardiovasc Care. 2015;4(2):124–8.
15. Fields JM, Paziana K, Vuljaj N, Fischer J, Ku BS. Emergency ultrasound-guided pericardiocentesis using a high-frequency linear array transducer to improve needle tip visualization. Acad Emerg Med. 2012;19:e16.
16. Tsang TSM, Freeman WK, Sinak LJ, Seward JB. Echocardiographically guided pericardiocentesis: evolution and state-of-the-art technique. Mayo Clin Proc. 1998;73:647–52.

超声引导下中心静脉穿刺

6

Azeem Tajani，Arthur Au，J. Matthew Fields

引言

中心静脉穿刺是各种急救场景中常见的操作。与传统的基于体表标志的技术相比，实时超声引导下置管可提高成功率和减少机械性并发症。多项研究证实了超声引导在颈内静脉和锁骨下静脉穿刺中的益处。实时显影穿刺针可减少穿刺尝试次数、提高首次成功率，并减少并发症。理解超声解剖和穿刺引导的基本原理对成功实施超声引导下中心静脉置管非常关键。超声引导下穿刺技术包括"平面内""平面外"和"斜面"技术。当置入导丝后，超声引导可确保导丝的位置正确。在扩皮和放置导管前确认导丝的位置非常重要。与扩皮和中心静脉置管相比，常用引导针和导丝的直径可以确保在误穿入动脉时发生并发症的风险最小。导管置入后，可利用超声生理盐水冲洗试验结合心脏超声确认导管位置。

超声引导的优势

和传统体表标志法相比，超声可实时显影针和针尖与目标血管及周围其他重要解剖结构之间的关系，从而提高成功率并降低并发症发生率。在颈内静脉中心静脉导管

（central venous catheter，CVC）置管操作中，超声的益处已得到了广泛的认可。近期一项 Cochrane 回顾分析发现，与解剖体表标志法相比，超声引导下颈内静脉 CVC 置管并发症减少 71%，首次穿刺成功率提高 57%[1]。其他相似研究也证实了锁骨下 CVC 置管并发症发生率降低以及股静脉 CVC 置管成功率升高[2]。目前，已有包括美国卫生保健与质量管理处在内的多个组织推荐颈内静脉穿刺时使用超声引导技术[3]。

超声的另一大优势是其具有在置管前评估静脉充盈程度的能力。操作者可通过检查静脉有无狭窄、栓子或者解剖变异以确保其充盈。血管穿刺后，超声可显影导丝的进入并并确认置管成功。

解剖

颈内静脉和锁骨下静脉是超声引导下中心静脉穿刺常见穿刺部位。颈内静脉由颈静脉孔出颅；随后降至颈部，在颈动脉鞘内走行于颈动脉外侧；最终汇入锁骨下静脉，其在颈部上方最为表浅，在甲状软骨水平位于胸锁乳突肌后方。在胸锁关节水平，颈内静脉和锁骨下静脉汇合形成头臂静脉。由于此处静脉无骨质遮挡，是超声显影的理想位置。

锁骨下静脉为腋静脉的延续，位于锁骨下动脉的前方，走行于第一肋外侧缘至前斜角肌内侧缘。在胸锁关节后方和颈内静脉汇合形成头臂静脉。由于锁骨下静脉在锁骨后方伴行距离较长，在超声上位于锁骨声影中，因此与超声引导下颈内静脉置管相比，技术上具有一定挑战性。股总静脉通常位于股总动脉内侧腹股沟韧带下方。在大腿近端，股静脉和股深静脉汇合形成股总静脉。在腹股沟韧带下方，大隐静脉于前内侧汇入股总静脉。股总静脉于腹股沟韧带后方向上移行为髂外静脉。

在超声引导下中心静脉穿刺时，一定要区分静脉和动脉的超声影像。可通过大小、形状、加压后是否会变形、彩色多普勒特性以及频谱多普勒波形对静脉和动脉加以鉴别。两者均为无回声腔结构，动脉表现为圆形、高回声厚壁，并可见搏动。静脉表现为稍薄且低回声管壁、呈卵圆形、压迫后容易变形，并可见时相性血流（图 6.1、6.2、6.3 和 6.4）。由于存在各种复杂情况，仅依靠压迫法或彩色多普勒难以区分动脉和静脉，此时脉冲多普勒是唯一可以准确辨认血管的可靠方法。

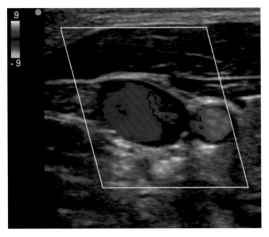

图 6.2　颈内静脉和颈动脉彩色多普勒成像显示血流方向的差别（Courtesy of Srikar Adhikari，MD）

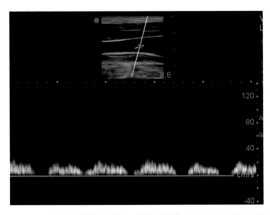

图 6.3　颈内静脉频谱多普勒成像显示时相性血流（Courtesy of Srikar Adhikari，MD）

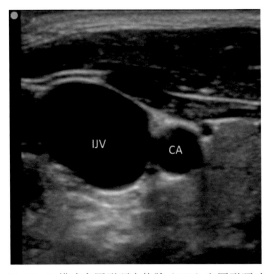

图 6.1　B 模式卵圆形颈内静脉（IJV）和圆形颈动脉（CA）成像（Courtesy of Srikar Adhikari，MD）

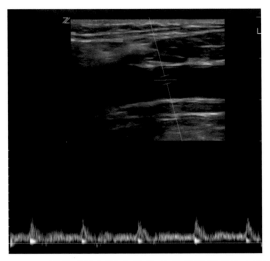

图 6.4　颈总动脉频谱多普勒成像显示搏动性血流（Courtesy of Srikar Adhikari，MD）

适应证

- 输注对小血管具有腐蚀性的药物，即血管加压素、某些抗生素、长期电解质置换；
- 大容量液体复苏（Cordis 心导管）；
- 血流动力学监测；
- 经静脉心脏起搏；
- 血液透析 / 血浆置换术；
- 静脉穿刺困难。

禁忌证

CVC 不可置于蜂窝织炎或无法保持无菌的区域内。CVC 不可置于栓塞或狭窄的静脉或已知损伤或疑似损伤的静脉中。应小心处理凝血功能异常和肥胖患者，其并发症风险更高。当患者需要透析或需要存在动静脉（arteriovenous，AV）瘘，中心静脉导管不得置于 AV 瘘处或即将放置的临时透析管处。

设备 / 探头选择

探头选择

应选择高频线阵探头（图 6.5），它可以为浅表结构提供最佳分辨率，比如需要置管的静脉以及针尖部。现在常用的宽谱带探头的频率范围大概在 6 ～ 15 MHz，但确切的频率和谱带宽可能差异很大。当尝试锁骨上入路穿刺锁骨下静脉时，腔内超声探头（图 6.6）或其他小型高频探头可为操作者行锁骨上窝穿刺提供良好的条件。

设备

- 消毒剂（葡萄糖酸氯己定、聚维酮碘等）；
- 局部麻醉药（1% 利多卡因）；
- 纱布；
- 用于浸润麻醉的 25 G 穿刺针；
- 18 G 引导针；
- 注射器（3 ml、10 ml）；
- 麻醉注射针（18 G、25 G）；
- 无菌铺单、手术衣、手套、面罩和帽子；
- 无菌超声探头保护套；
- J 型导丝；
- 扩皮器；
- 11 号手术刀片；
- Tegaderm 大贴膜；
- 生物补片；
- 导管。

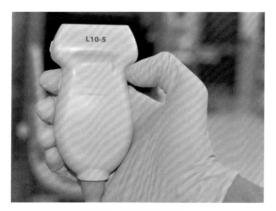

图 6.5　高频线阵探头

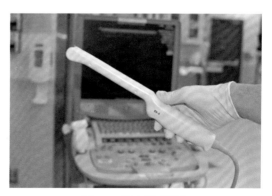

图 6.6　腔内超声探头

准备 / 操作前评估

　　根据临床情况选择穿刺部位及导管。通常锁骨下或颈内静脉为首选部位，因其发生感染和栓塞的风险较低，但是股静脉 CVC 在许多情况下亦为合理的选择。当某些特定手术或需大量液体复苏时，可能需要使用大管径 8.5 F（2.8 mm）引导鞘（Cordis 鞘）（图 6.7）。当需要通过中心静脉导管输入特殊药物或监测中心静脉压时，可选择多腔 CVC（图 6.8）（需要注意的是，在快速容量复苏时多腔 CVC 的输液速度不如大管径外周静脉导管，这是由于较长的导管血流阻

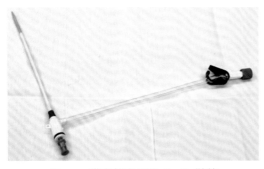

图 6.7　带有扩张器的 Cordis 鞘管

图 6.8　三腔导管

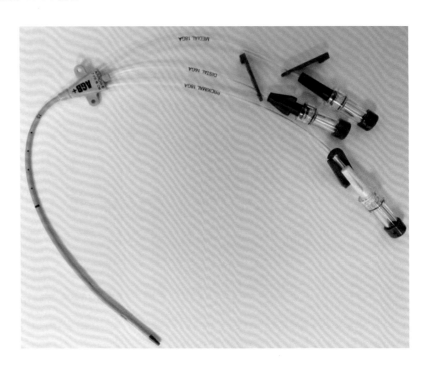

力增加所致）。患者应获得知情同意并了解获益和风险。在紧急情况下，如果无法及时告知患者或亲属，则应采用患者默许同意的形式。

　　开始操作前，应使用超声进行解剖标志评估。首先标记目标静脉及相邻动脉的位置。静脉的管壁较薄，而动脉管壁较厚且具有搏动性。动脉受压后不易变形，而静脉轻微受压后易压缩。彩色多普勒下亦可见搏动的动脉血流和稳定的静脉血流。向上和向下扫描静脉走行，同时也注意其周围组织。一定要区分周围的血管、神经、淋巴或肺组织，在置管时应避开这些结构。

　　利用超声引导下 CVC 置入有两种方法。**静态法**是指仅使用超声对目标静脉及其走行进行定位，并评估其周围结构，在操作过程中并不使用超声。消毒前须在皮肤上标记好静脉穿刺点。**动态法**是指在穿刺过程中利用超声提供实时显影，并引导穿刺针进入目标血管。与体表标志法（也被称为"盲"法）相比，静态法的首穿成功率更高。研究发现，当操作者无法保持探头稳定或缺

乏无菌保护套时，可用此法快速完成操作。然而，同一研究发现**动态法**优于**静态法**及体表标志法[4]。患者体动可能导致血管位置和方向发生改变，因此强烈推荐**动态法**（尤其当头部和颈部移动后颈内静脉的位置变化时）。

血管扫描完成后，可对超声仪器和设备的空间位置进行调整，方便操作者操作设备和观察屏幕。对患者进行常规消毒和无菌铺单。使用葡萄糖酸氯己定或类似消毒液消毒患者皮肤。操作者穿手术衣后进行铺单。重要的是，需要一名助手辅助操作者操作设备和超声探头。

在使用动态法时，必须将超声探头置于无菌保护套中。无菌保护套长度一定要超过 6 英尺（约 1.8 m），才能避免未遮盖导线对无菌区域造成污染。然而，一些放射操作中使用的无菌保护套过长，在覆盖标准超声探头时难以操作。无菌超声保护套常附带无菌超声耦合剂。在套入探头前，应在保护套内注入大量耦合剂，确保探头扫描面被完全覆盖。随后在助手的帮助下将超声探头向下置入无菌保护套中（图 6.9）。配套的橡皮筋可用于固定无菌保护套。当缠绕橡皮筋时，尽可能保证探头扫描面和无菌保护套之间有一层耦合剂，避免残留空气气泡。

如果缺少助手，可运用单人操作法包裹探头。首先将探头放置于超声仪器的固定座上，在操作者穿隔离衣前涂抹好耦合剂，操作者穿戴好无菌手套和无菌衣后，将手置于无菌超声保护套内侧，如图 6.10 抓住非无菌的探头。随后如图 6.11 所示，操作者抓住保护套的一角并使其包裹探头和导线。

手术开始前，对所有设备进行清点和检查。使用多腔 CVC 时，用生理盐水预冲管道以评估完整性和（或）功能状态。

操作

对预先确定的穿刺点进行局部麻醉。在注入利多卡因前应始终进行回抽，以免误入血管。动态法进行超声引导可通过 3 种不同的穿刺针显影技术：平面内、平面外以及斜面技术（表 6.1）。

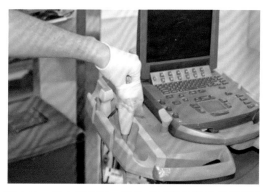

图 6.10　缺少助手时，操作者可戴无菌手套将探头保护套末端翻转并抓住探头

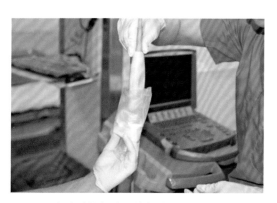

图 6.9　在助手的帮助下将探头向下放入保护套中

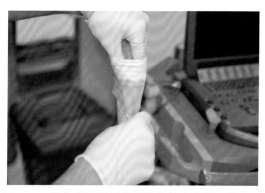

图 6.11　操作者随后抓住探头保护套底部，并向下拉以覆盖整个导线

表 6.1　平面内、平面外和斜面穿刺针显影技术用于动态超声引导下中心静脉导管穿刺的优点和缺点

	优点	缺点
平面内技术	持续显影针尖以及血管，探头无需移动	可能存在圆柱切向效应 可能难以保持血管和穿刺针在声束平面内 无法观察周围结构
平面外技术	可同时观察血管和周围结构	为持续显影，探头必须跟随针尖移动 针尖显影消失可导致并发症发生
斜面技术	以上两种方法的结合，可部分观察血管和周围解剖并持续显影穿刺针	概念上难度更大 存在穿刺针移至平面外的可能性

平面外技术

在平面外技术中，声束垂直投向血管，使其呈现为圆形。一旦穿刺针刺入皮肤，操作者应向近端和远端移动探头，辨认针尖的位置。针尖为伴有混响伪像的高回声圆形亮点（图 6.12）。由于穿刺针也和超声束垂直，或称为"平面外"，当进针时，操作者必须积极地变换超声探头位置以持续显影针尖。如果针尖无法充分显影，操作者可使针来回

移动，让针尖产生微动效应以助辨别。当穿刺针缓慢朝向血管推进时，操作人员每次动作均应重新定位针尖，直至针尖抵达并穿透目标静脉的前壁。当针尖进入静脉后，应出现靶征。再一次向远端移动超声探头，确保针尖未穿透静脉后壁。当看到"靶环征"时，向其远端扇形扫描，"靶环征"应该消失，而重新向近端扇形扫描时，"靶环征"应该重现。这意味着针尖位于血管内，也被称为"靶环消失征[5]"。

平面外技术的优势是可以同时显影血管和周围组织（动脉、神经等）。主要缺点为操作者会将针干误看作针尖，这将导致进针过深并有可能穿透血管后壁或其他周围组织。

平面内技术

在平面内技术中，声束和目标血管的长轴平行，血管在超声显像中呈矩形结构。对血管穿刺进针也在相同的平面内（也被称为"平面内"法）。"平面内"技术的好处在于操作者在进针时无须移动探头；只要针保持在声束平面内，则针尖始终可见。针尖穿透目标血管后壁的可能性被降至最低。图 6.13 为穿刺针进入血管的长轴影像实例。平面内技术的劣势在于需要操作者保持血管和针始终与超声束保持平行，这在有的患者中可能存在困难。如果操作者左右摆动注射器，可导

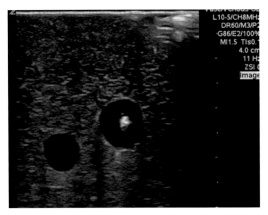

图 6.12　平面外技术下可见静脉内的高回声针尖（被称为"靶环征"）

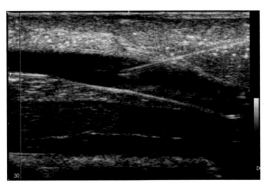

图 6.13　平面内入路中可见穿刺针进入目标血管

致穿刺针离开平面，使其仅部分可见。如果操作者无意间移动或扇形扫动探头，声束的血管切面可能会从正中矢状面变为旁矢状面，影响置管成功。后者常被称为圆柱切向效应。

斜面技术

斜面技术是长轴技术与短轴技术的结合。开始时先以短轴入路成像，随后转动探头，使静脉成像介于长轴和短轴正中间。通过这种技术，穿刺针在超声探头平面内推。这样既可以观察全部针体，又可以评估静脉周围解剖结构（图 6.14）[6-7]。

另一种方法是穿刺时运用平面外技术，确保穿刺直接朝向血管，随后切换为平面内成像，观察进针过程。或者选择斜面成像。当针顺利进入血管时，注射器可回抽见血。这时取下注射器，可见暗色、非搏动性血流从针内流出。将导丝从针头插进并置入静脉。导丝置入静脉的过程可用超声显影导丝（图 6.15）。

通常，导丝上每隔 5 cm 会有一处标记，以提醒操作者导丝已经置入的深度。操作者置入导丝不应超过 10 ～ 15 cm。如果心脏监测发现异位搏动，应回撤导丝。操作者永远不能松开导丝，因为深吸气时产生的负压可能会使其脱落拴住导管。在针旁做一足够

让扩皮器通过的小切口。随后退针并插入扩张器，全程应始终捏住导丝。当扩开皮肤和皮下组织后，可通过 Seldinger 法沿着导丝置入导管。将导丝尾端从导管头端穿入，直到导丝从导管尾端出现（三腔管通常为棕色端）。捏住导管尾端的导丝并将导管置入静脉中。此时，移除导丝，应可从导管尾端回抽出血液。导管置入深度取决于穿刺位置（右侧颈内静脉，14 cm；左侧颈内静脉或右侧锁骨下静脉，16 cm；左侧锁骨下静脉，18 cm）。用抽好生理盐水的注射器检测每条导管腔，冲洗前须确认管腔内没有气泡。应在皮肤表面 CVC 周围覆盖无菌敷贴。须用缝线或特制固定夹固定导管。最后在穿刺处进行清理并贴好 Tegaderm™ 贴膜。

当放置 Cordis 导管时，扩皮器已与 CVC 组合在一起（图 6.7）。当刀片在皮肤上切开小口、退除穿刺针、导丝位于血管内时，将 Cordis 导管穿过导丝，确保始终捏住导丝并将鞘管推入。连同导丝一起退出扩皮器，并将 Cordis 导管置到底部，冲洗管路。同样将导管缝合到位并用 Tegaderm™ 大贴膜覆盖穿刺点。

颈内静脉置管术

对于大多数医师而言，超声引导下颈内静脉置管术往往是首选，原因在于其比锁骨

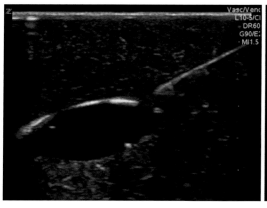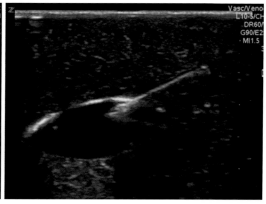

图 6.14　斜面视图中穿刺针进入血管

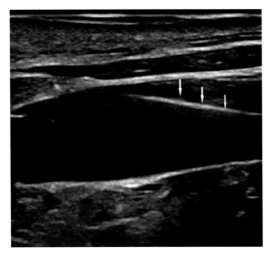

图 6.15   平面内成像中导丝（箭头）位于血管内
（Courtesy of Srikar Adhikari，MD）

下静脉穿刺相对简单、医生更为熟悉，以及比股静脉的导管相关性感染发生率低[8]。对于无法平躺以及严重脱水（导致颈内静脉塌陷），或者因颈部创伤导致需要佩戴颈托的患者，颈内静脉穿刺可能较为困难。颈内静脉置管可能的并发症包括气胸、出血、血肿形成、动脉置管以及胸导管撕裂（左侧置管）[6]。超声引导技术可以降低这些并发症的风险。

当准备颈内静脉置管时，患者行 Trendelenburg 体位（头低脚高位），患者头部稍转向操作位置的对侧（图 6.16）。操作者位于患者头侧，超声机置于患者旁，屏幕朝向操作者。右侧颈内静脉直接通向上腔静脉，因此常作为首选。在体表标志法中颈前三角的定位：胸锁乳突肌构成三角的腰部，锁骨为三角的底部（图 6.17）。扫描此区域时，可见颈内静脉位于颈动脉的前外侧（图 6.18）。图 6.19 和 6.20 分别为平面内和平面外穿刺进入颈内静脉的影像。需要注意的是，旋转患者的头部可能导致颈动脉移位至颈内静脉的后侧，增加误穿入动脉的可能。应沿颈内静脉走行进行扫描，评估其与颈动脉的相对位置关系、血管深度，以及最大管径的位置。固定好导管后，应拍摄胸部 X 线片确认导管位置。导管头端应位于上腔静脉或腔静脉心房交界处。

股总静脉置管术

股总静脉（common femoral vein，CFV）是另一种可供选择的用于置管的中心静脉，尽管其导管相关性感染发生率高于颈内静脉

图 6.16   超声仪器的合理摆放使操作者易于同时观察术野和屏幕

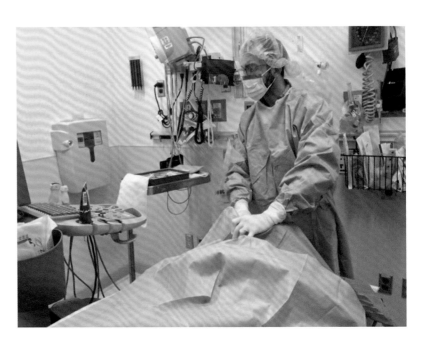

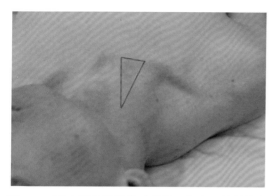

图 6.17 颈内静脉通常位于颈前三角内，锁骨构成其底边，胸锁乳突肌的两头构成两腰

和锁骨下静脉。在紧急情况下，如患者正在接受气管插管、胸外按压、胸腔穿刺或开胸手术等胸部操作时，此类静脉常被选作临时的中心静脉穿刺部位。

将下肢外展外旋（蛙腿体位）可获得 CFV 的最佳视野。操作者位于置管侧，超声屏幕朝向操作者（图 6.21）。CFV 位于腹股沟韧带下方，股总动脉和股神经之间。重要的是，在穿刺置管前须确保股动脉不在股静脉上方（图 6.22）。

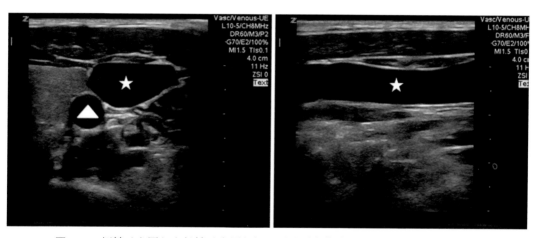

图 6.18 短轴（左图）和长轴（右图）切面可见颈内静脉（星号）和颈动脉（三角）

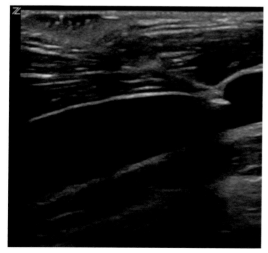

图 6.19 平面内技术颈内静脉穿刺成像（Courtesy of Srikar Adhikari，MD）

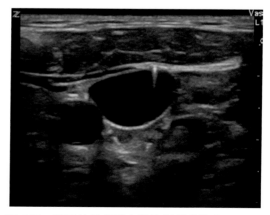

图 6.20 平面外技术颈内静脉穿刺成像（Courtesy of Srikar Adhikari，MD）

图 6.21 股静脉置管时超声仪器位置摆放，使其屏幕朝向操作者

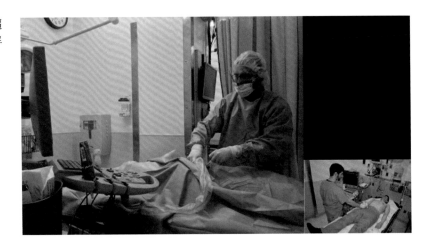

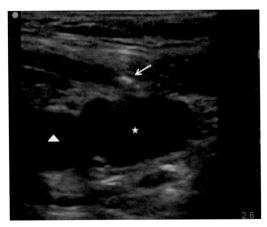

图 6.22 股静脉（星号）在短轴切面上位于腹股沟韧带的远端，股动脉（三角）位于静脉旁，静脉上方为接近静脉的穿刺针，用箭头标记

根据上述方法进行置管。置管是否成功可通过超声观察导管在静脉内并可见导管冲洗以及可回抽静脉血来进行确认。

锁骨下和腋静脉置管术

自 2011 年以来，为降低感染发生风险，CDC 推荐锁骨下静脉或腋静脉作为非隧道型导管置入的首选位置，其次为颈内静脉或股静脉[9]。锁骨下静脉和腋静脉的低感染风险有时可能被发生气胸的高风险所抵消，后者为与医师经验不足相关的并发症[6]。超声引导技术可有助于避免此风险。

腋静脉源自腋部臂静脉，跨过胸壁达到第一肋移行为锁骨下静脉。在超声引导下经锁骨下入路行腋静脉置管。锁骨下静脉置管可通过超声引导下经锁骨上入路实施。两种方法都需要使患者置于 Trendelenburg 体位，以减少空气栓塞的风险。

当选择锁骨上入路时，操作者位于患者头侧，超声机置于患者旁，屏幕朝向操作者。选择线阵探头进行操作（图 6.23）；然而腔内超声探头具有较小的扫描面，更利于接触此区域（图 6.24）。要找到锁骨下静脉，首先从颈内静脉向近心端移动。当颈内静脉移行至锁骨上窝时和锁骨下静脉汇合（图 6.25和图 6.26）。这些血管可通过平面内技术进行置管。如有条件，可选择新生儿型、高频微曲阵探头替代腔内超声探头，因为在血管穿刺时操作更容易，并且仍可获得较佳的穿刺效果。

当选择锁骨下入路时，操作者位于患者术侧，超声机置于患者头侧。当患者手臂外展外旋时，腋静脉超声成像质量最佳。将探头置于胸壁侧方可找到腋静脉（图 6.27）。腋静脉向上行至锁骨三角肌胸大肌间沟下，穿过第一肋后移行为锁骨下静脉（图 6.28）。腋静脉深部可见肺滑动。如前所述，可选择平面内或平面外入路进行腋静脉置管。

和锁骨下 CVC 相比，腋静脉 CVC 操作更加简单，因为此处血管不会被锁骨遮挡。

图 6.23　使用线阵探头经锁骨上入路行锁骨下静脉置管术

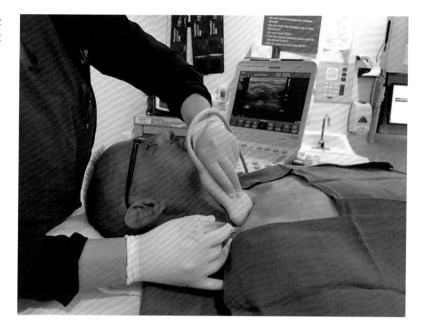

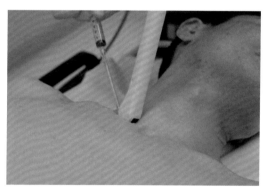

图 6.24　使用腔内超声探头于锁骨上评估锁骨下静脉

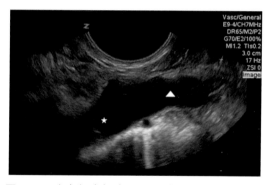

图 6.26　腔内超声探头下可见锁骨下静脉（三角）和颈内静脉（星号）汇合

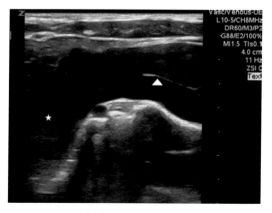

图 6.25　通过线阵探头，可见锁骨下静脉（三角）与颈内静脉（星号）汇合；锁骨下静脉内可见静脉瓣

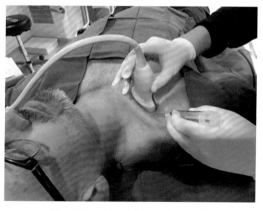

图 6.27　锁骨下入路评估腋静脉

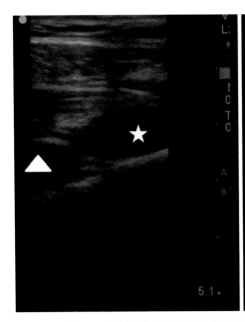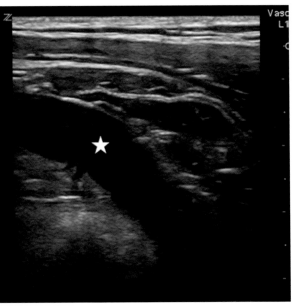

图 6.28　短轴切面下腋静脉（星号）和动脉（三角）成像（左图）以及长轴切面下腋静脉（星号）成像（右图）

另外，当向远端移行时，腋静脉与相应动脉和胸廓的距离增大，这意味着发生动脉损伤和气胸的风险降低[10]。

置管确认

以往选择使用 X 线来评估上肢 CVC 置管位置是否正确。应能看到导管沿着静脉的方向走行，其尖端应终止于上腔静脉 / 右心房交界处。X 线评估的缺点主要是图像的获取和处理需要消耗时间和资源。相比而言，床旁超声可在振荡盐水的作用下快速确认置管是否成功。振荡盐水可在床旁用两支 5 ml 注射器以及一个三通阀进行制作。其中一支注射器装普通生理盐水，另一支为空气。将两支注射器连接于三通阀上，关闭第三个端口，使两支注射器相互连通。于两支注射器间快速"振荡"盐水。操作完成后（振荡10 ～ 30 s）（图 6.29），将盐水注入中心静脉导管，同时用超声观察右心房和右心室。如果导管放置正确，可在右心房和右心室中观察到振荡盐水气泡（图 6.30）[11]。锁骨下

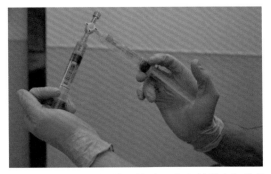

图 6.29　通过三通阀快速转移两个注射器之间的盐水制作振荡盐水

CVC 置管时导管可能会误入同侧颈内静脉中。检测该并发症的技术为：用生理盐水冲洗 CVC，同时将手掌置于患者颈部。注射液体时如触及震颤，应尝试重新置管[12]。

并发症

气胸

锁骨下静脉及颈内静脉 CVC 置管时存在气胸的风险。和便携式胸部 X 线检查相

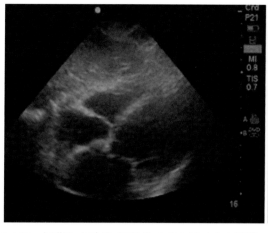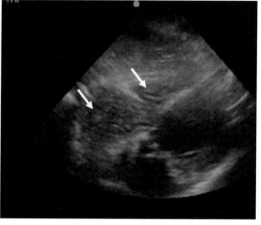

图 6.30　振荡盐水冲洗 CVC 前（左）后（右）图像。右心房和心室充满高回声含微泡的振荡盐水（箭头）

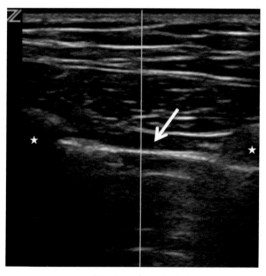

图 6.31　两肋间高回声肺胸膜线（星号）

比，置管后使用超声进行气胸诊断更加迅速且准确[13]。患者处于平卧位，将线阵探头置于锁骨中线，探头标志点朝向患者头部。肋骨下方高回声线形结构可确认为胸膜（图 6.31）。当患者呼吸时，超声下可以观察到脏层胸膜的滑动或"闪烁"。当发生气胸时，这一征象将消失。有时，可见彗星尾征，这是正常肺组织的表现，可排除此区域气胸发生的可能性。应在不同肋间扫描以排除患者存在少量气胸或局灶气胸。M 模式也有助于气胸的超声检查。当肺滑动存在时，可见"海滩"征（图 6.32）。相反，当发生气胸

且肺滑动消失时，超声检测不出运动，则呈现为"条码"征（图 6.33）。

感染

　　非隧道型 CVC 极易发生中心静脉导管相关性血行感染（central line-associated bloodstream infection，CLABSI），其中股静脉导管的感染风险最高。内源性或不可调整的感染危险因素包括：患者年龄、原发疾病或病情、患者性别（男性及老年人风险增高）。外源性或可调整的危险因素包括：CVC 置管前长期住院、多处 CVC 置管、肠外营养、股静脉或颈内静脉穿刺、穿刺部位严重的细菌繁殖、多腔 CVC、CVC 穿刺时未达到严格的无菌标准、在重症监护病房或急诊室完成的 CVC 穿刺[14]。通过超声引导进行 CVC 穿刺可减少置管尝试的次数，有助于降低相关感染的风险。在降低感染率方面，操作全程坚持最大屏障预防技术同样关键。另外，应经常对需长期保留的中心静脉导管进行再评估，尽量减少 CVC 的留置时间。

其他并发症

　　CVC 置管的其他可能并发症包括：动

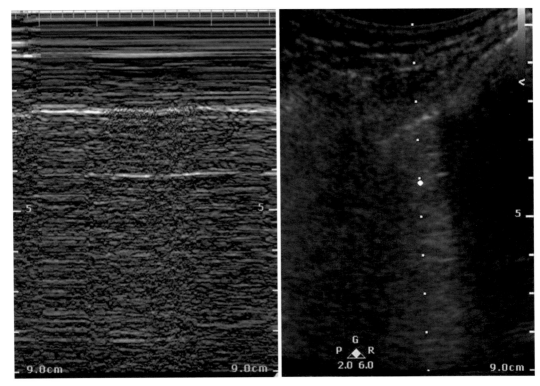

图 6.32 M 模式中"沙滩征"表示正常的肺滑动

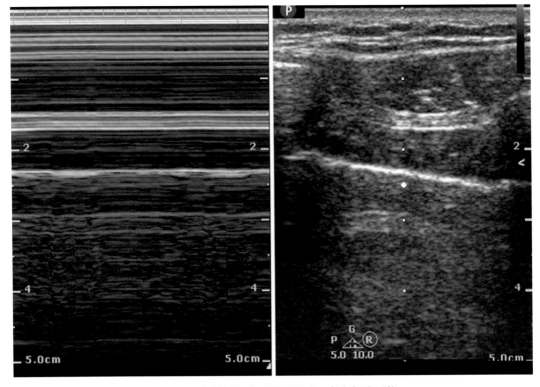

图 6.33 "条码征"表示肺无滑动，存在气胸可能

脉穿刺、血肿形成、动静脉瘘形成、腔内夹层、静脉空气栓塞、腹膜后出血、假性动脉瘤、导丝遗留引起心房破裂、栓塞形成、神经损伤、抗生素浸渍导管引起的过敏反应、胸导管损伤（左侧置管时）、导管异位[6]。

注意事项 / 难点

- 平面外技术常见难点是误将针干看作针尖，导致进针过深继而穿破静脉后壁、动脉或肺。
- 当选择平面外技术时，需不断变换探头位置使针尖保持在视野内。轻微晃动穿刺针也有助于确定针尖位置。
- 花时间合理安排空间布局，使 CVC 耗材和超声设备易于获取和操作，可以提高操作总体成功率。
- 在开始操作前，从长轴和短轴切面观察目标血管，确保置管路径上无解剖变异或障碍（血凝块、狭窄）。
- 先以平面外技术确定进针点在血管的正上方，继而切换为平面内入路推进针进入静脉，这是一种有效的方法。
- 当脱水导致颈内静脉完全塌陷时，穿刺时存在穿破血管后壁的高风险，应考虑选择锁骨下或腋静脉穿刺。

与临床实践相结合

当进行 CVC 置管时，超声技术可减少并发症并提高成功率。超声引导下颈内静脉置管被多个组织所推荐。为提升患者安全性，应将超声引导技术作为 CVC 置管的常规辅助手段。超声引导技术的运用应作为现代临床实践的操作标准。

循证

- 2015 年关于超声引导下颈内静脉置管的 Cochrane 文献回顾发现，和体表标志技术相比，超声的应用可减少误入动脉次数、穿刺次数以及成功置管所需时间[1]。
- 2013 年一项荟萃分析发现，在成人患者中，超声引导下 CVC 置管的置管失败、误入动脉、血肿以及血胸的发生风险明显降低[15]。
- 在颈内静脉置管时，超声引导技术可显著提高首次穿刺的成功率[16]。
- 超声可改善锁骨下置管的结局，经至少一项研究表明，气胸的发生率为零[17]。

要点

- 当进行 CVC 置管时，超声引导技术可提高成功率并降低并发症风险。
- 超声技术可用于颈内静脉、锁骨下 / 腋静脉以及股静脉置管。

（文平山　译　马　宇　校）

参考文献

1. Brass P, Hellmich M, Kolodziej L, Schick G, Smith AF. Ultrasound guidance versus anatomical landmarks for internal jugular vein catheterization. Cochrane Database Syst Rev. 2015;1:CD006962.
2. Brass P, Hellmich M, Kolodziej L, Schick G, Smith AF. Ultrasound guidance versus anatomical landmarks for subclavian or femoral vein catheterization. Cochrane Database Syst Rev. 2015;1:CD011447.
3. Shekelle P, Dallas P. Use of real-time ultrasound guidance during central line insertion: brief update review. In: Agency For Health Research and Quality (US), editor. The New England Journal of Medicine: AHRQ; Boston, MA 2013. p. 172–7.

4. Milling TJ Jr, Rose J, Briggs WM, Birkhahn R, Gaeta TJ, Bove JJ, et al. Randomized, controlled clinical trial of point-of-care limited ultrasonography assistance of central venous cannulation: the Third Sonography Outcomes Assessment Program (SOAP-3) Trial. Crit Care Med. 2005;33(8):1764–9.

5. Thomas S, Moore CL. The vanishing target sign: confirmation of intraluminal needle position for ultrasound guided vascular access. Acad Emerg Med. 2013;20(10):e17–8.

6. Troianos CA, Hartman GS, Glas KE, Skubas NJ, Eberhardt RT, Walker JD, et al. Guidelines for performing ultrasound guided vascular cannulation: recommendations of the American Society of Echocardiography and the Society of Cardiovascular Anesthesiologists. J Am Soc Echocardiogr. 2011;24(12):1291–318.

7. Phelan M, Hagerty D. The oblique view: an alternative approach for ultrasound-guided central line placement. J Emerg Med. Elsevier. 2009;37(4):403–8.

7

超声引导下耳鼻喉操作

Richard Amini，Parisa Javedani

引言

医务人员经常在急救环境中开展头颈部手术操作。通常在进行此类手术时，会通过解剖标志法确定精确的目标位置以及手术入路。但是，解剖的差异导致此法成功率和并发症发生率变化很大。面部及颈部表面区域的评估较为表浅，因此，利用高频超声探头成像可为诊断性检查以及操作引导提供理想的高分辨率图像。高分辨率超声在评估头颈部软组织肿胀方面远优于体格检查，敏感性高达 96%，特异性为 82%，最小可识别 2～3 mm 的囊肿[1]。更重要的是，超声引导技术已被证实可以提高成功率、减少周围组织的意外损伤，并可改善患者体验。

超声引导的优势

超声引导的优势在诊断和穿刺引流扁桃体及扁桃体周围感染时开始得到关注。近期，一项比较解剖标志法和超声成像法在诊断及引流扁桃体周围脓肿（peritonsillar abscess，PTA）的随机对照试验（randomized controlled trial，RCT）研究发现，超声法在诸多方面具有优势：诊断准确性，超声法 100% vs. 解剖法 75%；引流成功率，超声法

100% vs. 解剖法 50%；需要耳鼻喉科医师会诊，超声法 7% vs. 解剖法 50%[2]。在小切口时（10～15 mm），解剖标志法引导细针穿刺抽吸得到错误样本的比例高出 3 倍[3]。超声引导技术不仅帮助医师评估周围解剖结构，术中还可实时观察穿刺针的位置。利用超声进行操作引导的关键是充分理解超声原理、超声解剖以及灵活的操控能力。

头颈部皮肤脓肿引流术

解剖

头颈部的解剖包括所有神经和血管结构的广泛分布。手术开始前应当对脓肿和重要解剖结构之间的关系进行详细评估。比如，在颈部前外侧区域，颈动脉和颈内静脉走行于胸锁乳突肌下方，应加以辨认以避免切开引流或针刺抽吸时造成血管损伤（图 7.1）。由于头颈部广泛的神经血管分支网络分布，针刺抽吸术是处理多数头颈部脓肿的首选。

临床医师还必须熟悉气道的超声评估方法。空气-组织界面可以帮助操作者识别相关的解剖。在口腔内，空气-组织界面表现为舌体曲面的高回声线（图 7.2a）以及牙龈线/牙齿与面颊之间的高回声线（图 7.2b）。在

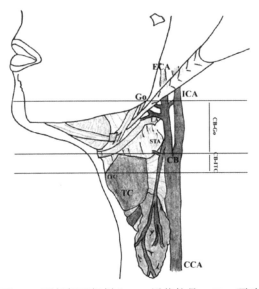

图 7.1 颈部侧面解剖（TC，甲状软骨；CB，颈动脉分叉；CB-Go，颈动脉分叉-下颌角点；CB-ITC，颈动脉分叉-甲状腺峡部；CCA，颈总动脉；ECA，颈外动脉；ICA，颈内动脉；STA，甲状腺上动脉；LA，舌动脉）（Reproduced from Topography of carotid bifurcation：considerations for neck examination. Surg Radiol Anat. 2008；30：383-387-p. 384）

颈部，此界面主要用于识别气管（图 7.2c）。

通过体格检查发现的头颈部肿胀并不可靠，而超声评估提示敏感性＞90%，特异性＞80%[1]。临床医师在实施头颈部经皮操作时应依靠超声技术提高成功率和减少并发症。

适应证

头颈部肿胀和（或）不适的最常见病因包括蜂窝织炎、脓肿、囊肿、淋巴结病或涎腺肿胀症（图 7.3）。当怀疑患者为组织水肿或肿胀时，应在超声下对无回声液性区进行评估。如前所述，这些患者应接受针刺抽吸或切开引流。

禁忌证

头颈部感染（口腔感染、面部感染、扁桃体周围脓肿等）可直接或间接导致气道受

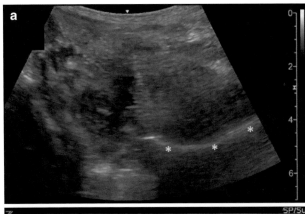

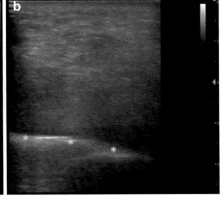

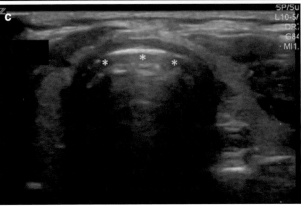

图 7.2 黏膜和空气界面。（a）经颈部口咽成像显示舌体和软腭界面（星号）。（b）面部软组织成像显示脸颊和牙龈界面（星号）。（c）气道成像。患者平卧位时气道显示为黏膜-空气界面。在以上三幅图中，各表面之间的高回声线被陷闭的空气强化

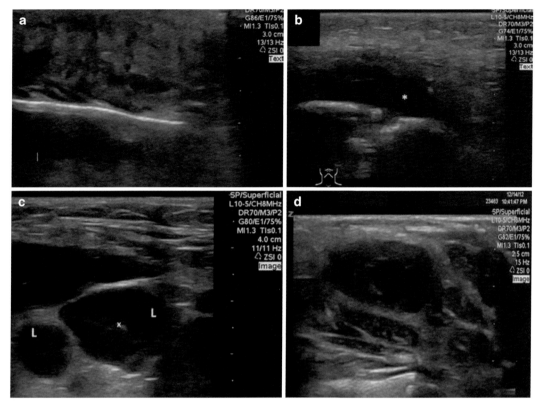

图 7.3 （**a**）伴有鹅卵石征的面部软组织肿胀，为蜂窝织炎。（**b**）牙根周间隙脓肿显示为无回声积液（星号）。（**c**）淋巴结炎（L）带有高回声内核（x）。（**d**）涎腺炎

压迫。因此，操作前应首先对气道进行评估。气道梗阻或气道受压迫的患者被认为是禁行床旁引流的危险因素，应尽快考虑外科会诊。

设备 / 探头选择

当检查多数浅表结构时，应选择高频（6 ～ 15 MHz）线阵探头（linear array probe）。彩色多普勒有助于评估充血和辨别周围神经血管结构。应准备好含有或不含有肾上腺素的利多卡因。另还须准备氯己定、无菌探头套、11 号刀片或连接于 10 ml 注射器的 18 G 或 20 G 穿刺针（图 7.4）。

准备 / 操作前评估

当进行头颈部经皮操作时，应将患者的床调整至适合操作者的高度。将患者头部转

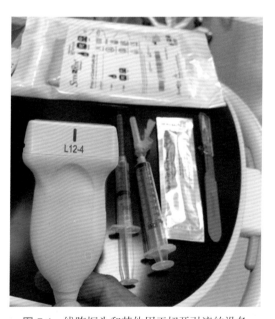

图 7.4　线阵探头和其他用于切开引流的设备

至对侧舒适体位，使颈部充分舒展以增大操作区域。表面麻醉药，如利多卡因 - 肾上腺

素-丁卡因凝胶，可涂抹于操作区域，缓解术中不适。在某些情况下，医师可能选择使用苯二氮䓬类抗焦虑药物或短效全身镇痛药物。在操作前，应通过超声评估脓肿腔到皮肤表面的距离、脓肿的大小、周围结构。还应通过彩色多普勒辨别周围血管，并在操作时避开这些结构。

操作

应使用线阵探头扫描目标区域的矢状面和横切面；只要条件允许，还应扫描患者对侧作为对比。当无回声积液中出现高回声内容物，并伴后方回声增强，应考虑为脓肿，并应与蜂窝织炎相鉴别，后者可见鹅卵石征，而无积液（图 7.5 和 7.6）。操作者轻柔按压感染区域可感受到"挤压征"，彩色多普勒可确认脓腔中缺乏血供（图 7.7）。当定位到液性区时，应注意边界、到皮肤表面的距离，以及脓腔的大小。应评估周围相关解剖结构；操作者应留意以下颈部结构，包括甲状腺、甲状旁腺、气管以及血管。当引流

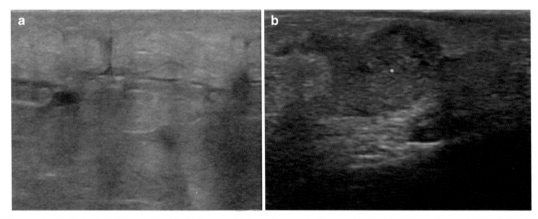

图 7.5 （a）伴有鹅卵石征的软组织肿胀，为蜂窝织炎。（b）伴有液性暗区的软组织肿胀（星号）提示为脓肿

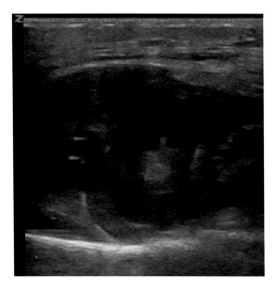

图 7.6　面部脓肿在 B 模式下呈无回声影像，伴后方回声增强

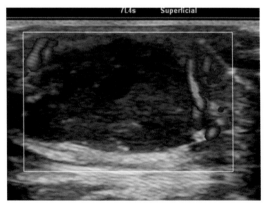

图 7.7　在彩色多普勒中，脓腔内未见血流；但脓腔周围可见充血

面部脓肿时，操作者应注意避开面神经以及三叉神经的分支。当引流颈部脓肿时，应注意避免损伤下方的神经血管结构，同时也应特别注意避免伤及颈阔肌。

当观察到脓肿及相关解剖结构并至少在两个平面上显像时，可对操作区域进行麻醉。用氯己定对皮肤进行消毒。应使用贴膜包裹探头，并在其顶部涂抹耦合剂。使用连接 10 ml 注射器的 18 G 或 20 G 穿刺针，在超声引导下通过平面内技术进针（图 7.8）。如有必要，可用 11 号刀片切开小口，然后用钝性剥离器破坏积液的间隔（图 7.9 a，b）。大面积脓肿需要生理盐水冲洗以破坏脓腔间隔。引流完成后应通过超声证实脓腔是否被完全排空（图 7.10）。

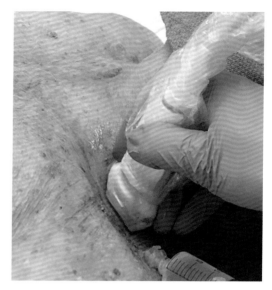

图 7.8　通过平面内技术行穿刺吸引

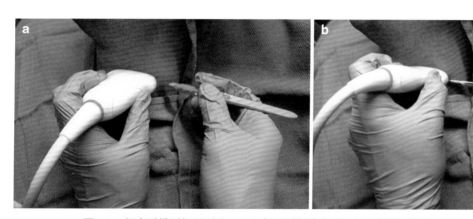

图 7.9　超声引导下切开引流。（**a**）切开时探头位置。（**b**）引流时探头位置

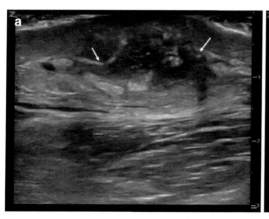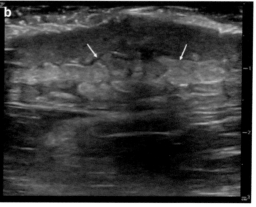

图 7.10　（**a**）切开引流前无回声脓腔（箭头）。（**b**）切开引流后对脓肿排空的确认，脓腔塌缩（箭头）

并发症

周围神经血管结构损伤是头颈部皮肤手术相关并发症之一。另外，淋巴结可能与脓肿难以区分。彩色多普勒有助于鉴别血管结构和淋巴结。此外，应通过超声确认脓腔是否被完全排空。脓肿引流不完全将来可能需要进一步干预。

注意事项 / 难点

1. 周围神经血管结构损伤可在初次评估时通过彩色多普勒以及通过超声引导实施手术加以避免。

2. 脓腔内的脓性物质可表现为等回声结构。因此，任何发现都应与对侧进行比较，彩色多普勒可用于鉴别充血的腺体或结节，压迫可有助于证实脓腔内容物的运动。

3. 18 G 穿刺针是脓性物质引流的首选，更细的针抽吸脓液可能存在困难。

4. 如果脓液过于浓稠，可选用 11 号刀片进行切开引流。

5. 利用灰阶成像和彩色多普勒成像评估坏死淋巴结和腺体。

6. 当进行穿刺吸引时，推荐选择平面内入路。

与临床实践相结合

头颈部皮肤肿物的体格检查诊断利用价值不高，而超声的敏感性＞90%。超声引导下头颈部肿胀切开引流的效果更确切。另外，超声引导下引流术可避免常见并发症的发生，包括周围神经血管结构损伤。

循证

高分辨率超声在鉴别头颈部肿胀方面具有非常高的敏感性（96%）和特异性（82%）[1]。超声引导下细针穿刺抽吸在区分颈部包块方面的敏感性为 89% ～ 98%，特异性为 95% ～ 98%[4]。Yusa 等描述了超声引导在面颈深部脓肿引流中的应用。另外，超声引导技术还有助于咬肌下间隙脓肿引流以及咬肌旁间隙的穿刺抽吸[5-6]。

> **要点**
> - 头颈部皮肤肿胀部位的引流在超声引导下可提高成功率、减少并发症，并且可以改善患者就医体验。
> - 需要熟练操作并掌握超声引导下穿刺技术，可通过练习加以掌握。

扁桃体周脓肿引流术

解剖

喉可分为三部分：鼻咽、口咽以及下咽部。鼻咽包括鼻腔和软腭，口咽包括口腔后壁至会厌上缘，下咽部包括会厌至环状软骨（图 7.11）。在口咽内，腭扁桃体前方为扁桃弓和腭舌肌，后方为扁桃弓和腭咽肌。腭扁桃体位于腭舌弓和腭咽弓之间。每个扁桃体都有一团内生物，被称之为扁桃体隐窝。

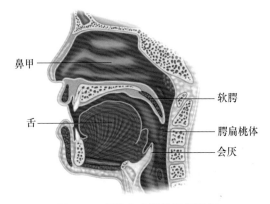

图 7.11　咽腔和扁桃体组织解剖

当发生感染时，扁桃体周围间隙发生扁桃体周围蜂窝织炎。当感染蔓延至扁桃体囊时，形成扁桃体周脓肿。除了评估腭扁桃体外，医师还应熟悉舌体、软腭以及颈动脉的超声解剖。

适应证

患者常表现以下某些或全部症状：牙关紧闭、吞咽痛、"热土豆"嗓音、扁桃体周围组织水肿和红斑、颈部淋巴结肿大、颈部活动受限、斜颈、扁桃体炎、扁桃体移位，以及悬雍垂向患侧对侧偏移[7-8]。口内超声可用于鉴别 PTA 与扁桃体周围蜂窝织炎（peritonsillar cellulitis，PTC）（图 7.12）。

禁忌证

如果考虑可能存在气道梗阻或患者在操作过程中依从性差，应考虑其他引流方法，比如在全身麻醉下进行手术引流。

设备 / 探头选择

尽管口内入路是超声引导 PTA 引流使用最为广泛的技术，对于牙关紧闭而无法向口咽置入腔内超声探头的患者，经颈部入路也是重要的选择之一。当选择经口入路时，高频（2.5 ~ 12 MHz）曲阵腔内探头（图 7.13 和 7.14a）可提供最佳口咽图像。当选择经颈入路时，可选择低频（2 ~ 5 MHz）曲阵探头或（5 ~ 10 MHz）线阵探头（图 7.15a）。

准备 / 操作前评估

操作开始前首先应进行气道评估，床边应随时备好必要的气道设备。患者直立坐姿，将床调整至适合操作者操作的高度。使用麻醉药喷洒装置对感染的扁桃体周围组织进行表面麻醉。可将 5% 利多卡因软膏或 2% 利多卡因凝胶置于压舌板上，像"冰棍"一样让患者含住，有效增强麻醉效果。4% 利多卡因喷雾可提高镇痛效果，必要时也可给予全身镇痛。床边备好连有 10 ml 或 20 ml 注射器的 2 英寸长 18 G 穿刺针或 18 G 腰麻针。操作前还应准备不含肾上腺素的 1% 利多卡因，以防镇痛不全。

PTA 应与 PTC 加以区分，PTA 表现为扁桃体肿大，伴有不均一性或囊性表现，

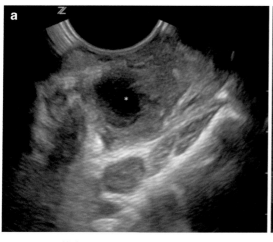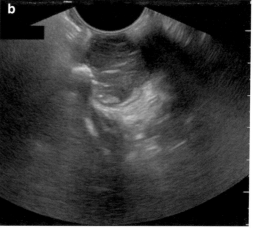

图 7.12　扁桃体旁间隙超声成像是区分扁桃体肿胀与脓肿的关键。（**a**）B 模式显示扁桃体周脓肿（星号）。（**b**）扁桃体周围蜂窝织炎表现为扁桃体肿胀

图 7.13 用于口内入路的高频腔内超声探头

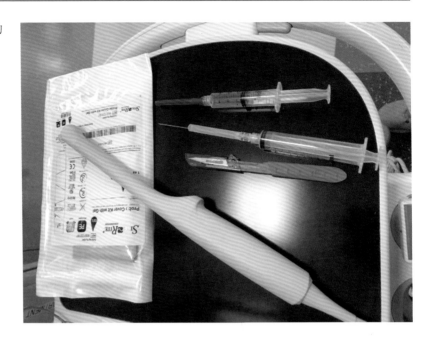

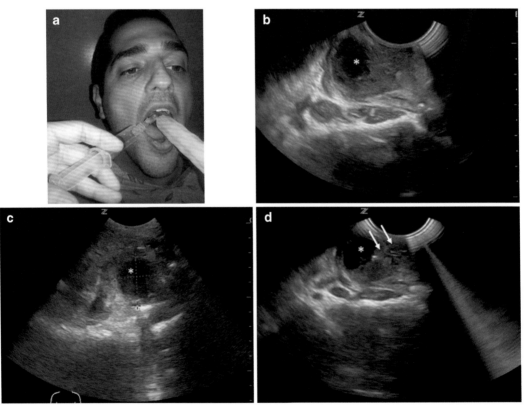

图 7.14 口内入路行 PTA 吸引。(a)腔内超声探头和穿刺针进入口腔。(b)识别 PTA 为无回声液性区(星号)。(c)测量脓腔大小和深度。(d)直接观察穿刺针引流 PTA(箭头)

PTC 表现为扁桃体肿大,伴有均一性或条纹状表现(图 7.12)[9]。进展型 PTC 常伴有

蜂窝织炎所特有的典型的鹅卵石征。测量脓腔到黏膜表面的距离,由此决定所需穿

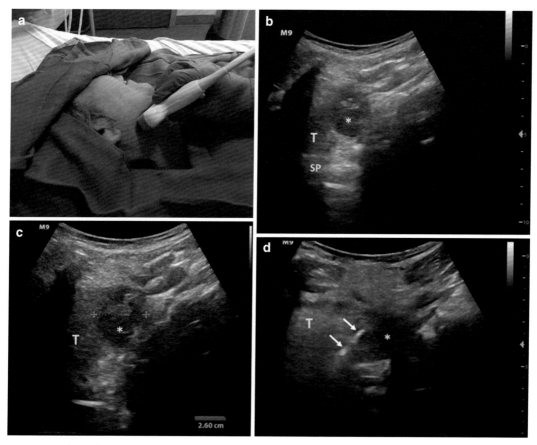

图 7.15　经颈部入路 PTA 吸引。（**a**）下颌下区域使用曲阵探头成像，穿刺针插入口腔。（**b**）识别 PTA 为等回声液性区（星号）（T-扁桃体，SP-软腭）。（**c**）测量脓腔的大小和深度。（**d**）通过直视穿刺针进行 PTA 引流（箭头）

刺针的长度。测量脓腔的长度和宽度，由此确定脓腔的整体大小，进而估算预计引流液的量。最后，在短轴或横轴平面上，确定脓腔与颈动脉的位置关系。颈动脉表现为小的、搏动的管状结构，通常在脓腔后方 0.5～2.5 cm 处，可通过彩色多普勒加以辨认（图 7.16）。在探头表面涂抹少量耦合剂，并包裹保护套或安全套。将其置入咽部，在长轴及短轴平面进行扫描。

操作

口内入路

当进行口内入路 PTA 引流术时，可将腔内探头从下颚同侧或对侧插入口中（图

7.14 a）。推进探头，显影口咽部并确认 PTA（图 7.14 b）。测量脓肿大小及与颈动脉的距离（图 7.14 c）。在探头顶部中点插入穿刺针（使其对准发射出的超声束），只有当超声屏幕中出现针尖时才可缓慢进针。如未确认针尖，则不应进针（图 7.14 d 和 7.17）。

经颈部入路

当选择经颈部入路行 PTA 引流术时，可选择曲阵探头经皮扫描同侧下颌下间隙（图 7.15 a）。与口内入路相同，操作者应首先评估周围解剖并确认 PTA（图 7.15 b）。确定脓肿大小及与颈动脉的距离（图 7.15 c）。使穿刺针和下颌骨平行或从对侧进针，当观

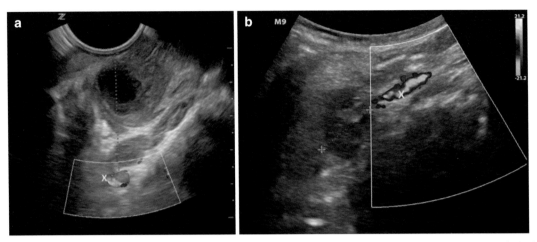

图 7.16 （a）左侧 PTA 液性区的口内超声图像。字母（x）为颈动脉。（b）左侧 PTA 液性区的经颈部超声图像。字母（x）为颈动脉

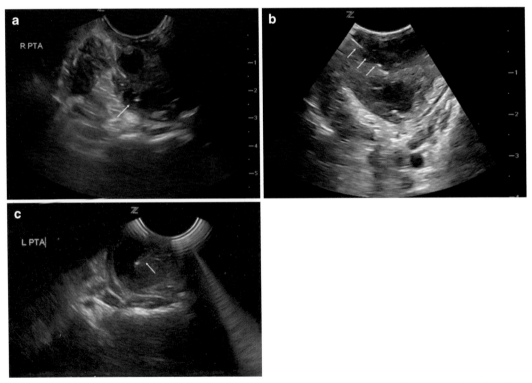

图 7.17 （a）实时超声引导下引流术中针尖（箭头）成像。（b）穿刺进入脓腔前所见针干和针尖（箭头）。（c）超声下针尖（箭头）进入脓腔

察到针尖后缓慢进针。如未确认针尖，则不应进针（图 7.15 d）。

　　无论选择口内入路还是经颈部入路，利用彩色多普勒进行颈动脉评估对于避免意外损伤很有必要。在任意一种方法下，

应使用连有 10 ml 或 20 ml 注射器的 2 英寸长 18 G 穿刺针进行抽吸。或者可将 18 G 腰麻针的塑料外鞘插至预估的深度，以避免颈动脉损伤。形成间隔的脓腔需要用生理盐水冲洗，有助于破坏间隔，利于穿刺

吸引。应使用超声确认脓腔得到充分的排空（图 7.18）。

并发症

患者的配合是成功实施此类操作的关键；联合全身镇痛以及局部镇痛有助于提高患者的配合度。操作前利用超声区分 PTA 和 PTC 可降低失败率。误伤颈动脉是与 PTA 穿刺吸引相关的理论上的风险，可通过测量脓腔与血管的间距加以避免。

注意事项 / 难点

1. 超声评估有助于避免抽吸失败的可能并可区分 PTA 与 PTC。异质性 / 等回声脓肿（含有浓稠的脓性物）也可能被误认为蜂窝织炎。压迫扁桃体周围间隙可驱使脓液中的物质流动。

2. 此操作需要手眼协同以及灵活性，应多加练习。

3. 测量脓腔与颈动脉之间的距离有助于避免颈动脉穿刺。彩色多普勒有助于识别颈动脉。

4. 测量脓腔大小可粗略估算其中脓液的体积。

5. 测量脓腔的深度有助于选择合适长度的穿刺针。

6. 在实时超声引导下进行抽吸需要技巧和练习。如果超声中针尖消失，最好不要进针以避免误穿刺颈动脉。

7. 当遇到产生间隔的脓腔时，需要生理盐水冲洗，以便于充分引流。

8. PTA 引流术需要患者的配合和操作者的信心。充分镇痛以及轻度镇静是成功的关键。

9. 当 PTA 深度异常时，可能为咽后脓肿（retropharyngeal abscess，RTA）。如果显影充分，RTA 可通过相同的方法进行引流。RTA 引流术穿刺针的长度可增长至 4 ～ 5 英寸。

与临床实践相结合

该手术时间从开始到结束大约需要 20 min。对扁桃体周肿胀常规应用口内超声进行评估可实现精准诊断，且副作用少。如果 PTA 为潜在病因，口内超声可对周围解剖提供实时评估，以减少床旁操作的损伤风险。对于预先扫描未发现脓肿或在"风险区域"未

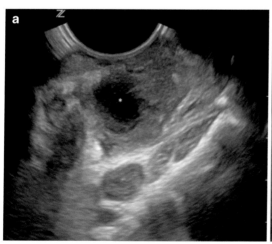 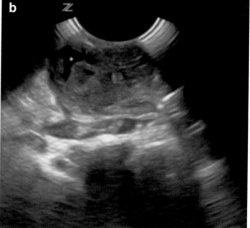

图 7.18 扁桃体周脓肿。（**a**）引流前可见无回声脓腔（星号）。（**b**）引流后可见脓腔塌缩（星号）

能抽出脓液的患者，可在 1～2 天后再次扫描。此时有些患者已形成边界清晰的脓肿，可对其进行抽吸。

循证

既往已有研究证实超声引导下穿刺抽吸较传统体表标志法更具优势[2, 7, 10]。近期，一项 RCT 研究比较了解剖标志技术与超声成像技术在诊断和引流 PTA 中的应用，发现超声技术的优势主要有：诊断的精确性，超声法 100% vs. 解剖法 75%；引流成功率，超声法 100% vs. 解剖法 50%；需要耳鼻喉科会诊，超声法 7% vs. 解剖法 50%[2]。经颈部 PTA 评估的文献相对较少；近期的一项研究显示其敏感性为 80%，特异性为 93%[11]。

> **要点**
>
> - 超声引导下 PTA 穿刺吸引需要多加练习，但实时口内超声的使用可有助于观察周围解剖并减少潜在并发症。
> - 穿刺引导下 PTA 引流提高了操作成功率，并减少耳鼻喉科会诊的需求。
> - 口内入路比经颈部入路诊断的准确率更高；然而，经颈部入路有助于张口困难患者的穿刺引导。

化脓性淋巴结引流

当进行头颈部操作时，医师一定要了解淋巴结的不同形态。淋巴结趋于卵圆形、边界光滑且中央门区可产生回声波（图

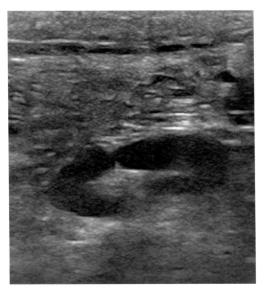

图 7.19 正常淋巴结呈卵圆形，且中央门区有回声

7.19）。当发生感染时，它们会产生反应并在彩色多普勒模式下表现为血流量增多（图 7.20a，b）。当淋巴结出现感染时，可出现坏死。淋巴结坏死可表现为淋巴结内囊性变（囊性坏死）或淋巴结内高回声区域（凝固性坏死），两者皆为病理状态（图 7.20c、7.21 和 7.22）。当淋巴结呈圆形且其周围有液体时可能存在异常（图 7.23 和 7.24）。最终，化脓性淋巴结炎在超声下和脓肿的表现类似（图 7.20d）[12]。医师应对此进行穿刺吸引或针刺活检。表面麻醉，如利多卡因-肾上腺素-丁卡因凝胶，可涂抹于操作区域以减轻不适。准备氯己定、大贴膜以及连接 10 ml 注射器的 21 G 或 22 G 穿刺针。应在超声引导下实施穿刺活检或吸引，医师应通过平面内技术穿刺进针。超声引导下成功的细针穿刺术，敏感性为 89%～98%，特异性为 95%～98%。超声技术在细针穿刺术中的运用使其阴性率从 15% 降至 2% 以下[4]。

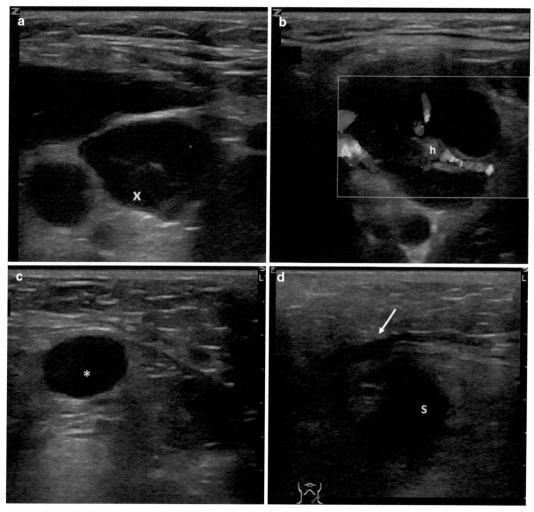

图 7.20　淋巴结评估。（**a**）正常淋巴结中央门区有回声（x）。（**b**）反应性淋巴结增大，彩色多普勒图像显示门管区血流量增加（h，门管区）。（**c**）圆形淋巴结中央无回声（星号）类似于囊肿外观。（**d**）坏死和化脓性淋巴结（s）周围伴有积液

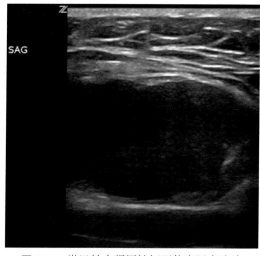

图 7.21　淋巴结内凝固性坏死伴有回声碎片

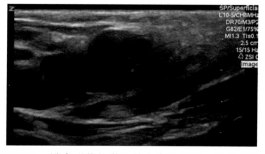

图 7.22　异常形状的淋巴结内囊性坏死，具回声的门管区消失

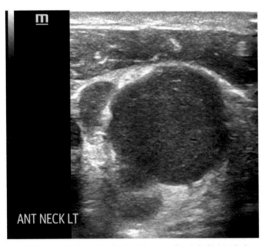

图 7.23　异常形状（圆形），正常回声特性消失

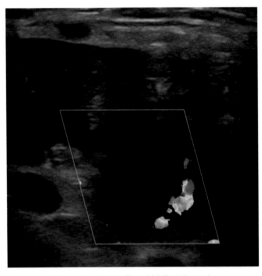

图 7.24　坏死淋巴结周围的血流

（文平山　译　卞金俊　校）

参考文献

1. Mallorie CN, Jones SD, Drage NA, Shepherd J. The reliability of high resolution ultrasound in the identification of pus collections in head and neck swellings. Int J Oral Maxillofac Surg. 2012;41(2):252–5.
2. Costantino TG, Satz WA, Dehnkamp W, Goett H. Randomized trial comparing intraoral ultrasound to landmark-based needle aspiration in patients with suspected peritonsillar abscess. Acad Emerg Med. 2012;19(6):626–31.
3. Cesur M, Corapcioglu D, Bulut S, et al. Comparison of palpation-guided fine-needle aspiration biopsy to ultrasound-guided fine-needle aspiration biopsy in the evaluation of thyroid nodules. Thyroid. 2006;16(6):555–61.
4. Ying M, Bhatia KS, Lee YP, Yuen HY, Ahuja AT. Review of ultrasonography of malignant neck nodes: greyscale, Doppler, contrast enhancement and elastography. Cancer Imaging. 2013;13(4):658–69.
5. Sivarajasingam V, Sharma V, Crean SJ, Shepherd JP. Ultrasound-guided needle aspiration of lateral masticator space abscess. Oral Surg Oral Med Oral Pathol Oral Radiol Endod. 1999;88(5):616–9.
6. Yusa H, Yoshida H, Ueno E, Onizawa K, Yanagawa T. Ultrasound-guided surgical drainage of face and neck abscesses. Int J Oral Maxillofac Surg. 2002;31(3):327–9.
7. Lyon M, Blaivas M. Intraoral ultrasound in the diagnosis and treatment of suspected peritonsillar abscess in the emergency department. Acad Emerg Med. 2005;12(1):85–8.
8. Grisaru-Soen G, Komisar O, Aizenstein O, Soudack M, Schwartz D, Paret G. Retropharyngeal and parapharyngeal abscess in children--epidemiology, clinical features and treatment. Int J Pediatr Otorhinolaryngol. 2010;74(9):1016–20.
9. Buckley AR, Moss F.H, Blokmanis A. Diagnosis of peritonsillar abscess: value of intraoral sonography. AJR Am J Roentgenol. 1994;162(4):961–4.
10. Blaivas M, Theodoro D, Duggal S. Ultrasound-guided drainage of peritonsillar abscess by the emergency physician. Am J Emerg Med. 2003;21(2):155–8.
11. Araujo Filho BC, Sakae FA, Sennes LU, Imamura R, de Menezes MR. Intraoral and transcutaneous cervical ultrasound in the differential diagnosis of peritonsillar cellulitis and abscesses. Braz J Otorhinolaryngol. 2006;72(3):377–81.
12. Reshma VJ, Shihab Anwar A, Abdulla Mufeed V, Johnson K. Characterization of cervicofacial lymphnodes – a clinical and ultrasonographic study. J Clin Diagn Res. 2014;8(8):ZC25–8.

超声引导下肌肉骨骼操作

8

Bret Nelson，Joshua Guttman，David Spinner

引言

肌肉骨骼（musculoskeletal，MSK）操作由来自多个专业的医师实施，包括急诊医学、理疗医学、矫形外科、运动医学、内科学和家庭医学。手术操作因医疗环境的不同而有很大的差异，包括治疗慢性疾病，如钙化性肌腱炎，以及需要复位的骨折等急性损伤。传统上是通过体表标志引导来实施操作，若不成功，有时需要反复操作。在标准操作中加入超声可以使临床医师观察目标解剖区域，增加成功概率。在这一章中，我们讨论超声辅助在常见 MSK 手术中的应用。

超声引导的优势

超声引导的主要优势是可以直接显影目标结构和穿刺针（如果使用的话）。在涉及抽吸或注射的操作中，目标结构和穿刺针均可实时观察到，临床医师可以调整穿刺针方向或位置，从而到达目标区域。因此，穿刺针和周围解剖的直接显影可增加操作的成功率。

在操作过程中，如关节或骨折复位，可以立即进行影像学检查以确认是否成功，这样可减少将患者运送至放射科进行确认的需求。最重要的是，若使用程序性镇静，但操作未成功，则可以在患者仍处于镇静状态时立即进行再次尝试。这意味着多次程序性镇静的风险降低，疼痛减轻，并可减少患者和操作者的挫败感，缩短住院时间。

设备 / 探头选择

本章回顾了所有 MSK 操作所需的超声设备。MSK 超声检查可使用任何可用的床旁超声机器实施。有些机器有肌肉骨骼预设［例如"MSK""表浅（supericial）"或"小器官（small parts）"］，但这并非必需。临床医师可以适当地调整频率、深度、增益和焦点以优化扫描。

多数 MSK 操作使用高频（7.5 MHz 或更高）的线阵探头，因为这个探头可以生成最高分辨率的图像。在某些操作中，例如成人髋关节穿刺术，高频探头不能提供足够的深度来显影目标结构。在这些情况下，临床医师可降低探头频率或切换至较低频率的探头，例如用于显影腹部结构的曲阵探头。此外，对于肌肉发达或肥胖的患者，可能需要使用曲阵探头以提供额外的深度来显影目标结构。

滑囊抽吸和注射

由于感染或无菌性病因，如外伤、过度使用、结缔组织疾病（如类风湿性关节炎或系统性红斑狼疮）、尿毒症或痛风和假性痛风，滑囊可能会发炎。通过确认疼痛和压痛的解剖位置，超声可用于滑囊炎（bursitis）的辅助诊断。此外，超声可引导穿刺针抽吸滑囊内容物，用于液体分析或注射麻醉药物或消炎药物。

解剖

滑囊通常位于关节附近，用于缓冲和消除关节、肌腱和骨骼之间的摩擦。它们内衬滑膜，并填充黏性液体，其在超声上无回声。在急症治疗中常遇到以下几种常见滑囊。

肩关节　肩峰下三角肌下囊位于肱骨结节间沟上方，三角肌深处（图 8.1）。它减少了肩袖、喙肩峰弓和三角肌之间的摩擦。

髋关节　大转子囊（也称为臀大肌下囊）位于近端股骨的外侧，在臀中肌插入处和臀小肌进入股骨大转子处之间（图 8.2）。

肘关节　尺骨鹰嘴囊位于尺骨近端伸肌表面，延伸至骨鹰嘴突的顶端（图 8.3）。

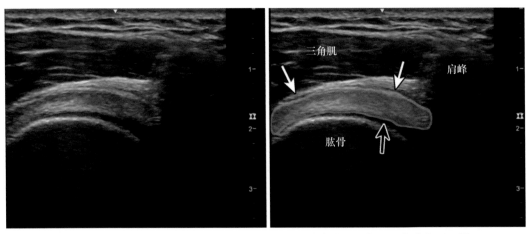

图 8.1　冠状面肩峰下三角肌下囊（以箭头为界）。肱骨、三角肌和肩峰亦可显影

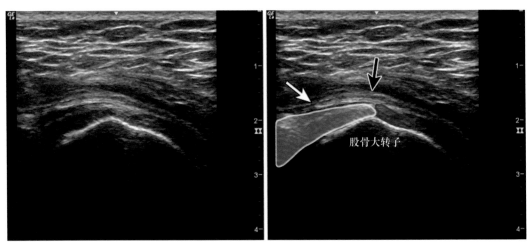

图 8.2　白色箭头表示臀大肌下囊（大转子囊）。紫色表示臀小肌附着在前突。橙色表示臀中肌附着在侧面。黑色箭头表示髂胫束

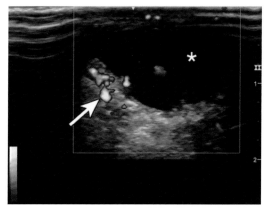

图 8.3 发炎的尺骨鹰嘴囊（星号）；彩色能量多普勒显示周围充血

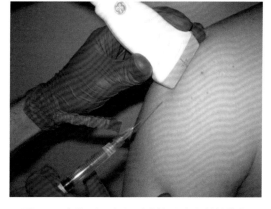

图 8.4 肩峰下三角肌下囊抽吸或注射的装备

适应证

- 炎性滑囊穿刺抽液分析；
- 滑囊内注射抗炎药物。

禁忌证

- 进针穿刺点有蜂窝织炎（相对禁忌证）。

准备

滑囊抽吸的设备配备与标准的体表标志引导入路相同。当使用超声时，应使用无菌套（探头套）和无菌凝胶。

操作

1. 患者体位与体表标志入路法相同。
2. 应通过超声获得滑囊纵向和横向视图来确认滑囊的位置和位于其内的低回声液体（图 8.4 和 8.5）。
3. 平面内穿刺针显影法可用于显示从皮肤到滑囊的穿刺针路径，以及液体注射的状态（若进行了注射）（图 8.6、8.7 和 8.8）。

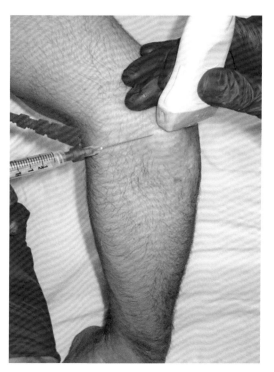

图 8.5 尺骨鹰嘴囊抽吸或注射的装备

并发症

- 感染；
- 出血；
- 血肿；
- 神经血管结构损伤。

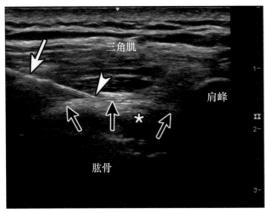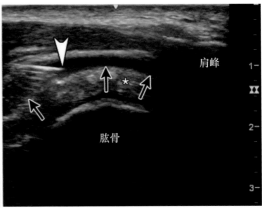

图 8.6　肩峰下三角肌下针刺囊内抽吸或注射的超声引导。在左图中，白色箭突出显示针头位置、白色箭头指示针尖、黑色箭头指示囊，星号指示冈上肌腱。在右图中，无回声的抗炎药物囊内注射（黑色箭）与针尖（白色箭头）和冈上肌腱（星号）均可显影

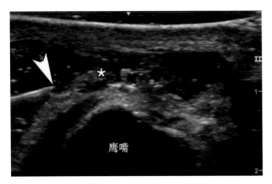

图 8.7　超声引导下穿刺针进入尺骨鹰嘴囊（星号）。箭头为针尖

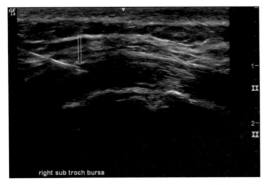

图 8.8　大转子囊注射。针尖路径用箭头标出，无回声抗炎药物注射时可显影

注意事项

- 尺骨鹰嘴囊抽吸术中，肘关节弯曲可对囊产生一定压力，有助于引流。

- 肩峰下、三角肌下囊应通过一系列肩外展动作突出其位置以进行检查。
- 转动髋关节可使臀大肌下滑囊炎更为明显。

难点

- 尺骨鹰嘴囊是感染性滑囊炎的常见部位；在类固醇注射之前，确认是否有无菌性滑囊炎。

与临床实践相结合

对于怀疑有滑囊炎的病例，超声可用于确认滑囊位置和外观。然后在无菌实时超声的正确引导下，将穿刺针直接插入囊内进行液体分析或注射。

循证

比较这两种方法的回顾性研究发现，在应用触摸法的病例中，肩峰下三角肌下囊注射成功率为 63%；超声引导将成功率提高至 100%[1]。

最近的一项 Cochrane 综述对纳入 290 例患者的五项研究进行了回顾，发现与盲法

注射糖皮质激素治疗肩痛相比，影像引导对患者治疗结局并无益处（疼痛、功能或不良事件）。因此，作者认为，尽管超声可以提高肩关节注射的准确性，但超声应用并未增加治疗益处[2]。

> **要点**
> ● 在关节的整个运动范围内检查滑囊。

关节穿刺术和注射术

关节穿刺术通常适用于全身多个关节的诊断和治疗。传统上，该操作使用体表标志引导，但在接触某些关节时存在一系列困难，患者的体质或突感不适可能使该操作更具挑战性。因此，超声可以用来确认渗液，并引导穿刺针进入滑膜关节，用于抽吸液体或注射止痛或抗炎药物。

解剖

关节间隙的超声图像由明亮的高回声软骨和骨性界面组成，形成"海鸥征"（图8.9）。根据关节和病理，可以看到肌腱的

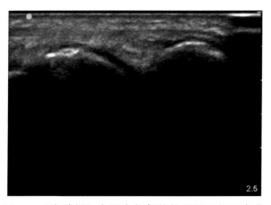

图 8.9 "海鸥征"由两个相邻的软骨界面相互弯曲形成，可联想为海鸥的翅膀

起点和止点，也可以看到无回声或低回声的滑液。

膝关节 股骨远端、胫骨近端和髌骨通常在超声上易于显影，但并非总在同一视图中（图8.10）。髌腱亦可显影，可作为潜在渗出的标志。

踝关节 扫描至胫骨远端后，将可见与距骨之间的关节间隙（图8.11）。

髋关节 当探头沿股骨颈轴线沿髋关节前部倾斜定位时，将可看到髋臼、股骨颈和股骨头（图8.12）。

跖趾关节 跖骨和近端趾骨之间的关节间隙易于显影；如果结构过于表浅，水浴可能会有帮助（图8.13）。

肘关节 多个部位可出现渗出液，包括

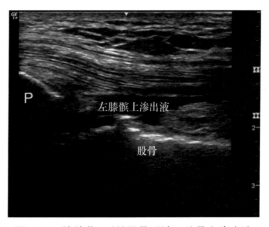

图 8.10 膝关节-可见股骨远端、髌骨和渗出液

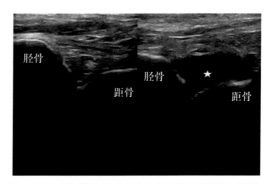

图 8.11 正常踝关节（左），包括胫骨远端和距骨。右边为渗出物（星号）

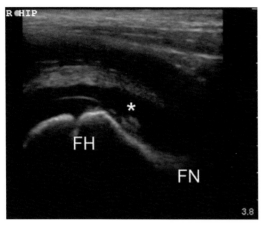

图 8.12 髋关节渗出液（星号），其下方为股骨头（FH）和股骨颈（FN）

环状隐窝、冠突窝或鹰嘴窝（图 8.14）。

肩关节 盂肱关节可以显影，从前路或后路以及数种不同的入路引导穿刺针的方法

图 8.13 跖骨（M）–趾骨（P）关节

已有描述。在前路法中，肱骨头可见于喙突的深部和外侧。在后入路中关节窝可见于肱骨头内侧（图 8.15）。

肩锁关节 肩锁关节非常表浅，位于锁骨外侧缘（图 8.16）。

腕关节 在桡骨远端至远端边缘后，可显示桡腕关节（图 8.17）。

适应证

- 用于对新渗出液进行诊断性评估的液体分析；
- 对可能的感染性关节的评估；
- 抽液以减轻因渗出液或积液产生的疼痛压力；

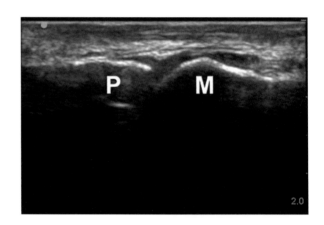

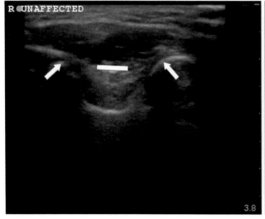

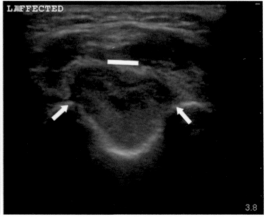

图 8.14 鹰嘴窝（箭头）与关节囊（水平线）。左图为正常；囊膜未延伸超过鹰嘴窝。右图中渗出物（在本例中是血肿）延伸超过鹰嘴窝

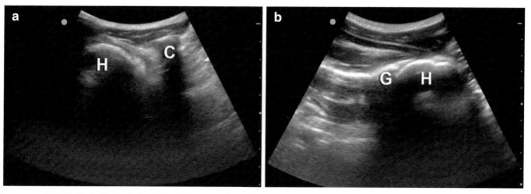

图 8.15　盂肱关节在前路法中（a）可显示：肱骨头（H）和喙突（C）；在后路法中（b）可显示：关节盂（G）和肱骨头（H）

图 8.16　肩峰（A）-锁骨（C）关节，图中演示穿刺针引导

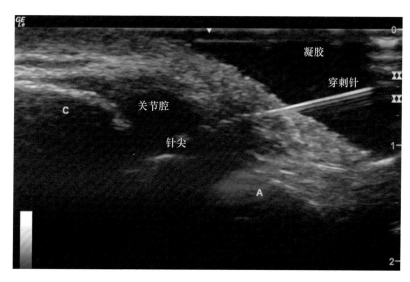

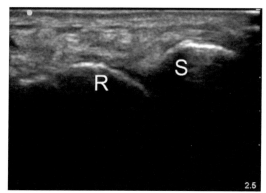

图 8.17　桡骨（R）和舟骨（S）之间的关节腔

- 注射麻醉药物或抗炎药物。

禁忌证

- 进针位点覆有蜂窝织炎（相对禁忌证）；

- 进针位点覆有肿块或血管。

准备

关节穿刺的标准化配备应准备就绪，包括建立无菌穿刺点、配备好麻醉物品、注射器、针头、铺巾和其他设备。为了实时显示进针情况，应使用无菌探头套和无菌凝胶。

操作

1. 超声探头应置于目标关节之上，并确认关节腔的典型外观。

2. 应通过观察关节软骨上方无多普勒血流的无回声腔隙来确认存在关节渗出液。

3. 此时，针头应在超声束平面内指向关节腔。在关节液被抽吸之前，可以实时观察进针情况。

4. 在某些情况下，超声可用于确认是否有关节液及其位置，在此时可以关注到针头放置的正确位置和轨迹，但实施操作时不需要超声直接显影。这项技术对于较大的关节更为可行，因为该操作本身挑战性并不大，且在整个操作过程中手持超声探头亦无益处。

并发症

- 感染；
- 出血；
- 血肿；
- 神经、血管和肌腱的损伤。

注意事项

- 当存在碎片、免疫反应、感染或其他病因时，关节渗出液可能为低回声而非无回声。
- 关节渗出液在探头加压时应可压缩。

难点

- 用实时超声引导进行无菌关节抽吸切实可行。超声探头的引入不能改变操作的无菌性。

与临床实践相结合

在考虑关节穿刺或关节注射之前，超声可以快速确认是否存在关节渗出液。可对局部解剖进行评估，包括任何血管、神经或其他结构的存在，以避开您的穿刺针。

循证

应用体表标志指导盂肱关节和膝关节注射的成功率均为79%，而超声引导的成功率则可分别增加至95%和99%[1]。一项基于急诊科的超声引导下膝关节穿刺的研究表明，与体表标志法相比，该技术具有同样的成功率。然而，超声引导对患者产生的疼痛较小，手术时间较短，对急救人员的技术要求难度较小[3]。

> **要点**
>
> - 超声对小关节或较深关节渗出液的确认可能特别有用。
> - 超声可有助于引导穿刺针在目标渗出液的途中避开血管、神经和其他敏感结构。

骨折复位术

桡骨远端骨折（distal radius fracture）是成人和儿童最常见的骨折之一。与放射学检查相比，超声检测桡骨远端骨折具有更高的准确性。超声可以显示骨折移位程度，也可以用来确定是否充分复位。复位是否充分以往是通过盲估。一旦临床医师确定复位成功，患者手腕使用夹板固定，并对患者进行复位后的X线检查。如果对位不充分，则必须拆下夹板并再次尝试复位。这可能包括再次进行程序性镇静，增加患者的住院时间。有些医院使用X线透视，在床边即可立即对复位进行评估。尽管X线透视定位精准，但机器的购买和维护增加了额外成本。它还存在辐射，尤其是在患儿中存在隐忧。超声比这两种技术都具有优势，可以与X线透视一样实时、客观地评估骨折复位情况，而无需额外的费用，亦无辐射。

虽然在理论上超声可以用于任何骨折的复位，但它在桡骨远端骨折中的应用最为广泛，因此本节将特别关注桡骨远端骨折。由于复位技术在其他操作介绍中已有描述，因此这里仅特别关注超声引导在操作中的应用。

解剖

桡骨远端骨折在超声上易于显示。当在纵向平面上显影时，桡骨呈线性高亮回声线，远场伴有声影（图 8.18）。桡骨远端可

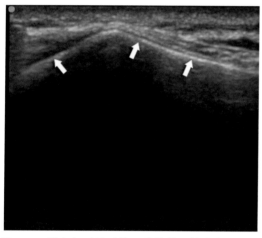

图 8.18　纵向切面显示的正常桡骨。箭头突出显示明亮回声的骨皮质

见桡腕关节和月骨。桡骨也可在短轴上扫描，并可向远端扫描至关节线。长轴视图是评估骨折的最具价值的切面。

通过观察桡骨皮质的断裂可诊断骨折。骨折移位的程度可通过记录近端和远端骨碎片之间的距离来估算（图 8.19）。亦可观察到骨的成角移位，还可能见到相关的血肿。

适应证

- 超声能清晰显影任何骨折，最常见的是桡骨远端，伴或不伴尺骨骨折。

禁忌证

- 开放性骨折，超声凝胶会与组织接触。

准备

对于骨折应首先使用超声检查。应使用多个类似于 X 线检查的正交视图。以下三幅图像应使用长轴拍摄（图 8.20）：
　　a. 背面后前纵向视图；
　　b. 掌面前后纵向视图；
　　c. 侧面视图。
此外，横向视图（图 8.20 d）可能会有帮

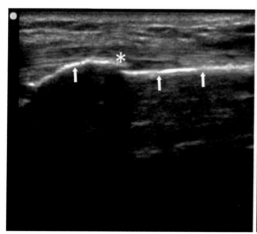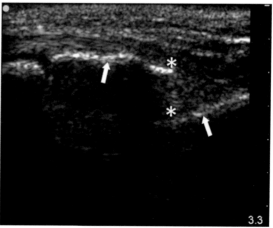

图 8.19　微小移位骨折（左）和明显移位骨折（右）。箭头突出显示皮质；星号表示骨折部位

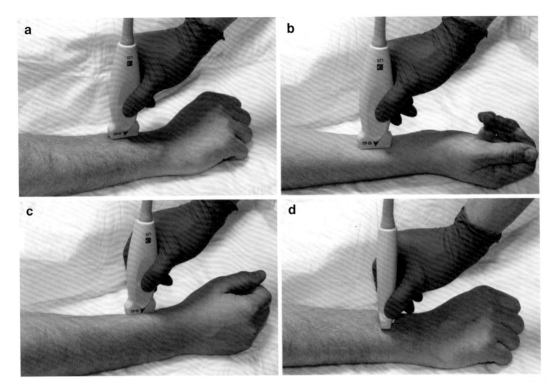

图 8.20　超声探头的放置，以获得骨折部位的正交视图。纵向背面（**a**）、掌面（**b**）、侧面（**c**）和横向（**d**）视图

助。通常情况下，背侧面视图最有帮助，因为桡骨远端骨折往往有背侧移位。应注意选择何种视图识别骨折和移位。骨折复位前应保存骨折图像以备记录。在两次复位尝试之间，应提供足够的毛巾擦拭患者身上的超声凝胶。

操作

1. 应以常用的方式进行复位。

2. 一旦感觉已充分复位，应使用超声在多个平面上评估骨折，并考虑复位前采集的视图。

3. 如果超声检查仍发现有骨折移位，则应再次尝试复位。

4. 第 2 步和第 3 步在有必要时应重复实施，直到充分复位，或者确定闭合复位不会成功。

5. 一旦复位成功，就应对患者使用夹板固定并送去做复位后的 X 线检查。

骨折的皮质两端对齐，骨的位移或成角减少至无即可使骨折复位。应在前后位（AP）、侧位和短轴平面观察骨折，以确认复位充分。

并发症

- 出血；
- 血肿；
- 神经血管结构损伤；
- 韧带和肌腱损伤。

注意事项

- 如果初始复位尝试不成功，则使用超声确定需要哪些进一步的操作。例如，如果存在持续的背侧移位，那么进一步的复位可集中于背侧移位的纠正。
- 如果要进行复位，可指派一名助手进

行超声检查。骨折显影易于教学，临床医师不需要花费额外的时间用于放置和擦除超声凝胶。

难点

- 未使用正交平面进行观察。骨折移位可在背侧、掌侧或侧平面，因此在夹板固定前，应在多个平面上进行复位的确认。

与临床实践相结合

超声可应用于在急诊室（emergency department，ED）进行的各种骨折复位。虽然，目前超声的应用仅在桡骨远端和尺骨骨折中得到认可，但理论上，任何可用超声波显影识别的骨折复位，均可能从超声的应用中获益。它在手术室和 ED 中具有同样的优势并得以应用。如果矫形外科医师在 ED 或重症监护病房（intensive care unit，ICU）实施复位，急诊医师或重症医师可以通过超声来帮助评估复位是否充分。

循证

床旁超声在检测长骨骨折的准确性方面已得到证实。桡骨远端骨折的检测灵敏度为 96%～100%，特异性为 93%～100%[4]。在对桡骨远端骨折的成人患者的研究中，超声的表现与 X 线透视相似，且与盲法复位相比显示出更好的对齐度[5-6]。在一项研究中，超声组手术固定的需求下降[6]。在儿科前臂骨折复位术中，使用超声的成功率为 92%[7]。当超声检查与 X 线透视相比用于评估复位是否充分时，超声检查具有 98% 的特异性。因此，超声在判断复位充分性方面颇为准确。然而，在同一项研究中，超声在查找不充分的复位时表现不佳（灵敏度为

50%），此时通过超声进行复位评估是不可接受的，而 X 线透视则可接受[8]。总的来说，文献支持超声在评估充分复位中的应用，但仍需要通过复位后的 X 线检查来进行确认。

要点

- 超声在识别长骨骨折方面颇为准确，在引导桡骨远端和尺骨骨折时最为有用。
- 在复位过程中可以多次使用超声来评估是否充分，但应在夹板固定之前评估复位的充分性。
- 应始终获得正交视图。
- 复位后应通过 X 线检查进行确认。

血肿阻滞

血肿阻滞（hematoma block）是在骨折上方的血肿处注射局部麻醉药，以诱导麻醉用于复位或止痛。这在以往不在影像学指导下实施。临床医师触摸骨折部位，将穿刺针刺入所触及骨折部位，并尝试从血肿中抽血，以确认针头位置正确。如果血肿不能抽吸，临床医师必须重新调整针头方向或重新开始操作，这增加了手术时间和患者的不适。此外，在粉碎性骨折和体型较大的患者中，骨折部位可能难以触及，从而降低血肿阻滞的有效性。超声因易于显影骨折部位并可准确地注射麻醉药，从而可以减轻这些因素的影响。虽然尚无这方面的研究，但临床实践应用强烈表明，使用超声可提高有效性，因为穿刺针可引导至骨折部位，而不是仅进入血肿内。

解剖

血肿阻滞可以在骨折的任何解剖部位进

行。它最常用于桡骨远端骨折，但在其他骨折中也有应用。

适应证

- 任何在超声下容易显影的可接近的骨折部位。

禁忌证

- 显影的血管阻碍穿刺针到达骨折部位；
- 穿刺针进针部位皮肤和软组织感染；
- 需要紧急骨折复位的神经血管损伤；
- 局部麻醉药过敏。

准备 / 操作前评估

在计划操作时，临床医师应在纵向和横向平面或长轴和短轴上用超声检查骨折部位和血肿，以确定骨折部位并评估周围的血管结构（图 8.19）。如果有明显的血管或骨折部位显影不清，则不应进行操作。如果超声可以检查到骨折部位，临床医师则应做好准备。超声机应放置在患者的另一端，使临床医师不用转头即可观察到屏幕（图 8.21）。

根据解剖测量，应事先调节好深度和增益。在进行超声检查时，临床医师应确定针头是在超声探头的近端还是远端进入皮肤。这应该同时考虑到操作者的用手习惯和骨折周围的解剖结构。临床医师应为寻求通畅无阻的进针路径进行评估。

四肢的摆放应尽可能使手术成功率最大，同时尽可能减少患者的不适。理想的体位可使临床医师以非优势手平稳握住超声探头以保持稳定性，同时以优势手轻松且正确地放置针头（图 8.22）。这一决定多数需要个体化，将患者的活动度、其他相关的损伤和骨折的位置考虑进去。以下建议是特定解剖位置的通用指南：对于桡骨、尺骨和手部骨折，如可能，可将肢端置于平坦表面上，如托盘桌；对于肱骨干骨折，可以将患者推至另一侧肩膀上，肱骨平放于患者胸部，超声置于肱骨外侧（图 8.23）；对于肱骨头骨折，如可能，患者应取坐位，或者可以在患者后方放置床单，以便行肩后部检查（图 8.24）；对于股骨骨折，患者应保持仰卧位，且不能耐受任何运动。对于胫骨骨折，腿部可以外旋；若患者能耐受，腿部可以内旋。

设备

- 无菌洞巾 / 毛巾和手套；

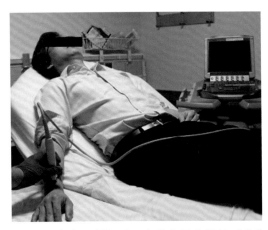

图 8.21　临床医师相对于患者和超声机的正确位置。注意，临床医师可以不用转动头部或身体观看超声机并实施操作

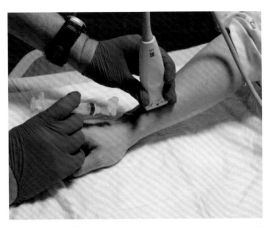

图 8.22　准备操作时超声探头置于患者身上的正确位置

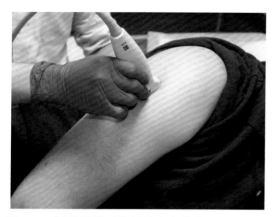

图 8.23 评估肱骨干骨折的患者体位和探头位置
（沿骨长轴方向手持探头）

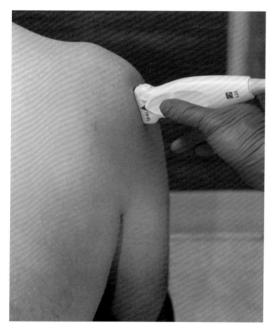

图 8.24 评估肱骨头骨折的患者体位和探头位置
（沿骨长轴方向手持探头）

- 氯己定或聚维酮碘消毒液；
- 足够长度的针（1.5 英寸 20 ～ 22 G 的针用于表浅骨头，18 ～ 22 英寸的腰穿针用于深层骨）；
- 10 ～ 12 ml 注射器；
- 10 ml 局麻药：利多卡因 1% ～ 2% 或布比卡因 0.25% ～ 0.5%，含或不含肾上腺素；
- 无菌超声探头套（商品化探头套或

贴膜）；
- 无菌超声凝胶；
- 敷料如黏性绷带或纱布。

最后，与所有其他操作一样，临床医师应调整床的高度，以便在手术过程中尽量减少弯曲和保持最大的舒适度。如空间允许，临床医师可以选择坐位。

操作

1. 按常规消毒方式准备并铺单操作区域，最大范围地保持无菌。

2. 按常规方式将无菌套罩住超声探头，并将无菌超声凝胶涂于探头之上。

3. 将超声探头以纵向平面方式置于骨折上方，使骨在长轴上呈线性高回声线。按照惯例，探头标记应该指向近心端。

4. 将探头稍向近端或远端移动，使骨折部位更靠近进针位点，以缩短针头至目标处所需的距离（图 8.25）。

5. 一旦超声探头置于合适位置且目标显影，就可以插入穿刺针。穿刺针应从探头的中心进针，且与探头处于同一平面内。一些超声探头有指示探头中心的标记（图 8.26）。

6. 应在超声屏幕直视下将穿刺针引导至骨折部位（图 8.27）。可根据需要调整穿刺针深度。

7. 一旦穿刺针显示且确认到达骨折部位，临床医师可注射 10 ml 局部麻醉药。麻醉药在注射部位可显影为无回声液体（图 8.28）。

8. 注射麻醉药后，拔出针头，在穿刺点放置敷料。针头应弃置于合适的锐器盒中。

并发症

这一操作并发症较少。通过在穿刺针插入之前在皮肤表面注射麻醉药形成一皮丘，

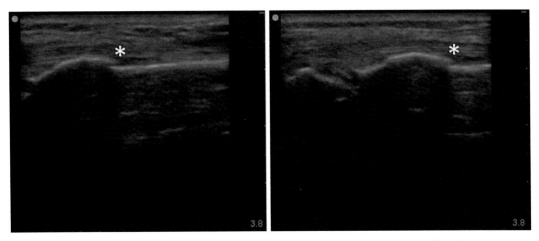

图8.25　桡骨远端骨折的超声图像（左），调整探头，使骨折部位（星号）更接近屏幕末端（右）。通过缩短穿刺针所途径的距离，使此操作易于实施

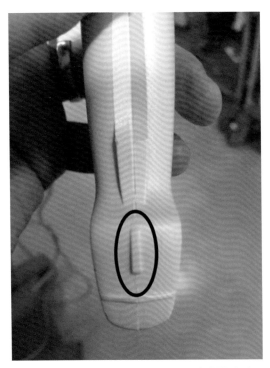

图8.26　带有探头中心标记的探头。穿刺针应从此标记下方插入，以确保穿刺针显示在屏幕的中心

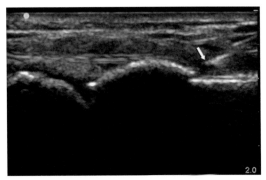

图8.27　平面内穿刺针的超声图像。跟随穿刺针（箭头为针尖）直至见其进入骨折部位

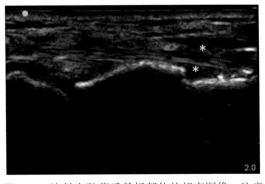

图8.28　注射麻醉药后骨折部位的超声图像。注意无回声液体的外观（＊）

以及在穿刺过程中注射麻醉药以麻醉软组织，可将与穿刺相关的疼痛减至最轻。如果计划这样操作，应准备额外的麻醉药，以便在骨折部位有足够的容量进行注射。

　　局部麻醉药也有可能被注入血管，引起局部麻醉药中毒。如果在整个操作过程中可

见到针和针尖，且未进入任何显影的血管内，这种并发症实际上可以消除。如果针尖消失，临床医师应停止移动穿刺针并定位针尖。如果针尖仍然无法识别，则应拔出针头并重新

开始操作。此外，临床医师可以在注射局部麻醉药之前进行回抽，以确保未注射至血管内。应注意，血肿中通常可抽出少量的血液。

注意事项

- 在消毒准备无菌区域之前拟定整个操作流程。这可带来最大的操作成功机会。
- 尽量选择长针而非短针。若穿刺针太短，在对皮肤进行挤压之前，其将无法到达目标。从皮肤表面到骨折部位的距离可在超声屏幕上测量，以确保足够的长度。

难点

- 未在整个操作过程中显影穿刺针。若在操作过程中，针头消失，那么在保持长轴的同时，可以左右滑动探头，以寻找穿刺针。或者，临床医师可以摇动探头，改变声波的角度，以得到更好的穿刺针显影。
- 假设在骨折处未能回抽到血液，穿刺针的位置可能不正确。并非总能回抽到血液。关键是在骨折处可直接显影针尖。

与临床实践相结合

血肿阻滞可较易应用于临床。其学习起来也比较容易，而且可以很快完成。对于所有骨折患者都可以考虑应用血肿阻滞，但其对于那些有与手术镇静相关的高风险并发症的患者效果最佳，如老年人和既往有肺部疾病患者。血肿阻滞操作成功可以使患者更快地从急诊室出院，减少了监护时间，并使患者免受手术镇静的副作用。即使在没有接受骨折复位的患者中，血肿阻滞也可以减轻急

性骨折带来的疼痛，增加患者的舒适度和满意度。此外，在教学机构，血肿阻滞是初学者的理想操作选择。因为患者没有接受手术镇静，所以临床医师可能会感到更舒适，可以让受训者有更多的时间尝试成功地复位，同时也不用担心手术镇静时间过长。

循证

一项随机对照试验评估了超声引导下血肿阻滞术的有效性[9]。140 例桡骨远端骨折急诊患者被随机分为两组：超声引导下血肿阻滞组和手术镇静组。作者发现两组患者疼痛评分和满意度相似，但血肿阻滞组的手术并发症发生率较低且住院时间较短。同时也有散在几例病例报告报道了包括肱骨、胸骨和股骨颈骨折的血肿阻滞操作[10-12]。

要点

- 所有急性骨折患者，无论是否计划复位，均应考虑超声引导下血肿阻滞术。
- 在进行操作之前，预先制订操作方案，用超声观察骨折情况，并确定合适的穿刺位置。
- 进针过程中始终显现穿刺针，针尖到达骨折部位时注射局麻药。

关节复位

关节脱位（joint dislocation）虽在临床上较为明显，但仍常需对一些病例采用放射学评估以确诊或排除损伤的并发症。通常在尝试复位后使用 X 线检查以确认复位是否成功；在操作过程中，当处置存疑时，偶尔也会使用 X 线检查。超声可实时确认解剖

结构辅助关节复位，与 X 线检查相比有以下几个优点。当患者仍在操作区域时，可在床旁实时进行超声检查。因此当患者在初次复位失败后，患者需要再次镇静的风险降低。在操作过程中可根据需要进行多次超声评估，而无需担心辐射或费用的增加。超声可以评估动态的、运动的解剖结构，例如通过一系列运动来观察骨骼或关节的外观。尽管床旁透视检查号称比放射科的 X 线透视检查具有许多类似于超声的优点，但其仍然会向患者（和操作者）发射电离辐射，且透视无法看到肌肉、关节积液或肌腱等软组织。虽然有病例报告报道了几种可借助超声完成的不同类型的关节复位，本节将只重点讨论肩关节前脱位，因为此脱位类型在文献中出现得最为频繁。

解剖

超声可用于评估关节窝与肱骨头的位置及关系。前脱位时，肱骨头下移（关节窝下方）。将曲阵探头横向放置在肩胛冈下方，即可看到关节窝和肱骨头（图 8.29）。在正常

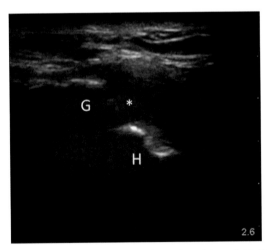

图 8.29　当探头横向放置在肩胛冈正下方，应可观察到盂窝（G）和肱骨头（H）。在这种情况下，肱骨头的前（深）移位和血肿（星号）形成可诊断为肩关节前脱位

肩关节中，肱骨头与关节窝相连，这可以通过肩关节内外旋转来观察。在前脱位的情况下，肱骨头会出现在关节窝前方。

适应证

● 疑似肩关节脱位。

禁忌证

● 疑似开放性骨折。

准备

低频曲阵探头或高频线阵探头均可使用。需备好凝胶；除此之外，复位操作本身尚需要操作者所选复位方法的标准设备。

操作

1. 将患者置于舒适体位，通常取背对操作者的坐位。

2. 超声机应放置在患者前方，以便操作者站在患者后方，可以同时看到患者肩部和超声屏幕（图 8.30）。

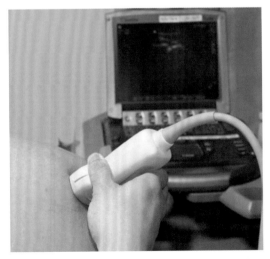

图 8.30　超声机应放置于患者前方，以便站在患者后方的操作者可以同时看到患者肩部和超声屏幕

3. 将探头横向放置于肩胛冈正下方。

4. 观察关节窝和肱骨头以确认脱位。

5. 以常规方式进行复位。

6. 一旦感觉到充分复位，应使用上述同样的方法再次用超声评估盂肱关节。如果肩关节确实复位成功，则在肩关节一系列内外旋转运动时，超声下可见肱骨头位于关节窝内。

并发症

除非图像被解读有误，超声使用本身不应造成并发症。肩关节复位术本身的并发症相同。

注意事项

- 如果解剖结构不典型或不清晰，先评估健侧关节，以了解特定患者的正常关节形态。
- 动态内旋和外旋关节有助于确定肱骨头的位置，了解肱骨头与关节窝关系的稳定性。
- 虽然许多学者推荐使用曲阵探头，但在某些患者中也可以使用高频线性探头。

难点

- 当探头探查关节窝或肱骨头时的角度偏离垂直方向太远时，骨性解剖结构则会出现模糊或扭曲。可将探头扇形扫过关节以确定最佳观察角度。

与临床实践相结合

超声可以在 X 线检查之前应用或代替 X 线检查来诊断脱位。它也可以用于关节内局麻药注射或神经阻滞来麻醉关节（见其他章节）。一些作者指出，在评估和处理简单

的肩关节脱位时，X 线检查并无必要。有人可能会将这种观点解释为超声可能也没必要，或者理解为一贯使用 X 线检查的操作者可以安全地使用超声来代替 X 线检查。

循证

一项对 73 名疑似脱位患者的前瞻性观察研究表明，与标准的肩关节三视图 X 线片相比，超声对脱位的初步诊断敏感性和特异性非常高[13]。关节复位后超声确认肩关节正确对齐的能力也与 X 线片相同。

> **要点**
> - 利用对侧解剖确认脱位。
> - 超声用于确认复位前后的解剖结构，不必实时观察复位情况。

异物清除

软组织异物（foreign body）的检测和处置在临床上颇具挑战性，并意味着急救医务人员在许多临床实践过程中承担着法医学风险。疼痛、压痛、发红和肿胀可能提示感染、异物、脓肿或三者并存。超声可用于区分这三者，并可深入了解体格检查和常规 X 线检查的不确切之处。

解剖

在正常的软组织中，皮肤层、皮下脂肪层、筋膜层和骨骼层都较易显影（图 8.31）。异物根据其解剖位置、深度、大小和密度在超声下会呈现多种外观。金属异物通常会显示混响伪影，导致在异物远端的超声屏幕上出现明亮的回声线（图 8.32）。由木材、塑

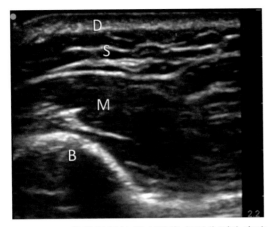

图 8.31　正常软组织的超声图像表现分别为真皮层（D）、皮下脂肪层（S）、肌肉层（M）和骨骼层（B）

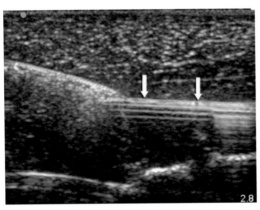

图 8.32　金属异物通常会显示混响伪影，导致在异物远端的超声屏幕上出现明亮的回声线。在本例中，箭头所指为皮肤表面下的穿刺针显示出的多条平行线

料和密度不同于周围组织的其他材料制成的异物，若体积足够大，则会形成声影。

适应证

- 任何可疑异物。

禁忌证

- 在开放性或严重污染伤口中，应注意确保无菌护套覆盖探头，探头与皮肤或软组织接触时应使用无菌凝胶。

准备

高频线阵探头对表浅异物的成像效果最好。注射局麻药时必须使用小口径针头和注射器。根据异物清除的首选方法，可能需要鳄鱼钳、手术刀、组织钩和其他器械。

操作

1. 在两个正交平面上缓慢扫描可疑异物所在的上方区域。

2. 一旦发现异物，应评估其深度、大小和方位。

3. 定位成功后，将装有麻醉药的注射器朝向异物对其周围区域进行麻醉。这可在超声直视下完成，通常将针头置于超声束的平面内。对异物注射少量局麻药将异物从周围组织中"水离"出来，使该区域麻木，且通常可改善超声显影质量。在身体的某些部位，可以考虑用神经阻滞来对局部浸润麻醉进行替代或补充。

4. 麻醉后，可有数种方法去除异物。方法选择取决于许多因素，包括异物的成分、位置和大小，操作者的经验，患者舒适度和是否有专科会诊等。

（a）将针头指向异物，并以针头为引导，向下分离组织。这种开放式的方法对于取出较大的、靠近其他敏感结构的异物或由碎片组成的异物最为有效。此方法也可用于与习惯于开放式分离的专科医师配合——你定位，他分离。

（b）将小鳄鱼钳插入超声束平面内，抓住异物，并沿插入路径将其取出（图 8.33）。这项技术最适合于取出较小的、呈线性且不易分裂的异物。

并发症

除非发生误诊，否则用超声显影观察异

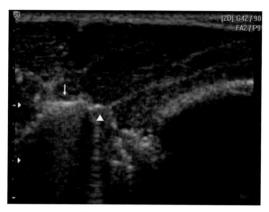

图 8.33　超声引导下用鳄鱼钳（箭头所指）取出 BB 颗粒（箭所指）（Courtesy of Michael Blaivas，MD）

物本身并不会造成并发症。异物取出的并发症包括出血、感染、邻近结构的损伤和其他已报告的常规并发症。

注意事项

- 当患者诉有异物感时，则应高度怀疑，扫描时要以患者本人所指的位置作为扫描起点。
- 当异物不可见时，应确保探头已设置为最高频率。
- 如果结构过于表浅，则考虑使用耦合垫或水浴的方法。
- 寻找声影——有时异物投射的声影比投射声影的异物更为明显。

难点

- 小的（小于几毫米的）异物不会投射声影，所以在超声上很难看到。
- 与组织密度相似的异物的显影亦颇具挑战性，因为异物和周围组织之间的回声无明显区别。

与临床实践相结合

可考虑在 X 线摄影之前或使用超声代

替 X 线摄影来检测异物。超声在探查少量的异物以及木材或塑料等辐射透光性异物时尤其有用。

循证

数项研究报道了超声引导下异物取出的不同临床经验。在一所医学中心中，应用持续超声引导，从 62 名患者身上取出 95 个不同成分的异物（玻璃、金属、塑料和石头）[14]。在该系列研究中，作者在超声引导下，将手术刀从皮肤引导到异物，然后用钳子沿着该通道抓住并取出异物。另一项研究报告了 252 例（可能是 287 例中的 88%）在持续超声引导下成功取出异物，其中有 15 例未成功取出，有 12 例因局部解剖或异物成分原因而未尝试取出[15]。

> **要点**
>
> - 超声可准确地识别异物，甚至可识别某些透光性异物。
> - 超声不仅可以用来识别异物的部位和位置，同时可以识别附近敏感的血管或神经结构。

放置骨内液体通路

随着基于骨钻孔的快速输液系统的出现，骨内针（intraosseus needle）置入术越来越多地被用于紧急血管通路的构建。这是 ACLS 和 PALS 指南推荐的用于不能获得快速静脉通路的危重患者的生命通路。通常，骨内针的放置可通过骨髓抽吸、针位固定牢固和输注无压力来确定。然而，这些并不代表穿刺针没有穿透深层皮质进入骨骼后方的软组织的可能，并且注入的液体外渗也是该操作的一个潜在风险。最近，超声用于确定骨内针的骨内位置和功能的报道为骨内针的正确放置提供了额外的工具。

解剖

有几个部位常用于骨内针置入。对于幼儿，推荐在其胫骨近端置入。成人和较大的儿童可在胫骨远端、肱骨近端、踝关节或胸骨等处。从超声上看，骨皮质在皮肤和软组织深处易显影为一条明亮的回声线。

适应证

- 对于不能快速建立血管通路的危重患者，推荐采用骨内血管通路。

禁忌证

- 拟钻孔的骨头有骨折；
- 穿刺位点上方有蜂窝织炎。

准备

需要使用高频线阵探头确认骨内针位置。骨内针置入术本身应配备好所需的标准设备。

操作

1. 骨内针的放置应按照制造商的说明实施。

2. 在横向和纵向平面上将高频线阵探头置于靠近进针点的位置。

3. 在观察进针部位附近的骨皮质时，激活彩色或能量多普勒功能，将多普勒显示窗定位于皮质下方。用生理盐水冲洗穿刺针，评估皮质内的彩色血流（图 8.34）。

并发症

除非图像被错误判读，否则超声确认骨内针置入操作本身不会导致任何新的并发症。

注意事项

- 能量多普勒比低流量彩色多普勒更敏感，因此可为骨内液体输注提供更为可靠的信号。
- 在横向平面上对骨皮质进行成像，可有助于在靠近进针点处取样，以确保对正确的骨质进行成像。

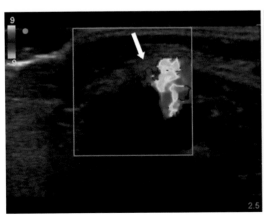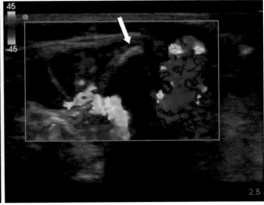

图 8.34　超声显示生理盐水通过穿刺针冲洗骨髓腔后，左图为骨内血流，右图为骨外血流。白色箭所指骨皮质（Courtesy of Jim Tsung MD，MPH）

难点

- 骨内针可能会移位，特别是在患者转运过程中。如果管线冲洗不畅或怀疑有移位，应考虑重新成像。

与临床实践相结合

骨内针置入后，应立即尝试行超声确认，因为第一次冲洗需通过装置推动。因此，超声操作所需时间不应超过骨内针置入的时间。

循证

数项病例系列报道证实了超声确认骨内针放置位置的有效性。最近的研究发现，几乎所有骨内针的错位都会在超声检查中显示出异常的骨外血流，而所有正确定位的骨内针都可观察到正常的骨内血流（$n = 6$）[16]。

要点

- 利用生理盐水冲洗在超声确认血流可提高危重患者骨内针置入的准确性。

（项前译盛颖校）

参考文献

1. Daley E, Bajaj S, Bisson L, et al. Improving injection accuracy of the elbow, knee, and shoulder: does injection site and imaging make a difference? A systemic review. Am J Sports Med. 2011;39:656–62.

2. Bloom JE, Rischin A, Johnston RV, Buchbinder R. Image-guided versus blind glucocorticoid injection for shoulder pain. Cochrane Database Syst Rev. 2012;(8):CD009147.

3. Wiler JL, Costantino TG, Filippone L, Satz W. Comparison of ultrasound-guided and standard landmark techniques for knee arthrocentesis. J Emerg Med. 2010;39:76–82.

4. Kozaci N, Ay MO, Akcimen M, et al. Evaluation of the effectiveness of bedside point-of-care ultrasound in the diagnosis and management of distal radius fractures. Am J Emerg Med. 2015;33(1):67–71.

5. Kodama N, Takemura Y, Ueba H, Imai S, Matsusue Y. Ultrasound-assisted closed reduction of distal radius fractures. J Hand Surg Am. 2014;39(7):1287–94.

6. Ang SH, Lee SW, Lam KY. Ultrasound-guided reduction of distal radius fractures. Am J Emerg Med. 2010;28(9):1002–8.

7. Barata I, Spencer R, Suppiah A, Raio C, Ward MF, Sama A. Emergency ultrasound in the detection of pediatric long-bone fractures. Pediatr Emerg Care. 2012;28(11):1154–7.

8. Dubrovsky AS, Kempinska A, Bank I, Mok E. Accuracy of ultrasonography for determining successful realignment of pediatric forearm fractures. Ann Emerg Med. 2015;65(3):260–5.

9. Fathi M, Moezzi M, Abbasi S, Farsi D, Zare MA, Hafezimoghadam P. Ultrasound-guided hematoma block in distal radial fracture reduction: a randomised clinical trial. Emerg Med J. 2015;32(6):474–7.

10. Lovallo E, Mantuani D, Nagdev A. Novel use of ultrasound in the ED: ultrasound-guided hematoma block of a proximal humeral fracture. Am J Emerg Med. 2015;33(1):130 e131–2.

11. Wilson SR, Price DD, Penner E. Pain control for sternal fracture using an ultrasound-guided hematoma block. J Emerg Med. 2010;38(3):359–61.

12. Mc Auliffe N, Harmon D. Ultrasound-guided hematoma block in fractured neck of femur. Reg Anesth Pain Med. 2009;34(1):80–1.

13. Abbasi S, Mollaie H, Hafezimoghadam P, et al. Diagnostic accuracy of ultrasonographic examination in the management of shoulder dislocation in the emergency department. Ann Emerg Med. 2013;62:170–5.

14. Callegari L, Leonardi A, Bini A, et al. Ultrasound-guided removal of foreign bodies: personal experience. Eur Radiol. 2009;19:1273–9.

15. Bradley M. Image-guided soft-tissue foreign body extraction- success and pitfalls. Clin Radiol. 2012;67(6):531–4.

16. Tsung JW, Blaivas M, Stone MB. Feasibility of point-of-care colour Doppler ultrasound confirmation of interosseous needle placement during resuscitation. Resuscitation. 2009;80:665–8.

超声引导下神经阻滞 　9

Arun Nagdev, Emily Lovallo, Brian Johnson

引言

超声引导下的单次外周神经阻滞是缓解急性损伤和手术操作所致疼痛的理想方法，通过支配伤口或损伤部位的神经起作用。将局部麻醉药注射到神经附近，神经远端被麻醉，俗称为"阻滞"。适应证为伤口冲洗/治疗、异物探查/取出、撕裂伤修复、切开引流、骨折复位、关节复位。根据超声引导下神经阻滞（nerve block）的有效性，辅助治疗可用于增加患者的舒适度。

急救治疗核心原则是减轻疼痛。区域麻醉（regional anesthesia）（也称为外周神经阻滞）为临床医师解决疼痛和痛苦提供了另一种快速有效的工具。医生熟知大剂量静脉阿片类药物的不良反应，特别是在老年人中，包括低血压、呼吸过慢、精神状态改变、气道损害，甚至死亡。区域麻醉为减轻急救场所中的疼痛提供了一种不依赖阿片类药物的针对性方法。

越来越多的文献支持在急救情景中使用区域麻醉[1]。区域麻醉的指征不限于软组织脓肿引流、异物取出、复杂撕裂伤修复、骨折和关节复位。与神经刺激和体表标志这些经典方法相比，超声引导下外周神经阻滞缩短阻滞起效时间、减少局麻药量[2-3]。此外，超声可以使进针方向更精确，使神经内注射或血管穿刺的风险降至最低。

超声引导下神经阻滞应该只应用于有知情同意能力的患者，这意味着他们是清醒、警觉且可以配合神经学检查的，禁用于局麻药过敏的任何患者。已存在神经功能缺陷或由于损伤新发的神经功能缺陷是外周神经阻滞的禁忌证。外周神经阻滞后出现外周神经损伤虽然罕见但仍然存在，区分原有的神经失用症和阻滞相关的外周神经损伤（peripheral nerve injury，PNI）极其困难。所有的损伤都有发展成筋膜间室综合征的风险，某些类型的损伤更容易发生。需要担忧的是，外周神经阻滞可能通过阻滞相关肌肉和腔室的感觉支配掩盖筋膜间室综合征的早期征象。建议对发生筋膜间室综合征高风险的损伤，如挤压伤、胫骨远端高速/强力骨折、血管损伤或神经损伤要提高警惕。尽管外周神经阻滞掩盖筋膜间室综合征的相关数据很少，但在对高风险损伤患者实施阻滞之前，建议与会诊科室（骨科、创伤外科等）进行相关讨论。

PNI被定义为神经阻滞后持续性运动或感觉障碍和（或）疼痛。PNI在超声引导下外周神经阻滞中极为少见。文献中PNI的发病率在 0.5% ～ 2.4%[4]。对其确切机制了解尚少。假说包括直接针刺伤，注射引起的神经束内压力增加，以及麻醉药的直接细胞毒性或麻醉药的代谢应激导致的神经缺血。为了将PNI的风险降至最低，推荐在实施超声引导下外周神经阻滞时采取三个步骤。首先，在超声引导下，针尖应始终接近但不进入神经束内。其次，注射局麻药时始终要保持缓慢、低压、慎重的方式。任何时间如果出现注射困难，应确保针尖未移位进入神经束内。通常情况下，如果针尖位置正确，注射时压力应较低。此外，如果患者感到疼痛或感觉异常，建议停止阻滞并退出针尖。再次，超声引导下神经阻滞不应用于有潜在外周神经病变的患者。

人体工程学对阻滞成功至关重要。合适的患者体位非常关键，这取决于损伤的部位和特定的神经阻滞。一般情况下，超声设备应放置在外周神经阻滞部位的对面，屏幕位于操作者的直视视线内。这使得操作者在整个操作过程中，在同时观察穿刺点和超声图像时可以减少头部和身体的动作。某些阻滞术要求在神经阻滞期间使用带有测量连续脉搏氧饱和度的心电监护仪。

外周神经阻滞的部位应该用氯己定或具同等效果的消毒液进行皮肤准备。超声探查扫描结束后，建议使用小号穿刺针（25～30 G）在拟行外周神经阻滞穿刺点进行局麻药（常为1%利多卡因）皮丘注射。清除超声探头上的所有凝胶，并用透明黏性敷料覆盖（图9.1）。皮肤与超声探头之间应使用无菌凝胶。穿刺针的型号和长度将取决于拟阻滞的目标外周神经，将在后续外周神经阻滞章节进行分别介绍。可以使用针尖钝化的阻滞专用针，但不是本章中涉及的神经阻滞的必要材料[5]。如果采用手持注射器技术进行神经阻滞，需要使用控制注射器来处置局麻药（图9.2）。如果采用手持针技术进行神经阻滞，则需要使用接有注射器的短静脉注射导管来处置局麻药（图9.3）。

建议建立专门的场所，可以是急诊、办公室、诊所、重症监护病房或其他专门提供神经阻滞物品的场所。这一简单的步骤减少超声引导下神经阻滞的准备时间，并确保在整个过程中所有必要物品的供给。

利多卡因和布比卡因是各个医疗场所中常见的局麻药，均可用于外周神经阻滞。初学者更青睐使用利多卡因。即使操作谨慎，也可能会发生麻醉药意外入血。众所周知，布比卡因具有心脏和中枢神经系统毒性，建议对针尖显影细微差别不熟悉的操作者，只使用加入或不加入肾上腺素的利多卡因。利多卡因有扩张血管的作用，因此肾上腺素可

图 9.1　无菌敷料及超声探头

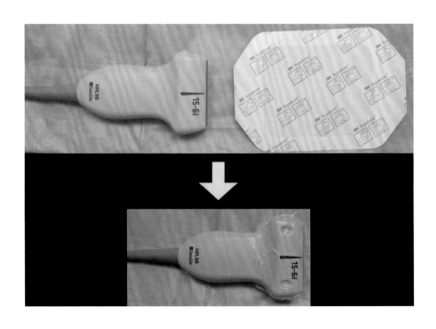

图 9.2 用于手持注射器技术的控制注射器

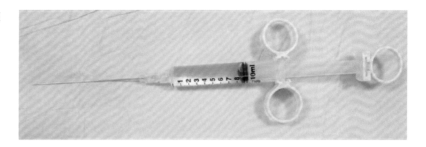

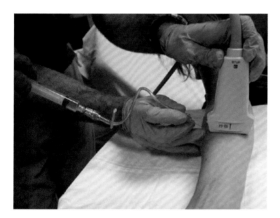

图 9.3 手持针技术

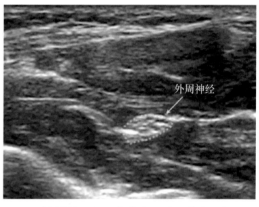

外周神经

图 9.4 外周神经的"葡萄串"或"蜂窝"样超声图像

延长镇痛持续时间。即使利多卡因的半衰期更短、安全性更高，但是操作者也应该熟知局麻药全身毒性（local anesthetic systemic toxicity，LAST）的症状和体征。通常，患者主诉舌头麻木和头晕，进而肌肉抽搐、意识丧失、癫痫发作和心血管功能抑制[6]。如果不慎将布比卡因注入血管内，则应使用高脂性溶液（20% 脂肪乳注射液 1.5 mg/kg 单次静推，随后以 0.25 mg/min 持续输注）。推荐在进行超声引导下外周神经阻滞时备好 20% 的脂肪乳注射液。安全标准技术规定，操作者在超声未显影针尖的情况下不得进行注射，在注射前应常规回抽，以确认未穿刺到血管。

用超声定位神经需要了解邻近的解剖标志。神经通常在体内与毗邻的筋膜平面和血管结构伴行。在横断面上定位时，神经显影最佳，适合用于阻滞。神经形态因解剖位置不同而有细微差别。远端外周神经在超声上

表现为束状高回声圆形、"葡萄串"或"蜂窝"样结构（图 9.4）。利用各向异性是识别神经的重要方法。各向异性是一种定义为方向依赖性的超声伪影。神经本身存在明显的各向异性。因此，当超声探头直接垂直于神经轴时，神经显示为高亮影；但是，来回倾斜或摇动换能器时，神经将变暗且不易辨别（图 9.5）。近端外周神经，如臂丛的神经根，表现为多个独立的无回声圆形，易被误认为血管（图 9.6）。可能需要轻微扇形倾斜换能器，减小各向异性的影响，以获得最佳质量的图像。推荐初学者使用彩色多普勒检查，以确认目标不是血管性结构。

将针尖安全地进至神经附近有两种标准进针方向。

平面内穿刺针显影技术 将穿刺针以侧向、与传感器的长轴平行进行穿刺（图 9.7）。当穿刺针从传感器下方经过时，可见

图 9.5　各向异性示例:(a)探头垂直于神经,神经显示为高亮、高回声;(b)探头与神经成角,神经显示为较暗、低回声

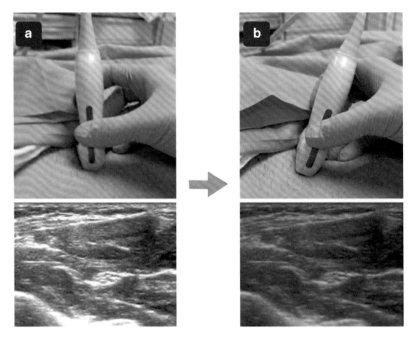

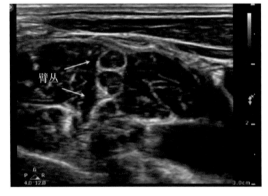

图 9.6　近端神经束超声图像与血管结构相似

整根穿刺针图像(图 9.8)。为了完整地显影穿刺针,穿刺针的轨迹必须位于换能器正中且与之平行。推荐初学者在实施外周神经阻滞时使用平面内穿刺针显影技术。

平面外穿刺针显影技术　穿刺针于传感器中线处,垂直于传感器长轴进针,与皮肤呈大角度(大于 70°～80°)穿刺(图 9.9)。针尖仅在经过换能器下方时显示为高回声的点(图 9.10)。这项技术的安全和成功实施依赖于针尖的精确显影,这需要对穿刺针和探头有较强的空间控制能力。

成功实施外周神经阻滞有两种针头 / 注射器标准组合装置。

手持注射器技术　这是一种单人操作技术。操作者通常将针头连接到 10 ml 的控制注射器上。在这种技术中,操作者控制穿刺、回抽和注射麻醉药。通过这种单人操作方法操作者可以感知到触觉反馈。

手持穿刺针技术　这是一种双人操作技术。用静脉输液管连接穿刺针和装有麻醉药的注射器。操作者持穿刺针直接穿刺皮肤表面,当到达合适的位置时嘱另一名操作者回抽,然后注射局麻药。

目前尚未明确上述两种技术哪种最佳[7]。虽然手持穿刺针为操作者提供了更精确的针尖导向,但操作者失去了回抽和注射的触觉反馈。在繁忙的急诊环境中,手持穿刺针技术需要两名人员参与,而手持注射器技术可以由一名人员完成,这可能使操作者更青睐于该技术。

外周神经阻滞后的照护极其重要。麻醉医师意欲麻醉的目标是部分肢体,麻醉的肢

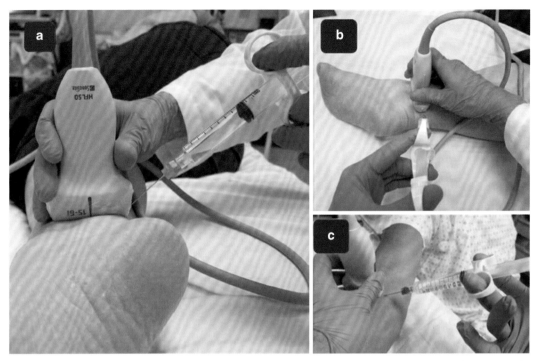

图 9.7　正确的平面内穿刺针显影技术，穿刺针与超声探头长轴平行。（a～c）平面内穿刺针显影操作的所有示例

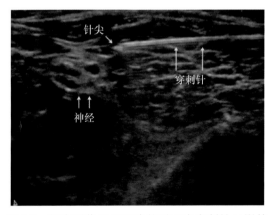

图 9.8　超声图像显示正确的平面内穿刺针显影技术，整根穿刺针可见

体应该贴上无法消除的标记，描述所实施的阻滞类型以及阻滞完成的日期和时间。护士应意识到患者已被实施外周神经阻滞，应该对肢体进行适当的护理，包括合适的加垫和体位、夹板固定和必要时冰敷。会诊医师也应了解到实施了阻滞，并就已使用的局麻药和预期的阻滞持续时间进行沟通。

超声引导的优势

超声引导为急救场景中的外周神经阻滞提供了许多潜在益处。反复穿刺和重定向可能会延长手术时间，并使患者在外周神经阻滞期间遭受不必要的疼痛和伤害，超声引导减少了了这些情况的发生。具体来说，操作者利用超声看到目标神经，在实时显影下进针，并监控局麻药的扩散。超声不仅可以显示神经，还可以显示其他邻近的重要结构（动脉、静脉、肌腱等），并且减少了意外穿刺到这些结构的发生率。这避免了局麻药意外入血，最大限度地减少局麻药中毒的发生。总体而言，实时超声引导降低了神经内注射引起的神经病变、意外血管内注射引起的全身毒性以及其他并发症（如气胸、内脏损伤等）的风险[1]。超声引导可同时显影解剖结构和穿刺针，提高了操作者在实施麻醉药液浸润过程中的精确度，进而缩短起效时

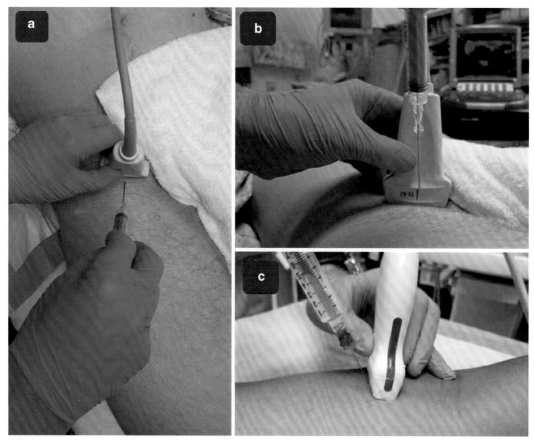

图 9.9 平面外穿刺针显影技术中正确的穿刺针放置，穿刺针置于传感器中线处，垂直于超声探头长轴（a ～ c）

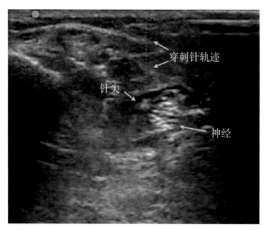

图 9.10 超声图像显示正确的平面外穿刺针显影技术，可见高回声针尖

间、增加阻滞成功率、减少操作时间[1-2]。由于操作者可见局麻药在神经周围的扩散，并可以根据需要调整针尖位置以优化局麻药

的分布，因此与传统解剖标志定位技术相比，超声引导下神经阻滞实现麻醉效果所需的局麻药量明显减少[1-3]。与程序性镇静不同，超声引导下神经阻滞不需要额外的工作人员，也无需延长术后观察时间。超声引导下神经阻滞已被证实可以缩短住院时间，减少住院费用，提高患者满意度[1-3]。

臂丛阻滞：超声引导下肌间沟和锁骨上神经阻滞

臂丛包括 C5 ～ T1 的神经根，支配上肢的运动和感觉。这些神经出颈椎后，位于颈部肌肉正后方，在进入上肢之前与锁骨下动静脉汇合。臂丛可在多处进行阻滞，这取决于简单的超声解剖的扫描和需要处理的损伤部位。在臂丛穿出脊柱进入上肢前，颈部的肌间沟和锁骨上窝的锁骨下动脉外侧是最常见的区域阻滞位置。肌间沟臂丛神经阻滞通常阻滞C5 ～ C7 的神经根，适用于肱骨中段及近端损伤。锁骨上臂丛神经阻滞通常为肱骨中段到手的损伤提供镇痛。对于初学者来说这是简单的推断，实际上手和腕部的神经支配极其复杂。

超声引导下肌间沟神经阻滞

解剖

由前、中斜角肌形成的肌间沟是肌间沟神经阻滞（interscalene nerve block）的位置。肌间沟位于环状软骨水平胸锁乳突肌锁骨头后方，内侧缘为前斜角肌，外侧缘为中斜角肌。C5 ～ C7 神经根位置非常表浅，在颈部前、中斜角肌之间。C8 和 T1 神经根位置较深，常难以显影。需要识别的体表标志包括位于前斜角肌内侧的颈动脉和颈内静脉。胸膜线位于较尾侧，如果阻滞位置恰当且操作过程中保持针尖在超声图像清晰显影，则应无被刺穿的风险。

适应证

肌间沟神经阻滞为上肢近端（包括肩部和肱骨近端）提供麻醉。通常，对于上肢近端损伤（烧伤、肱骨近端骨折等）的患者，采用该阻滞控制疼痛。在上臂严重撕裂伤修复术、脓肿切开引流术和盂肱关节复位术中，肌间沟臂丛神经阻滞也是辅助或替代程序性镇静的理想方法。

禁忌证

因为局麻药在前斜角肌表面筋膜扩散导致膈神经阻滞，所以肌间沟神经阻滞几乎总会导致一过性的同侧膈肌麻痹[8]。在无肺功能障碍的健康患者中，关于同侧膈神经麻痹临床意义的争论一直存在。超声引导提高了穿刺的精准度，减少了成功阻滞所需的麻醉药量，理论上降低了膈神经麻痹的发生[9]。对于肺功能储备较差的患者，如重度 COPD、限制性肺病和严重阻塞性睡眠呼吸暂停的患者，要谨慎使用肌间沟神经阻滞。此外，交感传入链或喉返神经也可能被意外麻醉，暂时性 Horner 综合征（上睑下垂、瞳孔缩小和额部无汗）或暂时性声音嘶哑罕见。此外，肌间沟神经阻滞不应用于对侧喉神经麻痹的患者。与前述所有超声引导下神经阻滞相同，不建议对有血管损伤风险、已有神经损伤或间室综合征高风险的患者进行此操作。

设备 / 探头选择

肌间沟神经阻滞采用高频线阵探头。多数患者通常选择 20 ～ 22 G、3.5 英寸 /9 cm 的腰椎穿刺针。应使用标准的神经阻滞材料，在引言部分已有阐述。

准备 / 操作前评估

对患者应进行心电监护，取直立位或半卧位，头部向健侧旋转 30°。超声系统应放置在阻滞部位对侧，便于在穿刺操作过程中观察屏幕。由于肌间沟神经阻滞位置浅表且使用平面内技术，因此患者应取轻微抬高的仰卧位。这使得操作者可以将穿刺针水平地进入肌间沟，并在整个过程中改善穿刺针的显影效果。

操作前应进行超声探查扫描。第一，将高频线阵探头横向放置在患侧颈部环状软骨水平（图 9.11）。第二，找到颈动脉和颈内静脉，然后缓慢地向外滑动探头，直到显示

图 9.11　肌间沟神经阻滞
患者体位和探头位置

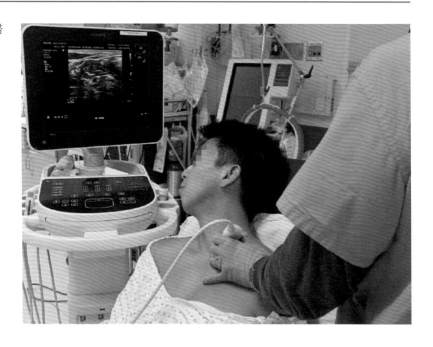

胸锁乳突肌（sternocleidomastoid，SCM）的
浅头（图 9.12）。第三，识别位于胸锁乳突

肌深面的前、中斜角肌。前、中斜角肌分别
是肌间沟的内、外侧缘。第四，识别位于

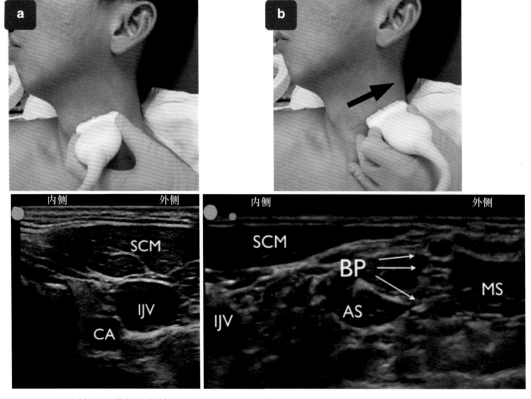

图 9.12　肌间沟神经阻滞探头的放置。（**a**）识别颈动脉（CA）和颈内静脉（IJV）；（**b**）向外侧滑动探头识
别胸锁乳突肌（SCM）、前斜角肌（AS）和中斜角肌（MS），以及斜角肌之间的臂丛（BP）

前、中斜角肌之间的臂丛神经根。在肌间沟，臂丛的 C5 ～ C7 神经根被包裹在一起，呈低回声的圆形或卵圆形结构垂直排列，俗称"交通信号灯"征。C8 和 T1 神经根也可以在超声上显示，但位置更深。建议临床医师使用彩色多普勒，以确保无回声部分不是血管结构，并且穿刺针没有穿过未预见的静脉或动脉。使用彩色多普勒的临床医师应熟悉特定参数（例如脉冲重复频率）的处理，以确保检测到流量较小的血管系统。

通常，仅靠在颈部环状软骨水平处简单地向外滑动超声探头来显影神经根可能颇具挑战性。另一种方法是识别位于锁骨上窝的臂丛，然后向近侧移动探头至肌间沟。在

这种方法中，第一，将换能器在锁骨上窝处平行于锁骨放置（图 9.13）。第二，将换能器向尾部扫描，直到在横断面上看到锁骨下动脉。第三，显示位于锁骨下动脉外侧的臂丛。这一节段的臂丛超声图像呈现为"葡萄串状"或"蜂窝状"。第四，沿臂丛走行向上扫描，直到显示出肌间沟内"交通信号灯"样图像的神经根、前斜角肌的内侧缘和中斜角肌的外侧缘。

操作

实施肌间沟臂丛神经阻滞，推荐初学者采用由外向内的平面内入路法。皮丘应该位

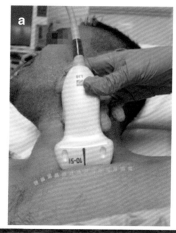
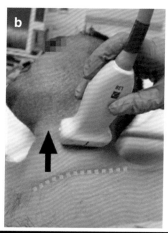
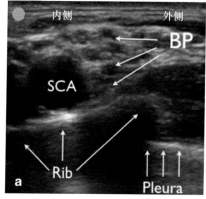
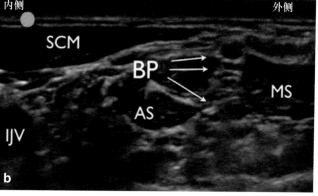

图 9.13　肌间沟神经阻滞时超声探头的另一种初始位置：（a）超声探头放置在锁骨上窝紧邻锁骨（虚线所示）上方处，识别锁骨下动脉（SCA）、下方的肋骨（Rib）和胸膜（Pleura）、外侧的臂丛（BP）。（b）然后将探头向头侧移至肌间沟，识别与前斜角肌（AS）、中斜角肌（MS）毗邻的臂丛（BP），内侧的颈内静脉（IJV）和上方的胸锁乳突肌（SCM）

于超声探头的正侧面。选择 20～22 G、3.5 英寸的穿刺针，于换能器外侧平行于长轴穿刺（平面内技术）（图 9.14）。针尖应能清晰显影，缓慢穿过中斜角肌到达肌间沟的外侧缘。建议缓慢多次注入 1～2 ml 药液，直至 10～20 ml。临床医师注射麻醉药前应回抽以确保无血管穿刺，并在超声屏幕上清楚地显示麻醉药扩散的无回声区。如果针尖在合适的位置，局麻药将沿着中斜角肌和肌间沟内的神经根之间的筋膜平面扩散。通常，臂丛周围的低回声麻醉药形成的"甜甜圈征"是阻滞成功的标志。然而"甜甜圈征"并非必需，将针尖置于臂丛神经鞘和中斜角肌之间的潜在间隙通常就足以阻滞成功[10]。

并发症

即使与血管、神经和肺尖非常接近，超声引导下肌间沟臂丛神经阻滞也能够被掌握并成功实施。一旦掌握了平面内技术，超声引导可以提供精准的针尖定位并减少所需的麻醉药量，这使操作变得相对安全。不常见的并发症包括导致呼吸损害的一过性膈神经麻痹、气胸和意外血管穿刺。由于肌间沟臂丛神经阻滞部位靠近膈神经（前斜角肌的内侧），在对肺储备功能较差的患者进行阻滞时应小心谨慎。此外，交感神经链可能会被意外阻滞，导致暂时性霍纳综合征（Horner's syndrome）。预防交感神经链损伤的最好方法是针尖在筋膜平面下且远离神经束注射小剂量麻醉药。理论上存在医源性气胸的风险；然而，在喉部水平进行操作并且保持针尖清晰可见，肺穿刺就不会发生。在肌间沟内，颈横动脉通常走行于臂丛的外侧和尾侧，很少穿过臂丛。一旦辨别出肌间沟和臂丛，使用彩色多普勒超声，以确保颈横动脉并未穿行于臂丛。如果该动脉穿过臂丛，则不应在肌间沟处进行阻滞。

图 9.14 （a）肌间沟神经阻滞穿刺针和超声设备的正确放置。（b）平面内超声下穿刺针位于斜角肌和臂丛之间的潜在间隙内。SCM，胸锁乳突肌；AS，前斜角肌；MS，中斜角肌；IJV，颈内静脉；BP，臂丛

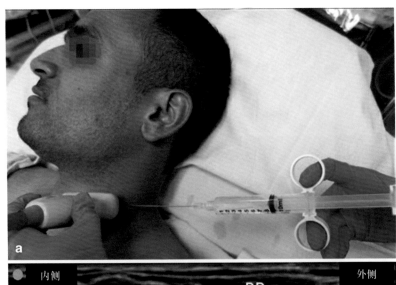

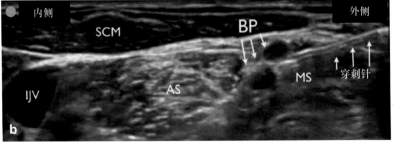

注意事项 / 难点

通常，超声引导下肌间沟神经阻滞的范围并不总能包括 C8 和 T1 神经根，因此对肱骨中 / 远端、肘部、前臂、手腕和手部的损伤无法达到一致的麻醉效果。对于上肢远端损伤，推荐进行锁骨上臂丛神经阻滞。

与临床实践相结合

超声引导下肌间沟神经阻滞是上肢近端损伤的上佳选择，包括肩部 / 三角肌烧伤、撕裂伤、肩关节脱位和肱骨近端骨折。

循证

2008 年，Stone 等在一项小型前瞻性研究中显示，与上肢急症的程序性镇静相比，肌间沟神经阻滞可减少住院时间[11]。2012 年，Blaivas 等的一项研究指出，与程序性镇静相比，肌间沟神经阻滞可缩短肩关节脱位患者的住院时间[12]。

> **要点**
>
> - 肌间沟神经阻滞适用于肩部和上臂的手术。
> - 通常选择由外向内穿刺，以避免伤及位于前斜角肌前方的膈神经。
> - 由于肌间沟神经阻滞会导致同侧膈神经麻痹，故应谨慎对待有肺功能障碍的患者。

超声引导下锁骨上神经阻滞

解剖

锁骨上臂丛神经阻滞（supraclavicular brachial plexus block）在锁骨上窝实施。在此处，臂丛与锁骨下动脉毗邻，远端主干位置表浅，支配除上臂内侧感觉（T2，肋间臂神经）以外的整个上肢的运动和感觉。此外，肩胛上神经和腋神经在锁骨上窝处由臂丛分出，故该阻滞对上肢近端损伤效果不佳。

适应证

超声引导下锁骨上臂丛神经阻滞可用于上肢远端到肩 / 肱骨近端的损伤。常见的急救医学适应证包括肱骨中下段骨折、肘关节脱位或骨折、前臂创伤或骨折以及桡骨远端骨折。

禁忌证

据报道，在无超声引导的情况下行锁骨上神经阻滞的患者中，有高达 50% 的患者出现一过性同侧膈神经麻痹[13]。超声引导使进针更准确和麻醉药量使用更少，可减少这些并发症的发生。同样，推荐对于患有慢性肺部疾病的患者，如严重的 COPD、限制性肺部疾病和严重的阻塞性睡眠呼吸暂停时，应慎重实施操作。由于锁骨上窝臂丛位置表浅，理论上发生医源性气胸的风险更大。在探查扫描中确定胸膜位置，整个过程中保持针尖清晰可见将大大降低医源性气胸的发生率。锁骨上神经阻滞不应用于有血管损伤、已有神经损伤或间室综合征高风险的上肢损伤中。

设备 / 探头选择

锁骨上神经阻滞应选择高频线阵探头。根据体型和体表解剖标志，使用不小于 21 ~ 25 G、1.5 英寸的穿刺针。对于体型较大的患者，可能需要 20 ~ 22 G、3.5 英寸的腰穿针。

准备 / 操作前评估

患者取仰卧位或半卧位，并对其实施心电监护，头部向健侧旋转30°，在患侧肩下垫小枕头或毛巾，以最大限度地显露锁骨上窝。超声设备应放置于神经阻滞的对侧，为操作者提供清晰的视野。

操作前进行探查扫描。首先，将探头横向放置在锁骨上窝，与锁骨平行，探头标记指向患者右侧（图9.15）。将探头向尾部做扇形扫描，直至确认搏动的锁骨下动脉。臂丛位于锁骨下动脉的外侧，超声图像呈"葡萄串状"或"蜂窝状"。第一肋位于锁骨下动脉深面，呈线性高回声结构。紧贴第一肋下方的是伴有肺滑动征的壁层胸膜。其次，

使用彩色多普勒观察臂丛处，以确保无血管结构伴臂丛走行。颈横动脉或肩胛背动脉可走行于臂丛附近，探查扫描可预防意外的血管穿刺。

操作

推荐初学者采用由外到内的平面内入路方法。根据探查扫描情况，在传感器的外侧进行局部皮丘浸润。根据患者体型和体位，选择21～25 G、1.5英寸穿刺针或20～22 G、3.5英寸穿刺针，与皮肤表面呈20°～30°，于探头外侧采用平面内技术进行穿刺（图9.16）。使用平面内技术，缓慢推进穿刺针至臂丛的外侧缘。注射1～3 ml的局麻药，以确保穿刺针位置正确，显示麻醉药物在臂丛周围扩散的超声图像。达到理想的阻滞效果需要约20～30 ml的局麻药。

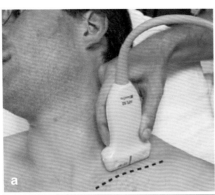

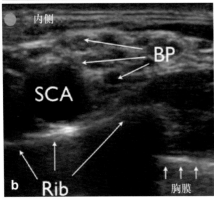

图9.15　（a）实施锁骨上神经阻滞时正确的患者体位和探头位置：线阵探头置于锁骨（虚线所示）正上方的锁骨上窝处。（b）锁骨上窝处超声标志包括（i）锁骨下动脉（SCA），（ii）臂丛（BP），（iii）第一肋（Rib），（iv）胸膜

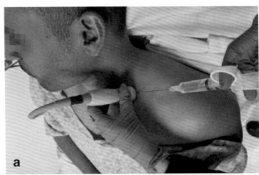

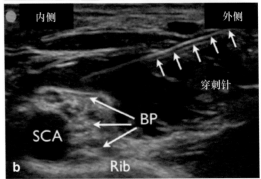

图9.16　（a）锁骨上神经阻滞超声探头和穿刺针的正确放置。（b）臂丛（BP）周围成功注药的局麻药、平面内的穿刺针、第一肋（Rib）、锁骨下动脉（SCA）

并发症

锁骨上窝的臂丛与血管结构和胸膜极为接近。首先，超声引导确保穿刺针位置准确，可降低血管穿刺的风险。此外，使用彩色多普勒对于确认颈横动脉或肩胛背动脉是否与臂丛伴行很有必要。其次，胸膜与臂丛紧邻，有必要放平进针角度来降低气胸的风险。超声引导将确保正确的穿刺路径。此外，适当的患者体位可使操作者能够放平角度进针。再次，一过性同侧 Horner 综合征虽然不像肌间沟神经阻滞那样普遍，但也可能发生。超声引导下靶向穿刺使阻滞更精确，局麻药用量更少，可降低交感神经阻滞的风险。最后，50% 的患者发生同侧膈神经麻痹。对肺储备较差的患者实施此阻滞时应谨慎操作。

注意事项 / 难点

超声引导下锁骨上神经阻滞位置表浅，且极为接近肺尖和锁骨下动脉。适当的患者体位可确保穿刺针以平坦角度到达臂丛外缘，以降低血管穿刺或气胸的风险。此外，初学者早期很难定位臂丛神经。向尾部倾斜超声探头有助于显影。在锁骨上窝至肌间沟间向上向下追踪臂丛，有益于了解臂丛的完整走行。

与临床实践相结合

超声引导下锁骨上神经阻滞是用于肱骨中远段、肘部、前臂和手腕损伤的理想方法。由于超声解剖图像清晰、上肢损伤发生率高，超声引导下锁骨上臂丛神经阻滞对急诊医师是一项非常有价值的工具。超声引导大大减少了对邻近结构（肺尖和锁骨下动脉）意外穿刺的担忧，并使这一非常有用的

单次注射阻滞整合到临床急救医学实践中。

循证

2009 年，Perlas 等提出超声引导下锁骨上神经阻滞能安全有效地用于上肢损伤[14]。超声引导下锁骨上神经阻滞在儿童患者中也被证明是安全有效的，并且比锁骨下阻滞更快实施[15]。

要点

- 锁骨上神经阻滞适用于上肢远端 / 肱骨近端的急诊上肢手术。
- 考虑到这种阻滞位置表浅且非常接近肺和血管结构，在整个操作过程中应该使针尖清晰可见，以降低气胸和血管穿刺的风险。

超声引导下颈浅神经丛阻滞

解剖

颈浅神经丛（superficial cervical plexus，SCP）起源于第 1 ～ 4 颈神经的前支，分出枕小神经（C2）、耳大神经（C2 和 C3）、颈横神经（C2 和 C3）和锁骨上神经（C3 和 C4）四个终末分支。颈浅神经丛支配颈前外侧、枕骨外侧、耳和肩部的皮肤及浅表结构的感觉（图 9.17）。所有分支都在胸锁乳突肌（sternocleidomastoid，SCM）后缘的中点穿出（图 9.18）。颈深神经丛由 C1 ～ C5 后支组成，仅由运动神经组成，支配颈部大部分肌肉，并形成膈神经。颈丛行走于颈神经通路，前界为胸锁乳突肌筋膜，后为椎旁筋膜[16]。

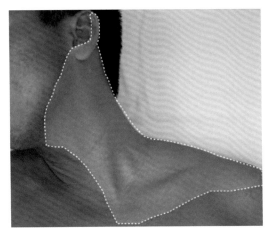

图 9.17　颈浅神经丛支配的感觉分布

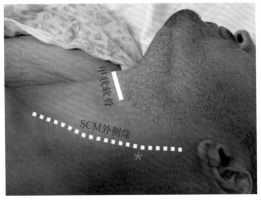

图 9.18　颈部胸锁乳突肌（SCM）外侧缘的穿刺点（星号）

适应证

SCP 支配耳郭、肩锁关节和锁骨这些常易损伤但难以阻滞的结构。SCP 还部分支配颈前外侧的深部结构（包括颈动脉和颈内静脉），这些结构更易通过颈深神经丛达到完全阻滞。超声引导下颈浅神经丛阻滞可用于锁骨骨折的患者、超声引导下颈内静脉导管置入前的区域麻醉和耳垂损伤修复，也可用于颈部浅表脓肿的切开和引流[17-20]。

禁忌证

SCP 完全由颈神经的感觉支组成，在 C4 水平实施阻滞时应谨慎，应在超声引导下予以小剂量麻醉药物。虽然意外阻滞颈深丛引起膈神经阻滞导致同侧膈肌麻痹的风险很低，但临床医师应该意识到该并发症发生的可能性[21-22]。特别在处置合并中度到重度肺功能障碍的患者时应谨慎，操作者应认识到这种非常低但确实存在的可能性。

患者体位

患者通常采用仰卧头部侧偏或侧卧位术侧向上的体位（图 9.19）。这种体位便于操作者操作且使操作部位表面平坦，以减少探头不必要的移动。与其他超声引导下神经阻滞相同，超声系统置于患者对侧，使患者和操作者能够清楚地看到超声屏幕。

设备 / 探头选择

应使用高频线阵探头在颈前外侧对 SCP 探查成像。推荐使用 20 ～ 23 G、1.5 英寸穿刺针和装有局麻药的 10 ml 注射器。对于严重肥胖的患者，可能需要 3.5 英寸的穿刺针。

探查扫描

在颈前甲状软骨水平放置线阵高频探头（探头标记指向内侧，即朝向甲状腺），在此水平定位熟悉的解剖结构（颈内静脉、颈动脉、甲状腺和胸锁乳突肌）。缓慢地向头侧移动换能器显示甲状腺上极（大约 C4 水平），然后向外移动，直到 SCM 逐渐缩小为鸟嘴样图像。在此水平，SCP 在 SCM 下方和肩胛提肌正上方，显示为排状分布的低回声小卵圆形结构（图 9.20）。与其他神经的超声图像不同，SCP 不会出现清晰的"蜂窝状"图案，利用麻醉药在 C4 水平轻轻打开 SCM 肌肉下的间隙即可。轻压探

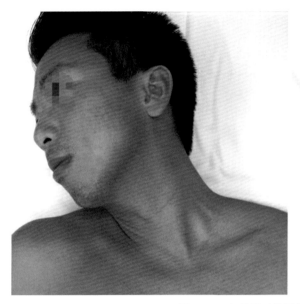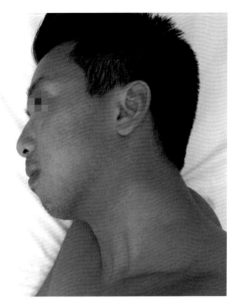

图 9.19　患者置于仰卧位和右侧卧位

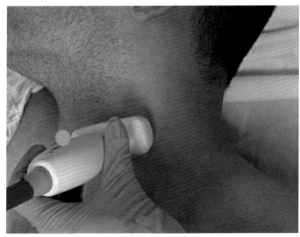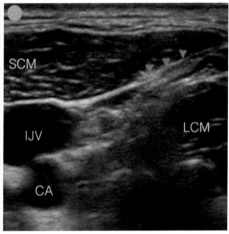

图 9.20　探头置于颈部及相应的超声图像。SCM，胸锁乳突肌；IJV，颈内静脉；LCM，肩胛提肌；CA，颈动脉

头，以确认可能存在的浅静脉，如颈外静脉亦可能显影。亦可应用彩色多普勒评估血管结构。

操作

　　虽然超声引导下 SCP 阻滞在平面外和平面内均可完成，但推荐初学者采用后者。识别 SCP 后，在传感器的外侧进行局部皮丘浸润麻醉。穿刺针由皮丘处穿入皮肤，缓慢地进到 SCM 正下方，进入 SCP 的筋膜平面。由于进针角度小，应能清晰显影针尖接近 SCP 的过程（通过皮肤，至颈阔肌，到椎前筋膜）（图 9.21）。回抽确认未穿刺到血管，然后在 SCM 和肩胛提肌之间的筋膜平面内缓慢注入 1～2 ml 的局麻药。针尖不应横穿 SCM 的中点，以降低麻醉药进入颈深丛的概率。保持针尖清晰显影，继续注入 8 ml 局麻药。

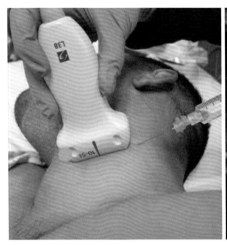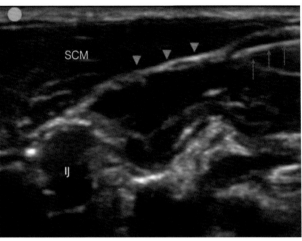

图 9.21　穿刺阻滞颈浅神经丛。SCM，胸锁乳突肌；IJ，颈内静脉

并发症

由于颈部血管和 SCP 非常接近，血管内注射存在可能。平坦的进针角度可使针尖清晰显影，减少 LAST 或 PNI 的发生率。如果未在 C4 水平（甲状腺上极）注入麻醉药，或注入大量麻醉药（＞10 ml），则可能会发生颈深神经丛阻滞。已有发生一过性膈神经麻痹和 Horner 综合征的相关报道，建议超声科医生在注射麻醉药前确认大致的颈椎水平[23]。

注意事项 / 难点

使用渐进式的标准方法定位 SCP 时可能会存在问题。在 SCM 下注射麻醉药之前，超声医师应确保注射点位于甲状腺上极（C4 颈椎水平）。此外，必须清晰显影针尖，以确保麻醉药不会被注入较深的部位。虽然血管结构在颈外侧浅表并不常见，但建议在注入局麻药之前使用彩色多普勒以确保安全的穿刺路径。

与临床实践相结合

超声引导下 SCP 阻滞是用于锁骨骨折、

颈部浅表脓肿切开引流、耳垂损伤、中心静脉置管导致的疼痛的理想阻滞方法。通过简化版渐进定位法和针尖清晰显影，这种新的操作方法将会被多数临床医师用于其临床实践中。

循证

Shteif 等在 2008 年报道了 SCP 阻滞在下颌下和颏下脓肿引流中的应用[20]。2012 年，Herring 等描述了 SCP 阻滞在治疗急诊锁骨骨折中的有效性[16]。2014 年，Ciftci 等阐述了 SCP 阻滞如何安全有效地用于儿童血液透析导管的置入[24]。

要点

- 颈浅神经丛阻滞可为耳郭、肩锁关节和锁骨提供麻醉，这些部位的损伤常见但难以阻滞。
- 操作者应使用平坦的进针角度，以确保不会出现颈深神经丛阻滞。

超声引导下前臂神经阻滞

解剖

正中神经（median nerve）、桡神经和尺神经由臂丛分出的束组成。正中神经起源于内侧束和外侧束，由 C5 ～ T1 神经根组成。它沿上臂内侧向下走行，在肘窝跨过肱动脉，于前臂前侧的指深屈肌和指浅屈肌之间穿行。它为手掌的桡侧、拇指和示指的掌侧、中指、无名指桡侧提供感觉神经支配，最佳探查显影和阻滞位置在前臂掌侧中部。

桡神经（radial nerve）起源于后束，由 C5 ～ T1 神经根组成。桡神经在肱骨中段由外侧旋向内侧，在肘窝前走行，在前臂走行于桡动脉外侧。桡神经支配手背桡侧、拇指、示指、中指，以及无名指远端到近端指间关节桡侧的感觉，最佳探查显影和阻滞位置在前臂远端。

尺神经（ulnar nerve）起源于内侧束，由 C8 ～ T1 神经根组成。尺神经从腋窝到手腕沿上肢正中走行。在前臂，尺神经常位于尺动脉的内侧。其支配无名指背侧和掌侧的内侧半指、第五指及手掌相关区域的感觉。在前臂近端尺神经与尺动脉之间稍分开，此处为最佳探查显影和阻滞位置[25-27]。

适应证

手部受伤在急诊室颇为常见。正中神经、桡神经和尺神经支配手到手腕部分，因而前臂神经阻滞是复杂手部撕裂、骨折、烧伤、脓肿引流和多发性手指损伤探查和修复的理想麻醉方法。超声操作人员通过掌握神经感觉支配范围，就可以根据损伤位置提供针对性的麻醉方案。具体地说，尺神经阻滞是拳击手骨折和第四 / 第五掌骨脱位镇痛的理想选择。手掌处易受伤害，手掌撕裂伤的局麻通常相当困难，而正中神经阻滞是其理想的选择。桡神经阻滞可用于手背和大鱼际隆起脓肿引流，并可用于评估手部伸肌结构的损伤情况。临床医师应了解前臂神经阻滞不能提供手腕或前臂的麻醉[28-30]。

禁忌证

合并可疑筋膜间室综合征或血管受损的损伤不应实施阻滞。此外，原有或外伤后神经性失用症的患者也不适合接受超声引导下前臂神经阻滞。在这种情况下，前臂阻滞应与会诊学科（矫形外科、创伤外科、手外科等）讨论后才可进行。

设备 / 探头选择

应使用高频线阵探头。可以使用小号穿刺针，如结核菌素试验针或 25 G 的穿刺针，进行皮肤表面的麻醉。将 1.5 英寸、21 ～ 25 G 的穿刺针与 5 ～ 10 ml 的注射器相连。通常，前臂每个神经使用 3 ～ 5 ml 麻醉药。

探查扫描

探查扫描正中神经和桡神经阻滞时，患者取坐位，手臂后旋外展。前臂过度的旋后便于显影和阻滞尺神经。推荐使用手架支撑前臂，并将超声显示屏放在患侧。合理的患者和设备摆放可使操作者在查看注射部位和超声屏幕时减少头部移动（图 9.22）。

定位正中神经时，将超声探头横向放置，探头标记指向患者右侧。从前臂远端（腕横纹）开始向近端扫描，寻找位于指浅屈肌和指深屈肌之间的筋膜平面内的蜂窝样结构（图 9.23）。此外，由远端向近端微倾探头可以更好地显示神经（即各向异性）。正中神经定位后，在探头外侧 0.5 cm 处予

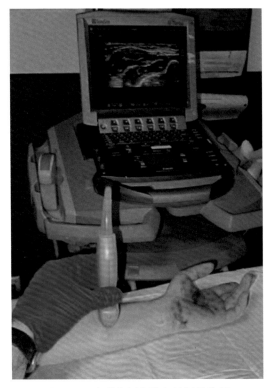

图 9.22　患者和超声设备的摆放位置

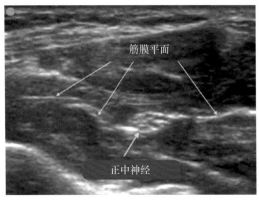

图 9.23　前臂指浅屈肌和指深屈肌之间正中神经的 B 模式超声图像

以 1 ml 利多卡因进行皮丘注射，用于平面内神经阻滞。

　　定位桡神经时，将超声探头横向放置，探头标记指向患者的正左侧。先在前臂远端（腕横纹）处寻找桡动脉。桡神经位于桡动脉的外侧，通常在腕横纹处难以辨认。向近端滑动探头追踪桡动脉，有助于识别高回声蜂窝状结构，即桡神经（图 9.24）。与前臂

近端处尺神经与尺动脉分离不同，桡神经通常与桡动脉相邻，这使得初学者难以清晰地辨认。由远端向近端微倾探头可以更好地显示神经。桡神经定位后，在探头外侧 0.5 cm 处予以 1 ml 利多卡因进行皮丘注射。

　　定位尺神经时，将超声探头横向放置，探头标记指向患者右侧。先在前臂远端（腕横纹）处寻找尺动脉。尺神经位于尺动脉的内侧。向近端扫描，通常尺神经会与尺动脉在前臂中部分开，使得该处意外血管内注射的风险降低，为理想的注射位置（图 9.25）。同样，由远端向近端微倾探头可以更好地显示神经。尺神经定位后，在探头内侧 0.5 cm 处予以 1 ml 利多卡因进行皮丘注射[31]。

操作

　　推荐初学者采用平面内技术，以便在整个操作过程中可以显影针尖。一旦操作者对穿刺技术得心应手，则平面外超声引导下前臂神经阻滞更易实施。尤其是尺神经，如果患者手臂不能过度后旋，这可能会增加麻醉难度。

　　采用平面内技术，从皮丘处以约 30° 进

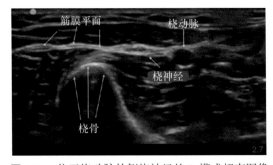

图 9.24　位于桡动脉外侧桡神经的 B 模式超声图像

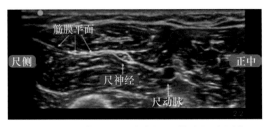

图 9.25　尺神经和尺动脉的 B 模式超声图像

针。穿刺针每次推进 1 ~ 2 cm，确保包括针尖在内的穿刺针完整显影。向紧挨着目标神经的筋膜平面内进针，回抽以确保无血管穿刺，然后注射少量麻醉药（0.5 ~ 1 ml）。正中神经周围包绕着筋膜（图 9.26）。桡神经和尺神经位于筋膜平面之下（图 9.27 和图 9.28）。如果注射测试剂量时超声屏幕上未显示无回声液体，应停止操作，移动超声探头直至针尖清晰显影。一旦针尖达到适当的位置，则可安全注入剩余局麻药。有经验的操作者能够使无回声麻醉药包绕神经（图 9.29、图 9.30 和图 9.31）。

采用平面外技术时，移动探头使目标神经位于探头中间的正下方。使用屏幕的中心标记（在没有此功能的系统中为 M 型线）显示神经可能会减少针重新定向的次数（图 9.32）。以陡峭的角度（75° ~ 80°）在换能器中线附近的皮肤处进行穿刺，注意进针时组织的变形移位。通过从远端到近端扇形微倾探头，可以看到高回声的针尖（图 9.33）。向紧挨着目标神经的筋膜平面进针，回抽

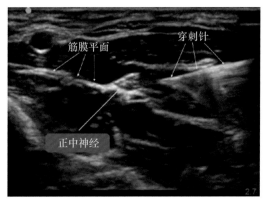

图 9.26 B 模式超声图像下可见穿刺针朝向正中神经进针

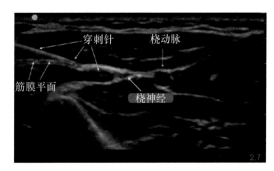

图 9.27 超声图像中显示穿刺针朝向桡神经进针

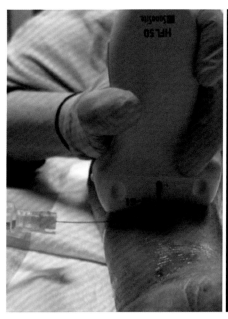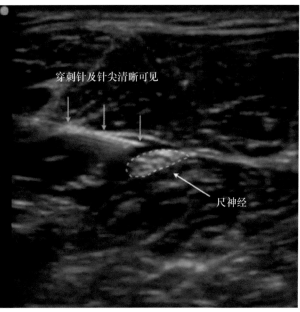

图 9.28 尺神经穿刺阻滞超声图像伴有混响伪影

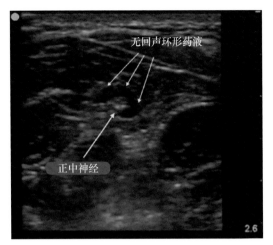

图 9.29　局麻药扩散包绕正中神经形成无回声的环形区域

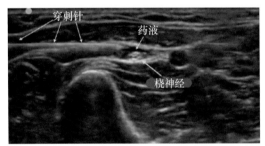

图 9.30　局麻药扩散包绕桡神经形成无回声的环形区域

以确保无血管穿刺，然后注射少量麻醉药（0.5～1 ml）。一旦看见预期位置出现无回

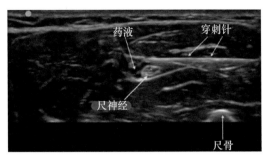

图 9.31　局麻药扩散包绕桡神经形成无回声区

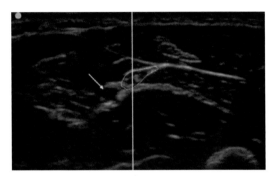

图 9.32　M 模式下尺神经的超声图像。白线对应探头中线，轮廓线内为尺神经，箭头为尺动脉

声区扩散，则提示针尖位置正确，可安全地注入剩余的局麻药。平面外技术使超声科医师在操作过程中无法观察到针尖，这增加了初学者的操作难度。当血管结构不在目标神经后方时推荐使用这种技术[31]。

图 9.33　平面外技术用于尺神经阻滞，可见高回声针尖

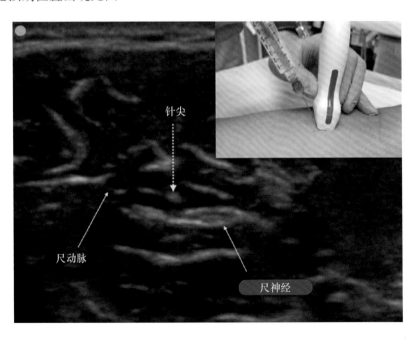

并发症

该阻滞与其他阻滞的潜在并发症相似，包括 LAST 和 PNI。超声操作者选择平面内技术时，应在整个操作过程中尽可能地清晰显影针尖。

注意事项 / 难点

一旦超声操作者掌握了前臂神经的穿刺和超声显影技术，单个穿刺点即可同时阻滞正中神经和桡神经，这可以通过简单地改变针的角度、从桡神经（外侧）向正中神经（内侧）进针实现（图 9.34）。

由于尺神经位于前臂内侧，角度陡峭，它可能最难阻滞。对于前臂不能过度后旋的患者，屈肘使手臂保持在解剖位置时，可以通过平面内技术阻滞尺神经（图 9.35）。

循证

2006 年，Liebmann 等的一项研究显示，在急诊室超声引导下前臂神经阻滞用于手部手术具备可行性[31]。此外，Frenkel 等于2015 年报道了前臂神经阻滞用于患儿手部损伤的镇痛治疗[32]。2016 年，Sohoni 等证明在区域阻滞中超声引导比解剖标志定位方法更有效[33]。

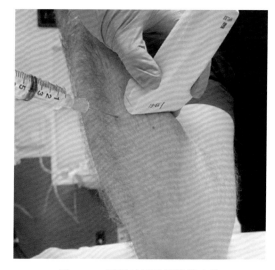

图 9.35　屈肘时尺神经阻滞入路

要点

- 前臂神经阻滞包括正中、桡神经和（或）尺神经阻滞，为部分或全部手和手腕远端提供麻醉。
- 前臂神经阻滞不能给前臂或手腕提供麻醉。
- 如果前臂处的三条神经均需被阻滞，由于患者的体位，平面外穿刺技术在技术上更容易实施。

超声引导下股神经阻滞

解剖

股神经是腰丛的一个分支。它起于 L1—L4 腹侧支，向大腿走行。股神经阻滞在腹股沟韧带股管处进行。该处的股神经位于股动脉的外侧、髂筋膜的正下方、髂腰肌的表面。

适应证

股神经支配股骨、髋关节、大腿前内

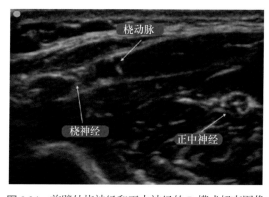

图 9.34　前臂处桡神经和正中神经的 B 模式超声图像

侧、膝以及小腿内侧的感觉。超声引导下股神经阻滞（femoral nerve block，FNB）是下肢近端（膝盖及以上）损伤的理想选择。具体地说，FNB 是一种良好的辅助镇痛方法，可用于股骨粗隆间和粗隆下髋部骨折、股骨骨折、髌骨损伤以及大腿或从膝盖到脚的小腿内侧严重创伤。支配髋部的神经复杂，涉及股神经、闭孔神经和坐骨神经，超声引导下 FNB 不能为髋部骨折手术提供麻醉。然而，超声引导下 FNB 是多模式疼痛策略中的理想工具，有助于减少对静脉阿片类药物的依赖以及并发症，如呼吸暂停、意识模糊和低血压，特别是在老年患者中[34]。

禁忌证

超声引导下 FNB 不应用于存在筋膜间室综合征高危风险的下肢损伤。虽然大腿筋膜间室综合征的风险非常罕见，但在挤压伤和（或）血管损伤的患者中，风险略有增加[35]。此外，对于既往已有或损伤后的神经性麻痹的损伤或创面，不应进行股神经阻滞。与所有神经阻滞类似，禁用于未获得患者同意、血流动力学受影响或对局部麻药过敏的情况。条件允许的情况下，实施股神经阻滞的决定应始终与会诊科室（矫形外科、创伤外科等）进行沟通[36]。

设备 / 探头选择

实施股神经阻滞应该使用高频线阵换能器（尽可能使用较大的接触面）。通常可以使用 20 ～ 22 G、3.5 英寸的腰穿针。应使用标准的神经阻滞耗材，已在引言章节中讨论。

准备 / 操作前评估

患者应处于仰卧位，并进行心电监护。超声系统应放置在患肢对侧，以便于操作者

在整个过程中查看屏幕。

操作前应进行探查扫描。首先，暴露腹股沟识别大腿近端和腹股沟韧带（图 9.36）。其次，将线阵探头横向放置于腹股沟韧带处，使探头标记指向患者右侧。再次，找到合适的标志物（图 9.37）。股动脉（femoral artery，FA）超声表现为搏动性血管（无回声）结构，为床旁深静脉血栓（deep venous thrombosis，DVT）检测的临床医师所熟悉。股静脉（femoral vein，FV）位于内侧，非搏动性，轻度到中度施压时易塌陷。推荐在股动脉分叉和股深动脉的正上方寻找股神经。股神经位于股动脉的外侧，呈高回声的"蜂窝状"三角形结构。股神经结构的上方是髂筋膜，下方是髂腰肌。将探头向尾端扇形倾斜，使超声波束垂直于神经纤维（即各向异性）可改善股神经的超声显示。应利用股神经的解剖定位和三角形特征进行识别和引导穿刺。在穿刺到位后，注入少量的生理盐水或局麻药打开潜在的腔隙，使股神经清晰显影。

操作

为了能清晰显影针尖，推荐初学者采用平

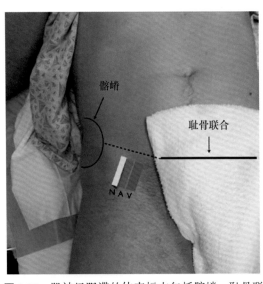

图 9.36　股神经阻滞的体表标志包括髂嵴、耻骨联合、股神经（N）、股动脉（A）和股静脉（V）

图 9.37 （a）股神经阻滞超声探头的放置。（b）髂筋膜下、股动脉（FA）和股静脉（FV）外侧的股神经的超声确认

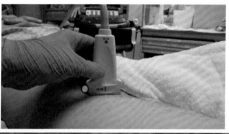

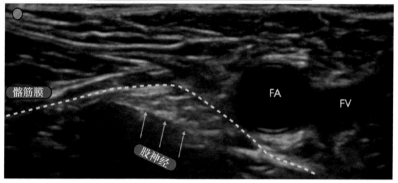

面内技术，由外向内侧入路。第一，根据探查扫描结果确定合适的穿刺位置（图 9.38）。穿刺点位于线阵探头外侧约 1 cm 处。第二，使用局麻药在穿刺点进行皮丘注射。第三，使用 20 ～ 22 G、3.5 英寸的穿刺针小角度进针，以确保针尖清晰显影。第四，使用平面内（从外侧到内侧）入路，缓慢将针尖送至髂筋膜下、股神经外侧。针尖位于髂筋膜下方后，注入少量（1 ～ 2 ml）生理盐水或局麻药。如果穿刺针位置适当，药液向上推动髂筋膜。这项技术有助于打开潜在的筋膜平面，更好地显影股神经束（特别是显影困难的肥胖或年长患者）。随着无回声的麻醉药或生理盐水的扩散，针尖再定位更为容易，且针尖缓慢推进更接近神经束。第五，穿刺针达到最佳位置后，多次注入少量局麻

图 9.38 （a）股神经阻滞时超声探头和穿刺针的正确位置。（b）髂筋膜下方穿刺针平面内显影技术，注入的局麻药包绕股神经（FN）且远离股动脉（FA）和股静脉（FV）

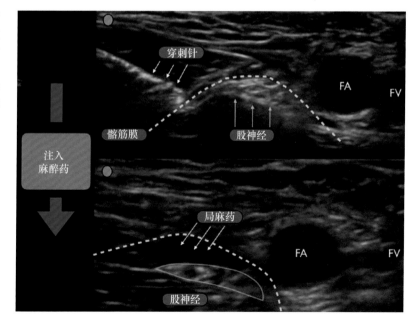

药 3 ～ 5 ml，总量 20 ～ 30 ml。髂筋膜下、股神经上方出现低回声局麻药液层提示阻滞成功。

并发症

股神经与股动脉和股静脉相邻。股神经阻滞可能存在穿刺血管的风险，操作全程保持超声下针尖显影可降低血管内注射的风险。此外也存在较低的神经内注射的风险。超声显示针尖位于髂筋膜下且不在神经束内，将减少神经内注射和相关的 PNI 的概率[37]。如果在阻滞过程中的任何时刻未显示出针尖，立即停止注射，并调整穿刺针和（或）探头，直至针尖再次清晰显影。具体地说，针尖在股神经束外侧 1 cm 处即可完成阻滞，并且血管穿刺或神经内注射的风险最低。

注意事项 / 难点

髋部骨折应行股神经阻滞，但由于支配髋部的神经复杂，股神经阻滞不能达到完全 / 手术镇痛要求。

虽然大腿筋膜间室综合征的风险极低，但对于有挤压伤、血管受损或既有神经损伤的患者应格外谨慎。

与临床实践相结合

股神经阻滞是髋部骨折和股骨骨折的确切的辅助止痛方法，可以减少静脉阿片类药物的不良反应。

循证

Fletcher 等在 2003 年发表的一项研究证明，在急诊科股神经阻滞是股骨颈骨折安全有效的镇痛方法[38]。2007 年，Mutty 等表明在急诊科股神经阻滞是股骨干和股骨远端骨折安全有效的麻醉方法[39]。2013 年，Beaudoin 等研究显示与单纯全身阿片类药物相比，超声引导下股神经阻滞治疗髋部骨折显示出安全有效的止痛疗效[34]。2005 年，Karagiannis 等提出，在发生股骨干骨折时，没有证据表明股神经阻滞会延迟大腿筋膜间室综合征的诊断[35]。

> **要点**
> - 股神经阻滞是膝及以上的下肢近端损伤的理想选择。
> - 超声引导下股神经阻滞对囊内和囊外髋部骨折患者均有效。
> - 推荐采用由外向内的穿刺方法，可使针尖清晰显影。
> - 髂筋膜下、股神经上方低回声局麻药液层可提示阻滞成功。

超声引导下坐骨神经远端阻滞

解剖

远端坐骨神经起源于腰骶丛的 L4 ～ S3 神经根。坐骨神经在大腿后侧向腘窝走行，位置由深逐渐变浅。在腘窝的近端，坐骨神经内侧为半膜肌和半腱肌，外侧为股二头肌。腘窝上 7 ～ 10 cm 处，坐骨神经分成胫神经（内侧）和腓总神经（外侧）。坐骨神经可在走行中的任何位置被阻滞，腘窝处坐骨神经位置表浅，是最佳的远端阻滞位置。

适应证

远端坐骨神经支配膝以下的大部分下肢，是踝、胫骨 / 腓骨远端骨折和足部损伤的理想阻滞部位。小腿内侧由隐神经（股神

经的远端分支）支配，坐骨神经阻滞不能提
供该部位的麻醉。

禁忌证

任何可能导致间室综合征的损伤都是
实施远端坐骨神经阻滞的相对禁忌证。众所
周知，高能量损伤，如单一胫骨或胫腓骨中
段骨折，发生筋膜间室综合征的概率高。此
外，挤压伤或任何与血管受损相关的损伤，
在超声引导下在腘窝内行坐骨神经远端阻滞
前，应与会诊科室（矫形外科、创伤外科
等）进行详细讨论。

患者体位

如可能应使患者置于俯卧位，以便于暴
露腘窝和下肢后侧（图 9.39a）。对于不能俯
卧的患者（如颈椎固定），抬起并支撑患肢，
保持膝关节轻微屈曲。最好的方法是用毯子
或枕头支撑脚部，使腘窝和病床间形成放置
超声探头的空间（图 9.39b）。两种体位均可
用于腘窝处坐骨神经阻滞，而俯卧位的技术
难度更小。

设备 / 探头选择

使用高频线阵探头对腘窝内远端坐骨神
经进行成像。考虑到远端坐骨神经在腘窝内
的深度和中线位置，推荐使用 20 G 或 22 G、
9 cm 的腰穿针。

探查扫描

阻滞准备，首先将线阵高频探头置于
腘窝横纹处，探头标记指向患者右侧，识别
腘动脉和腘静脉。胫神经通常位于腓静脉上
方，呈高回声的"蜂窝状"结构（图 9.40）。

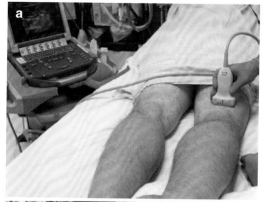

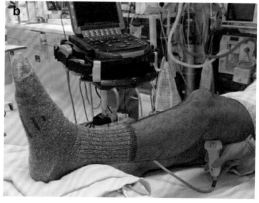

图 9.39 （a）俯卧位，便于暴露腘窝；（b）仰卧位

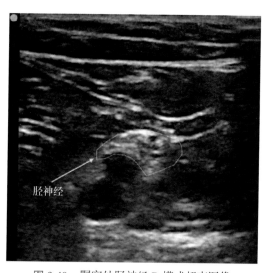

胫神经

图 9.40 　腘窝处胫神经 B 模式超声图像

如果无法定位神经束，将探头向尾部扇形倾
斜使其尽量与神经垂直，从而实现更佳的可
视化（超声的各向异性现象）（图 9.41）。一
旦胫神经显影，沿着神经向近端追踪，直至

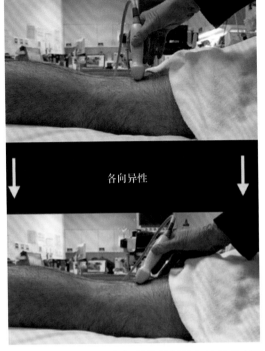

各向异性

图 9.41　将探头向尾部倾斜使其尽量与神经垂直以克服各向异性

与外侧的腓总神经汇合（图 9.42），形成远端坐骨神经（图 9.43）。操作者应标记此位置，并注意神经的深度。

操作

远端坐骨神经通常在皮肤表面下 2 ～ 4 cm，

与大部分超声引导下神经阻滞相同，如果穿刺点贴近超声探头，则可大角度进针。推荐另一种方法，在第一次探查扫描时测量神经所在的深度，从腿外侧以平坦角度进针，以确保针头清晰显影。在大腿外侧注射皮丘后，将连接 20 ～ 22 G、9 cm 的腰穿针的注射器中装入 20 ml 的局麻药。穿刺点越靠外侧，远端坐骨神经深度越深，平面内远端坐骨神经阻滞所需的穿刺针往往越长。

尽管一些有经验的操作者可能更喜欢平面外技术，但我们认为由外侧到内侧的平面内方法对于超声初学者来说既容易又安全。采用平面内技术，将腰穿针几乎平行于探头缓慢推进（图 9.44）。由于穿刺针由大腿外侧穿刺进入，因此不会立即观察到针尖（与其他平面内阻滞类似），操作者通常须将针向前推进几厘米，直到看到针尖进入扫描平面（图 9.45）。尝试使针尖接近远端坐骨神经边缘表面，而不穿透神经束（图 9.46）。通常很难确定针尖是在神经的浅表组织还是筋膜平面。注入少量的麻醉药或生理盐水，并观察其扩散情况，可以鉴别针尖是否位于正确的位置。一旦确认针尖位置正确，回抽确认未穿刺到血管，然后缓慢注射 2 ～ 3 ml 的麻醉药，直到见到无回声液体包绕远端坐骨神经（图 9.47）。在不移动穿刺针的情况

图 9.42　胫神经（TN）和腓总神经（CP）位于近场。PA，腘动脉；PV，腘静脉

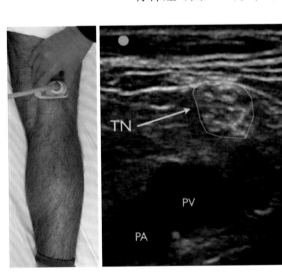

图 9.43 大腿后侧腘窝上方的远端坐骨神经。PA,腘动脉;PV,腘静脉

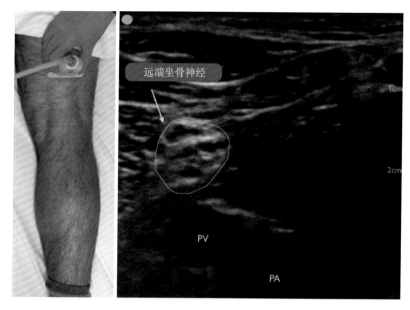

图 9.44 平面内技术探头和穿刺针的位置(穿刺针在大腿外侧与地面平行)

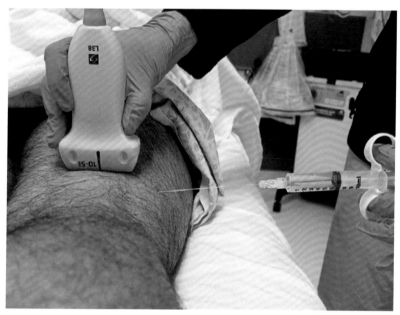

下,向近端和远端扇形倾斜探头确认液体是否在筋膜平面内。不推荐初学者将针尖置于神经下方,因为此处离腘窝的血管结构相对接近。

针尖清晰显影,并可能降低局部麻醉全身毒性或周围神经损伤的概率。

并发症

因为血管系统和远端坐骨神经非常接近,应提防出现血管内注射。小角度进针使

注意事项 / 难点

尽量采用俯卧位,这将大大降低阻滞的难度。仰卧位迫使超声医师在超声屏幕上获得垂直反转的图像,并且在操作过程中探头缺乏稳定的附着点。

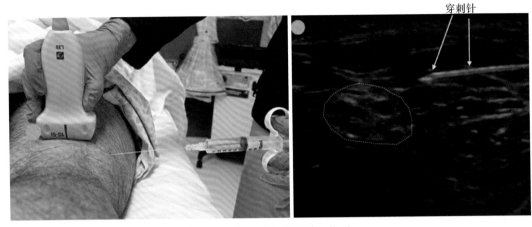

图 9.45　穿刺针向坐骨神经推进

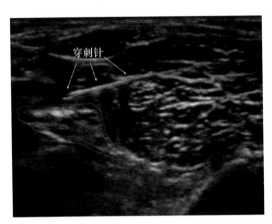

图 9.46　针尖位于坐骨神经表面边缘

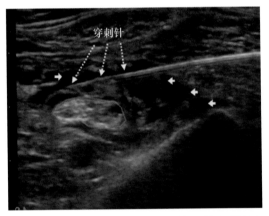

图 9.47　局麻药形成无回声区包绕远端坐骨神经（蓝线圈出）。实线箭头表示局麻药的无回声环状区域。虚线箭头代表穿刺针

与临床实践相结合

超声引导下远端坐骨神经阻滞是下肢远端和踝关节损伤（下肢外侧大面积撕裂、双踝骨折疼痛控制、小腿烧伤、脓肿等）患者的理想阻滞方法。根据使用的麻醉药物，该阻滞可以用于骨折复位、脓肿引流或作为多模式疼痛控制的辅助手段。但是小腿内侧和踝部浅表结构不受远端坐骨神经的支配，如果想要对小腿进行更彻底的镇痛，可能需要实施隐神经阻滞（股神经的远端）[40-43]。

循证

2011 年，Herring 等报道了急诊室中使用远端坐骨神经阻滞为足和踝部损伤提供麻醉的经验[42]。2017 年，Mori 等描述了为一例患儿实施超声引导下远端坐骨神经阻滞，可安全有效地用于踝关节撕裂修复术[44]。

> **要点**
> - 远端坐骨神经阻滞对下肢远端和踝部损伤有效。
> - 将患者置于俯卧位将降低阻滞的难度。
> - 筋膜间室综合征高风险的高能量损伤，如单独胫骨或胫腓骨中段骨折，是远端坐骨神经阻滞的禁忌证。

- 平坦角度进针可使针尖清晰显影，并减少局麻药全身毒性和周围神经损伤的概率。

适用于足底或足后跟的伤口或损伤。例如，胫后神经阻滞可用于足底撕裂修复或异物探查的有效止痛，也可用于缓解跟骨骨折的疼痛。

超声引导下胫后神经阻滞

解剖

胫后神经是远端坐骨神经的分支。坐骨神经在大腿后方深部走行，在腘窝处变浅。在腘窝的近端，坐骨神经分成胫神经和腓总神经。在踝关节处，胫后神经在内踝后方走行，通常位于胫动、静脉之后（图 9.48）。胫后神经支配足底大部分的感觉。后外侧部分由腓肠神经支配，后内侧部分由隐神经支配。

适应证

胫后神经阻滞（posterior tibial nerve block）

禁忌证

任何损伤都有发生间室综合征的风险，挤压伤和血管损伤的相关风险更高。在存在间室综合征高危风险的损伤中，有必要进行运动和感觉检查，不应进行胫后神经阻滞[45]。

设备 / 探头选择

选择高频线阵探头。使用 20 ～ 25 G、1.5 英寸的穿刺针进行神经阻滞。

准备 / 操作前评估

患者体位摆放目的是以中线位置暴露踝关节内侧。这可以通过两种方式实现。患者

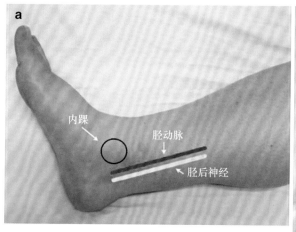
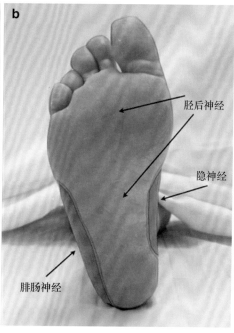

图 9.48 （a）胫后神经阻滞的体表标志，包括胫动脉、胫后神经、内踝。（b）足部的感觉支配分布（胫神经、腓肠神经和隐神经）

处于仰卧位，膝关节屈曲，髋关节外旋，脚踝处于中线位置（图9.49）。或者，患者处于侧卧位，患侧在下，暴露脚踝内侧。对患者进行心电监护，将超声设备置于操作者对侧。

探查扫描时，线阵探头应横向放置在内踝后上方（图9.50）。在超声屏幕上，识别内踝和邻近的搏动性胫动脉。胫后神经是与动脉相邻的高回声蜂窝状结构。胫神经的位置变异较大。彩色多普勒可用于辨认胫动脉。确认动脉和神经后，向头侧滑动探头，以使胫神经最佳显影，并找出胫神经距离血管束最远的位置。

操作

根据探查扫描结果，找出阻滞的最佳穿刺位置。通常，胫神经位置浅表，可选择1.5英寸的标准穿刺针。平面内技术和平面外技术均可用于该阻滞。无论采用哪种技术，其目的是使穿刺针位于胫神经附近但不造成血管束穿刺。此外，根据选择的技术不同，记住要使用小号针在穿刺位点先行局麻皮丘浸润。

采用平面内技术时，根据胫神经与血管束的关系，选择从外到内或从内到外的入路（图9.51）。通常，胫神经位于血管束后方，穿刺针由外向内穿刺（在跟腱上方）。针尖接近胫神经后，回抽以确保无血管穿刺，并注射少量（1 ml）麻醉药。正确的穿刺针位置是见到局麻药包绕神经的"甜甜圈征"。约5～10 ml的麻醉药可实现成功阻滞。

通常情况下，跟腱和胫骨远端之间的间隙有限，平面外技术可能是最佳选择。穿

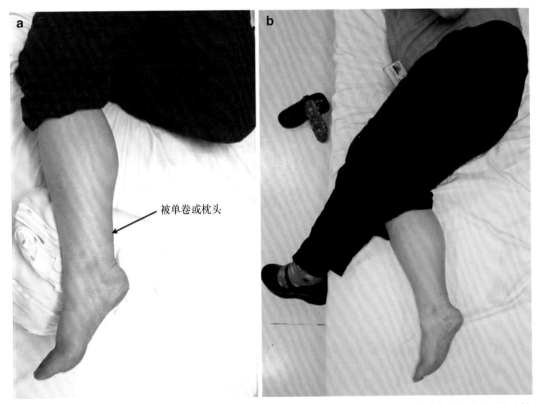

图 9.49 （a）胫后神经阻滞的合适体位：膝关节屈曲、髋关节外旋，踝关节处于中线位置。（b）胫后神经阻滞的另一种体位：侧卧位，患侧在下，暴露脚踝内侧

图 9.50 （a）胫后神经阻滞超声探头的正确放置。（b）胫后神经阻滞的超声解剖标志，包括内踝、胫动脉（血管束）和胫后神经

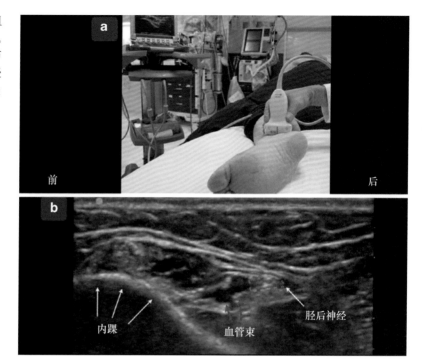

图 9.51 （a）平面内胫后神经阻滞的超声探头和穿刺针的位置。（b）平面内胫后神经阻滞穿刺针及局麻药注射的超声显影

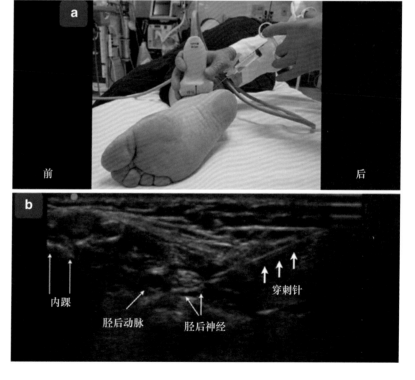

刺针应几乎垂直进入，这使针尖显影极为困难（图 9.52）。将探头正中放在胫神经上方，以陡峭的角度（60°～80°）将针插入探头附近，针尖指向探头。密切关注超声屏幕以及皮肤和组织的隆起变化，以确保穿刺点与神经和血管束位置关系合适。小心地上下移动穿刺针也有助于寻找针尖。同样，在该方向上只能看到针尖。当发现针尖接近胫神经，

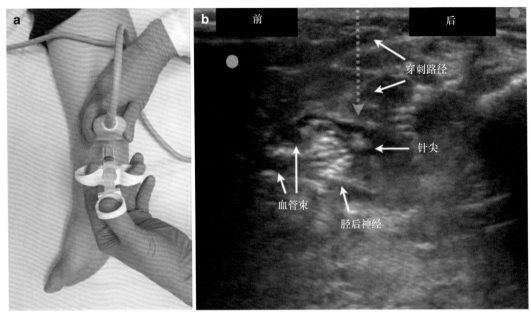

图 9.52 （a）平面外胫后神经阻滞的超声探头和穿刺针的位置。（b）平面外技术下，针尖接近胫后神经及局麻药注射的超声显影

回抽以确保无血管穿刺，然后缓慢注射大约 5 ~ 10 ml 的局麻药。如果操作正确，胫后神经将被低回声局麻药包绕。

并发症（及预防）

与其他神经阻滞一样，胫后神经阻滞也存在血管穿刺和神经内注射的内在风险。应用超声始终显影针尖将减少这些并发症[46]。特别是在使用平面外技术时，通过上下轻微移动穿刺针、观察穿刺针前进时组织的形态变化以确保针尖显影。

注意事项 / 难点

胫后神经在下肢远端位置非常表浅，平面内或平面外技术均可完成其阻滞。

与临床实践相结合

超声引导下胫后神经阻滞是足底撕裂修复或异物止痛的重要方法。这种阻滞也可以缓解跟骨骨折的疼痛。

循证

2009 年，Redborg 证明超声可提高踝部胫神经阻滞的成功率[46]。Clattenburg 等描述了择期胫后神经阻滞在急诊患者急性跟骨骨折疼痛治疗中的效用[47]。

要点

- 胫后神经阻滞可用于足底和跟骨骨折的损伤。
- 由于跟腱和胫骨远端之间的间隙有限，平面外技术往往是最佳选择。

（席 鹏 译 盛 颖 校）

参考文献

1. Tirado A, Nagdev A, Henningsen C, Breckon P, Chiles K. Ultrasound-guided procedures in the emergency department-needle guidance and localization. Emerg Med Clin North Am. 2013;31(1):87–115.

2. Walker KJ, McGrattan K, Aas-Eng K, Smith AF. Ultrasound guidance for peripheral nerve blockade. Cochrane Database Syst Rev. 2009;(4):CD006459.

3. Chin KJ, Wong NWY, Macfarlane AJR, Chan VWS. Ultrasound-guided versus anatomic landmark-guided ankle blocks: a 6-year retrospective review. Reg Anesth Pain Med. 2011;36(6):611–8.

4. Neal JM, Bernards CM, Hadzic A, et al. ASRA practice advisory on neurologic complications in regional anesthesia and pain medicine. Reg Anesth Pain Med. 2008;33(5):404–15.

5. Prakash S, Kumar A. Needle tip and peripheral nerve blocks. J Anaesthesiol Clin Pharmacol. 2018;34(1):129–30.

6. Becker DE, Reed KL. Local anesthetics: review of pharmacological considerations. Anesth Prog. 2012;59(2):90–101, quiz 102–3.

7. Johnson B, Herring A, Stone M, Nagdev A. Performance accuracy of hand-on-needle versus hand-on-syringe technique for ultrasound-guided regional anesthesia simulation for emergency medicine residents. West J Emerg Med. 2014;15(6): 641–6.

8. Urmey WF, Talts KH, Sharrock NE. One hundred percent incidence of hemidiaphragmatic paresis associated with interscalene brachial plexus anesthesia as diagnosed by ultrasonography. Anesth Analg. 1991;72(4):498–503.

9. Riazi S, Carmichael N, Awad I, Holtby RM, McCartney CJL. Effect of local anaesthetic volume (20 vs 5 ml) on the efficacy and respiratory consequences of ultrasound-guided interscalene brachial plexus block. Br J Anaesth. 2008;101(4):549–56.

10. Spence BC, Beach ML, Gallagher JD, Sites BD. Ultrasound-guided interscalene blocks: understanding where to inject the local anaesthetic. Anaesthesia. 2011;66(6):509–14.

11. Stone MB, Wang R, Price DD. Ultrasound-guided supraclavicular brachial plexus nerve block vs procedural sedation for the treatment of upper extremity emergencies. Am J Emerg Med. 2008;26(6): 706–10.

12. Blaivas M, Adhikari S, Lander L. A prospective comparison of procedural sedation and ultrasound-guided interscalene nerve block for shoulder reduction in the emergency department. Acad Emerg Med. 2011;18(9):922–7.

13. Mak PH, Irwin MG, Ooi CG, Chow BF. Incidence of diaphragmatic paralysis following supraclavicular brachial plexus block and its effect on pulmonary function. Anaesthesia. 2001;56(4):352–6.

14. Perlas A, Lobo G, Lo N, Brull R, Chan VW, Karkhanis R. Ultrasound-guided supraclavicular block: outcome of 510 consecutive cases. Reg Anesth Pain Med. 2009;34:171–6.

15. De José María B, Banús E, Navarro Egea M, Serrano S, Perelló M, Mabrok M. Ultrasound-guided supraclavicular vs infraclavicular brachial plexus blocks in children. Paediatr Anaesth. 2008;18(9):838–44.

16. Herring AA, Stone MB, Frenkel O, Chipman A, Nagdev AD. The ultrasound-guided superficial cervical plexus block for anesthesia and analgesia in emergency care settings. Am J Emerg Med. 2012;30(7):1263–7.

17. Choi DS, Atchabahian A, Brown AR. Cervical plexus block provides postoperative analgesia after clavicle surgery. Anesth Analg. 2005;100(5):1542–3.

18. Sepulveda TGA, Soto NRA, Cortes AJE, Suazo GIC. Efficacy of anesthetic blockage of superficial branches of the cervical plexus. Int J Odontostomatol. 2008;2(1):77–81.

19. Shanthanna H. Ultrasound guided selective cervical nerve root block and superficial cervical plexus block for surgeries on the clavicle. Indian J Anaesth. 2014;58(3):327–9.

20. Shteif M, Lesmes D, Hartman G, Ruffino S, Laster Z. The use of the superficial cervical plexus block in the drainage of submandibular and submental abscesses—an alternative for general anesthesia. J Oral Maxillofac Surg. 2008;66(12):2642–5.

21. Pandit JJ, Dutta D, Morris JF. Spread of injectate with superficial cervical plexus block in humans: an anatomical study. Br J Anaesth. 2003;91(5):733.

22. Castresana MR, et al. Incidence and clinical significance of hemidiaphragmatic paresis in patients undergoing carotid endarterectomy during cervical plexus block anesthesia. J Neurosurg Anesthesiol. 1994;6(1):21–3.

23. Flores S, Riguzzi C, Herring A, Nagdev A. Horner's syndrome after superficial cervical plexus block. West J Emerg Med. 2015;16(3):428–31.

24. Çiftci T, Daskaya H, Yıldırım MB, Söylemez H. A minimally painful, comfortable, and safe technique for hemodialysis catheter placement in children: superficial cervical plexus block. Hemodial Int. 2014;18:700–4.

25. Boles C, Kannam S, Cardwell A. The forearm anatomy of muscle compartments and nerves. Am J Roentgenol. 2000;174:151–9.

26. Mazurek MT, Shin AY. Upper extremity peripheral nerve anatomy: current concepts and applications. Clin Orthop Relat Res. 2001;383:7–20.

27. Brown JM, Yablon CM, Morag Y, Brandon CJ, Jacobson JA. US of the peripheral nerves of the upper extremity: a landmark approach. Radiographics. 2016;36(2):452–63.

28. Ferrera PC, Chandler R. Anesthesia in the emergency setting: Part I. Hand and foot injuries. Am Fam Physician. 1994;50:569–73.

29. Salam GA. Regional anesthesia for office procedures: Part II. Extremity and inguinal area surgeries. Am Fam Physician. 2004;69:896–9.

30. McCartney CJ, Xu D, Constantinescu C, Abbas S, Chan VW. Ultrasound examination of peripheral nerves in the forearm. Reg Anesth Pain Med. 2007;32(5):434–9.

31. Liebmann O, Price D, Mills C, et al. Feasibility of forearm ultrasonography-guided nerve blocks of the radial, ulnar, and median nerves for hand procedures in the emergency department. Ann Emerg Med. 2006;48:558–62.

32. Frenkel O, Liebmann O, Fischer JW. Ultrasound-guided forearm nerve blocks in kids: a novel method for pain control in the treatment of hand-injured pediatric patients in the emergency department. Pediatr Emerg Care. 2015;31(4):255–9.

33. Sohoni A, Nagdev A, Takhar S, et al. Forearm ultrasound-guided nerve blocks vs landmark-based wrist blocks for hand anesthesia in healthy volunteers. Am J Emerg Med. 2016;34(4):730–4.

34. Beaudoin FL, Haran JP, Liebmann O. A comparison of ultrasound-guided three-in-one femoral nerve block versus parenteral opioids alone for analgesia in emergency department patients with hip fractures: a randomized controlled trial. Acad Emerg Med. 2013;20(6):584–91.

35. Karagiannis G, Hardern R. Best evidence topic report. No evidence found that a femoral nerve block in cases of femoral shaft fractures can delay the diagnosis of compartment syndrome of the thigh. Emerg Med J. 2005;22(11):814.

36. Johnson B, Herring A, Shah S, Krosin M, Mantuani D, Nagdev A. Door-to-block time: prioritizing acute pain management for femoral fractures in the ED. Am J Emerg Med. 2014;32(7):801–3.

37. Beaudoin FL, Nagdev A, Merchant RC, Becker BM. Ultrasound-guided femoral nerve blocks in elderly patients with hip fractures. Am J Emerg Med.

2010;28(1):76–81.

38. Fletcher AK, Rigby AS, Heyes FL. Three-in-one femoral nerve block as analgesia for fractured neck of femur in the emergency department: a randomized, controlled trial. Ann Emerg Med. 2003;41(2):227–33.

39. Mutty CE, Jensen EJ, Manka MA Jr, Anders MJ, Bone LB. Femoral nerve block for diaphyseal and distal femoral fractures in the emergency department. J Bone Joint Surg Am. 2007;89(12):2599.

40. Marhofer P, Harrop-Griffiths W, Willschke H, et al. Fifteen years of ultrasound guidance in regional anaesthesia: part 2—recent developments in block techniques. Br J Anaesth. 2010;104:673–83.

41. Murray JM, Derbyshire S, Shields MO. Lower limb blocks. Anaesthesia. 2010;65:57–66.

42. Herring AA, Stone MB, Fischer J, et al. Ultrasound-guided distal popliteal sciatic nerve block for ED anesthesia. Am J Emerg Med. 2011;29:e3–5.

43. Moore C. Ultrasound-guided procedures in emergency medicine. Ultrasound Clin. 2011;6:277–89.

44. Mori T, Hagiwara Y. Ultrasound-guided popliteal sciatic nerve block for an ankle laceration in a pediatric emergency department. Pediatr Emerg Care. 2017;33(12):803–5.

45. Mar GJ, Barrington MJ, McGuirk BR. Acute compartment syndrome of the lower limb and the effect of postoperative analgesia on diagnosis. Br J Anaesth. 2009;102(1):3–11.

46. Redborg KE, Antonakakis JG, Beach ML, Chinn CD, Sites BD. Ultrasound improves the success rate of a tibial nerve block at the ankle. Reg Anesth Pain Med. 2009;34(3):256–60.

47. Clattenburg E, Herring A, Hahn C, Johnson B, Nagdev A. ED ultrasound-guided posterior tibial nerve blocks for calcaneal fracture analagesia. Am J Emerg Med. 2016;34(6):1183.

超声引导下胃肠道和 **10** 泌尿生殖系统操作

Mathew Nelson，Nat Kittisarapong，Tanya Bajaj，Robert Ellspermann，Adam Ash，Veena Modayil

引言

应用床旁超声引导下胃肠道和泌尿生殖系统操作，可通过实时显示患者解剖结构，提高其安全性。超声可用于静态显影相应手术解剖图像，也可以动态显示针头和导管的运动及位置，以确保其放置位置正确，且不损伤神经、血管结构或胃肠道（泌尿生殖系统）器官。鉴于其安全性和方便性，超声引导受到越来越多的文献支持。

超声引导的优势

超声是用于描述涉及大多数胃肠道和泌尿生殖系统操作的解剖结构的理想方法。虽然肠道气体会干扰显影，但在绝大多数情况下，通过按压探头和嘱患者配合动作可驱赶肠道气体。此外，让患者饮水可驱动胃肠道内干扰检查的气体向前运动。基于体表标志的穿刺技术已经使用数年。超声不仅使穿刺操作简单、准确，而且可以减少并发症。许多体格检查出具有腹水的患者实际上可能没有腹水或腹水太少，这可以通过床旁超声检查来证实。经验丰富的临床医师，在过去只能使用体表标志技术抽吸腹水，而超声引导可以使这些医师掌握超越其能力范围的精准穿刺的能力。实时引导和高分辨率超声成像的使用可以确保针尖远离任何非穿刺目标，并在难以到达的区域或间隙实现精确的穿刺。正如过去盲法下的许多操作一样，治疗标准已转向实时超声引导这些胃肠道和泌尿生殖系统操作，以确保患者的安全性并提高准确性。

超声引导下胃肠道操作

本节将讨论超声引导下腹部操作的重要诊断、治疗和潜在的救生技术。这些技术包括超声引导下穿刺、诊断性腹腔灌洗、胃造口管（G管）放置、疝复位和鼻胃管（NG管）放置。手术的适应证和禁忌证将与所需的器械、设备、评估和操作细节一起讨论。各种腹部操作的并发症、注意事项、临床难点也会一一阐述。

穿刺

解剖

超声引导下腹部穿刺操作的解剖有几

个关键要素：胃和其他大器官的位置、上腹部血管、肠系膜、积液的下垂部位以及通向腹腔的软组织层。上腹部血管走行于腹直肌后部，在盲探操作中易受损伤。胃是另一个可能发生并发症的部位，因为在急性患者群体中，胃常会发生扩张。超声可有助于定位胃并预防并发症。3 cm 的积液深度是进行穿刺的最低标准。定位最佳穿刺位点时应同时考虑腹壁最薄和积液最多的间隙。证据表明，左侧卧位时，患者腹水深度的平均变化为 2.86 ～ 4.57 cm[1]。

适应证

在临床中进行腹部穿刺的适应证包括评估患者的新发腹水和积液以用于进行诊断性检验，以及作为治疗性干预以缓解大量腹水患者的腹部不适或呼吸困难[2]。

禁忌证

- 腹部手术史是穿刺的绝对禁忌证。
- 相对禁忌证为：
  - 血小板减少（血小板计数 < 20× 10 μl；译者注：原文有误，应为 $20 \times 10^{3}/\mu l$）；
  - 凝血障碍（INR > 2.0）；
  - 妊娠；
  - 膀胱扩张；
  - 腹壁蜂窝织炎；
  - 肠扩张或大量肠梗阻；
  - 腹腔内粘连[2]。

设备 / 探头选择

低频曲阵探头用于评估腹部液体，高频线阵探头用于评估拟穿刺部位附近的血管。如果使用动态引导代替静态引导方法时，无菌的探头套非常重要。所需的大部分设备可以在腹腔灌洗套装或穿刺专用套装中找到。设备如下：

- 手套、无菌衣、口罩和帽子；
- 超声机；
- 超声探头套；
- 无菌耦合剂（手术润滑剂）；
- 消毒剂；
- 手术洞巾；
- 手术记号笔；
- 注射器：10 ml，30/60 ml；
- 注射针：25 G，22 G；
- 麻醉药；
- 手术刀，11/15 号刀片；
- 内含 18 G×7.5″穿刺针的 8 F 导管；
- 4×4 的无菌纱布；
- 三通旋塞；
- 带引流袋或真空容器 / 球的导管套装；
- 标本瓶（细胞计数、革兰氏染色、培养）[2]。

准备 / 操作前评估

患者应置于轻微头高位。对于腹腔积液量大的患者，虽然仰卧位即足以检测出积液，但左侧卧位有助于超声识别最大的液体囊。扫描腹部，尝试定位最薄的游离腹壁和其下最大的液体囊，最好至少为 3 cm 暗区。应识别膀胱以尽量避开它。应在两个垂直平面上测量液体囊，并使用外科记号笔确定该位置。还要注意腹壁厚度、液体深度和临床医师预期的入路角度（图 10.1）[1]。对拟用于穿刺和导管置入的腹壁区域，应使用高分辨率的线阵探头和彩色多普勒进行预扫描，以识别穿刺路径或其附近的血管[3]。如果发现血管，特别是动脉，应另选穿刺点。如果无法改变穿刺部位，则需要使用动态平面内技术对针头 / 手术刀 / 导管进行精确引导，来避开血管结构。

操作

用消毒剂（氯己定、碘伏 / 聚维酮碘溶液

图 10.1　穿刺时探头的位置

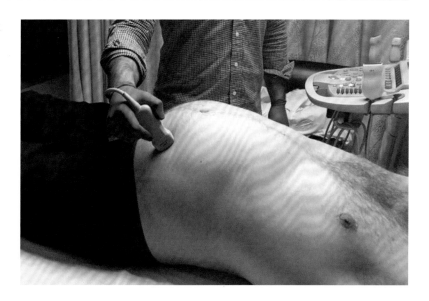

等）清洁操作部位，并用无菌手术巾覆盖患者。超声探头应罩上无菌探头套。在手术部位注射利多卡因或其他麻醉药。沿着目标置管路径注射麻醉药直至腹膜，在推进针头时始终施加负压。用手术刀切开既定穿刺部位的皮肤，然后缓慢地将 8 F 开窗导管插入腹腔。此操作可在平面外或平面内穿刺针显影下进行。一旦穿过表皮，追踪针尖直至腹膜壁。如果使用平面外引导方法，应将探头向导管前进的方向扇形转动，同时保持探头在患者皮肤上的位置。如果难以显影导管尖端，尝试将探头和超声波垂直于导管尖端放置，再次转动探头，直到发现并区分出导管尖端。如果使用平面内技术，导管和针尖应始终可见。当针尖接近腹腔时（在超声上的组织可出现帐篷征），导管和探头可以在轻轻的压力下左右或上下移位，以形成从腹膜腔到外部环境的不连续通道（Z 轨迹），然后可以推进针头，同时保持注射器的负压，等待液体的吸入。观察到液体的抽吸后，推进导管。抽出所需量的液体。完成后，取出导管，轻轻按压，并在穿刺部位放置绷带（图 10.2）[1-2]。

并发症

穿刺并发症并不常见，包括出血（0.93%）、

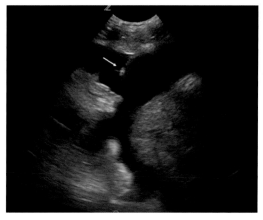

图 10.2　穿刺过程中的针头显影（箭头）（Courtesy of Srikar Adhikari，MD）

腹壁和肠系膜血肿、膀胱或肠穿孔、腹壁下动脉动脉瘤、血管撕裂（主动脉、肠系膜动脉、髂动脉）、低血压、感染（0.58% ～ 0.63%）、持续性腹水漏（5%）。临床医师可以应用超声引导来减少以上所有并发症[2, 4]。

注意事项 / 难点

- 若患者在腹部液体测量和评估完成后移动，可能导致液体移位，并导致干抽或肠道损伤。
- 将大的含液结构（巨大的膀胱或充满液体的肠襻、膀胱、囊肿）误判为腹腔液体[1]。

与临床实践相结合

超声可以帮助临床医师进行腹部操作，提高患者安全性和满意度，同时可减少穿刺失败的次数。在患有凝血病或易出现感染性并发症的高危人群中，常需进行穿刺操作。超声能帮助临床医师识别手术过程中有损伤风险的血管结构（浅表和深层的）。通过辅以穿刺针的动态显影，超声有助于预防意外的肠道和肠系膜损伤。超声引导对诊断性腹腔灌洗（diagnostic peritoneal lavage，DPL）和胃管置入术也有类似的优点。在实践中，要精通超声引导下穿刺并不困难。初学者可以从静态方法开始。当越来越习惯使用超声进行操作时，操作者将会发现超声动态引导的好处，并将其应用于临床实践中。

循证

在一项纳入 100 名患者的前瞻性随机研究中，56 名患者入选超声辅助组，44 名患者进入传统技术组。超声组的成功抽吸率达 95%，而传统组的成功抽吸率只有 61%。两名超声组患者（一个左下腹巨大的囊性肿块和一个腹壁疝）观察到了关键的病理学改变。在传统组 17 名抽吸失败的患者中，15 名患者中断研究而接受了超声干预，结果实现了 13/15 的抽吸率。剩下的 2 名患者中，1 例无足够液体，另 1 例无可见液体[5]。无论操作前 INR 或血小板计数如何，超声引导下腹部穿刺中的出血并发症不常见且很轻微。腹腔穿刺前可能不必要常规纠正延长的 INR 或减少的血小板。一项为期 2 年的研究对 163 名患者中的 410 例腹部穿刺进行了分析。142 例穿刺术前，患者凝血酶原时间的 INR 大于 1.5；55 例穿刺术前，患者血小板计数小于 $50 \times 10^3/\mu l$。410 例穿刺术中只有 2 例（0.5%，95% 置信区间 = 0.1% ~ 1.8%）出现了皮肤出血的轻微并发症，且为同一患者在不同就诊时出现，（0.6%，95% 置信区间 = 0.1% ~ 3.4%）[6]。

要点

- 超声引导下穿刺比传统的盲穿更为安全。
- 超声引导下穿刺可提高患者满意度和手术成功率。
- 操作全程中导管尖端可见。
- 探测到液体后，不要让患者改变体位。
- 不要错误地尝试引流腹部含液结构。

诊断性腹腔灌洗

在创伤时，诊断性腹腔灌洗 DPL 传统上用于评估腹腔损伤和出血。落后的医疗条件下，医生并不总是可以使用计算机断层扫描（computed tomography，CT）。另外，传统的创伤成像方式，如 CT 和超声可能产生不明确的结果。

解剖

超声引导下腹部操作有几个关键的解剖结构：胃和其他主要器官的位置、上腹部血管、肠系膜、积液的重力依赖区域以及通向腹腔的软组织层。上腹部血管走行于腹直肌后壁，在盲探操作中易受损伤。上腹部下深动脉及其分支接近脐区，操作者应认识到不同患者之间（尤其具有腹部手术史的患者）腹部的表面解剖存在变异。

适应证

- 缺乏 CT 或边远地区的创伤患者；
- 血流动力学不稳定且创伤重点超声评估法（Focused Assessment with Sonography in Trauma，FAST）检查结果呈阴性或不明确的创伤患者；
- 检查结果不可靠或具有空腔脏器损伤（hollow viscus injury，HVI）高风险的患者；

- CT 或超声检测到最小的液体或出现发热、腹膜炎（或两种症状都有）从而担忧 HVI 的创伤患者[7-9]。

禁忌证

- 任何明显需行剖腹手术的创伤都是绝对禁忌证；
- 创伤时 FAST 检查结果呈阳性的不稳定患者；
- 腹、胸部创伤部位有开放性伤口的不稳定患者；
- 相对禁忌证包括：
  - 未接受 DPL 培训；
  - 腹部手术史；
  - 病态肥胖；
  - 妊娠中晚期；
  - 凝血障碍[2]。

设备 / 探头选择

带无菌探头套的低频曲阵和高频线阵探头是行 DPL 操作的必备设备。腹壁血管最好用彩色或能量多普勒高分辨率线阵探头识别。所需的大部分设备都可以在腹腔灌洗套装包中找到，如下：

- 手套、无菌衣、口罩和帽子；
- 超声机；
- 超声探头套；
- 无菌耦合剂（手术润滑剂）；
- 消毒剂；
- 手术洞巾；
- 缝合托盘和缝线；
- 注射针头和注射器：25 G、22 G；
- 4×4 的无菌纱布；
- 麻醉药物；
- 手术刀，15 号刀片；
- 腹膜透析套件；
- 静脉（intravenous，IV）输注杆、腹膜透析管、1 L 生理盐水（normal saline，

NS）或乳酸林格（Ringer's lactate，RL）溶液；
- 三通旋塞；
- 带引流袋或负压容器 / 球导管；
- 胶带；
- 标本瓶（细胞计数、革兰氏染色、培养）[2]。

准备 / 操作前评估

患者应尽量平躺在床上。用超声探头在脐到耻骨联合（pubic symphysis，PS）距离的 1/3 处扫描腹部。记录下任何应避让的疝、血管或囊性结构以及腹腔的深度。

操作

操作开始前，应放置鼻胃管和 Foley 导尿管，以尽量减少操作并发症。此处主要讨论闭合性经皮穿刺术。患者应仰卧位平躺，床头呈 0 度倾斜。然后，用消毒剂清洁操作区域。静脉注射时应使用无菌液体冲管，以排出导管中的空气。临床医师应保留无菌帽，以保持液体柱和静脉输液管尖端处于无菌状态。如之前的穿刺章节的推荐，操作前可先应用静态超声引导方法标记穿刺部位再实施 DPL 术。建议使用动态引导；当怀疑只有少量游离液体时，动态引导尤具价值。在后一种情况下，应给探头罩上无菌探头套，可以动态评估穿刺针在腹腔内的位置。临床医师可以用利多卡因或其他麻醉药在操作部位注射一皮丘。沿着目标的置针路径注射麻醉药直至腹膜。从脐到耻骨联合距离（脐下约 2 ~ 3 cm）的 1/3 处做一个垂直于皮肤的小切口。在骨盆骨折或妊娠时，首选脐上切口。然后在实时超声引导下，将针穿过腹白线和腹膜。超声有助于确认肠道未附着在前腹膜上。导丝和导管也在动态超声引导下插入腹腔（图 10.3），从而确保导管进入腹腔并避免腹腔内器官损伤。在超声引导下行该操作

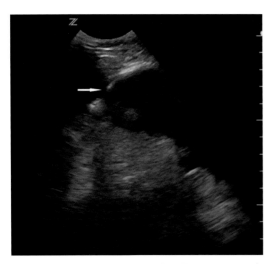

图 10.3　动态超声引导下导管（箭头）进入腹腔
（Courtesy of Srikar Adhikari，MD）

时，若使用平面外方法，应始终保持针尖可见；若使用平面内方法，应始终保持整个针体可见。当导管或针头进入腹膜时，若抽出10 ml 血液则检查呈阳性，需行手术探查。若未抽出血液，将 1 L 的液体灌进腹部，然后把引流袋放在低于患者的位置，保证在重力作用下液体可以进入引流袋。混匀袋内液体，取 10 ～ 30 ml 液体送检分析，阳性结果包括：红细胞 100 000/mm^3；白细胞 500/mm^3；任何胆汁、细菌或肠内容物；血清淀粉酶＞175 IU/ml[7-9]。

并发症

- 局部或全身感染；
- 假阳性结果，导致不必要的开腹；
- 腹腔损伤或血肿（可通过超声监测操作的针尖来减少发生）；
- 无法回收灌洗液（导管进入腹膜前腔、内部的粘连分隔液体、腹部内容物阻止液体流至导管、膈肌损伤致液体聚集于胸腔）。通过超声评估液体位置和阻塞问题，或重新定位导管来回收液体，可以解决此问题。

注意事项 / 难点

- 将液体注入腹膜前腔；
- 未放置 Foley 导尿管而导致的膀胱损伤；
- 液体检测结果不明确。

与临床实践相结合

超声辅助 DPL 可减少 DPL 的侵袭性，并有助于引导导管的放置。便携式和手持式超声设备已得到广泛使用，因此该操作在任何满足最低要求的医疗场所均可实施。这在极度偏远或贫困的环境中或在患者的评估风险极高的情况下尤其有用。

循证

超声已被证明可能有利于回收灌洗液以对其进行检验，因为灌洗液通常很难定位[7-8]。

要点

- 超声可以降低 DPL 的侵袭性；
- 超声有助于腹腔液体的回收；
- 超声可以减少 DPL 引起的并发症。

胃造口管放置

传统的胃管放置是通过 X 线和向新更换的胃管内注入造影剂来确认。然而，在急症领域可每日使用超声确认移位胃管的旋转，并减少放置时间、辐射和成本。

解剖

超声引导下腹部操作有几个关键的解剖结构：胃和其他主要器官的位置、上腹部血管、肠系膜和通向腹腔的软组织层。上腹部血管走行于腹直肌后壁，在盲探操作中易受损伤。应特别注意腹部上动脉和腹部下浅动脉的分支，因为在不同患者间它们有可能发生变异。

适应证

不能安全地将食物从口咽输送至胃部的患者通常需要胃造口管。对于内窥镜不能通过的患者，超声检查可能具有益处：

- 先前存在胃管置入通道以及胃管移位；
- 口咽、食管或其他部位肿块阻碍内窥镜通过，用其辅助胃管的放置。

禁忌证

- 未纠正的凝血障碍；
- 脓毒症、腹膜炎和腹壁感染；
- 胃出口梗阻；
- 胃轻瘫；
- 腹膜透析。

设备/探头选择

临床医师应选择带无菌探头套的曲阵探头。

- 超声机；
- 经皮内镜胃造口管道套件（PEG）：
  - PEG 管；
  - 导丝；
  - 鼻胃管；
  - 手术记号笔；
  - 部分含水的 5 ml 注射器；
  - 无菌手术洞巾；
  - 利多卡因或其他麻醉药；
  - 麻醉；
  - 针头和猪尾式导管组件（可使用类似于泌尿外科耻骨上猪尾式导管）；
  - 11 号手术刀片；
  - 4×4 无菌纱布；
  - 无菌耦合剂（手术润滑剂）；
  - 消毒剂；
  - 带虹膜剪的缝合包；
  - 中度镇静用品。

准备/操作前评估

临床中此操作最常见的适应证是用超声确认移位导管的更换。然而，对于上消化道梗阻的患者，可能需要放置经皮超声胃造口（percutaneous sonographic gastrostomy，PSG）管。我们可以用超声来识别胃，它看起来像一个无回声的小袋，边缘为高回声胃黏膜。有经验的超声专家也许能辨认出胃皱褶。覆于胃上最薄的一层腹壁易于辨认。应特别注意结肠的位置，并标出在不损伤结肠的情况下放置导管的安全区域。

操作

将患者床头抬高 30° 或更大角度。在进行新的 PSG 放置术前，应静脉注射第一代头孢菌素，或使用其他覆盖革兰氏阳性菌的抗生素。用消毒剂清洁标记好的操作部位后，铺上无菌洞巾。对腹壁实施充分的局部麻醉。通过鼻胃管或操作穿刺针直接穿刺注入液体以使胃部充盈。操作穿刺针应在超声直接显影下进入胃窦，同时保持含水注射器活塞上的负压，插入针头直至其直接在胃内显像。如果在看到针头刺穿胃之前，有空气吸入含水注射器，结肠很可能已被刺穿。如果发生这种情况，必须在肠道周围重新调整穿刺方向，并进入胃腔。然后，可以通过穿刺针置入导丝，并在皮肤上做一个小切口，以便将穿刺器穿过导丝。在推进穿刺器时，不要将其缓慢地送入胃内；而是应边进边轻轻地快戳，以避免胃壁与腹壁分离，并通过超声评估穿刺器来监测放置结果。穿刺器在导丝引导下置入并移除后，猪尾式导管最后一个侧口近端的球囊进入胃部后，就可以穿过导丝推进猪尾式导管。球囊充气后就可以移除导丝，通过超声、抽吸到胃内容物和注入空气均可证实导管放置成功。超声引导可实时显影新胃管通过原有的胃造口及以前形成的窦道，进入胃体部。我们可以动态地看到胃管重新进入胃部，并确认胃管的准确放置（图 10.4）[10-13]。

并发症

- 误吸；
- 腹膜炎、感染、出血、渗漏；
- 结肠损伤；
- 过度镇静导致的心肺问题；
- 将导管置入腹膜或腹壁。

注意事项 / 难点

- 若患者处于镇静状态，在结束操作前应冲洗并抽吸导管，以确保患者的导管通畅；
- 在置入扩张器和猪尾式导管时，确保使用边进边轻轻地快戳的手法；
- 确保足够的镇静和麻醉。

与临床实践相结合

与传统的盲法相比，超声提供了更高的准确性和安全性。操作者可依据胃窦内可见导管、胃内容物的抽吸和空气的听诊来确保胃管的正确替换。

循证

实时超声引导和操作提高了操作者的确定性和自信心。超声可以实时确认置管位置[10-13]。验证性的胃造影剂检查逐渐被弃用，患者可以安全地换用新的喂养管[7, 10-13]。

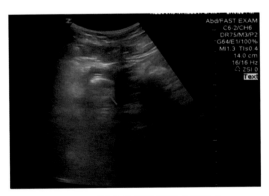

图 10.4　胃内的胃造口管（箭头）

要点

- 超声辅助对于评估胃管放置具有敏感性和实用性。
- 超声有助于确认胃抽吸和肠抽吸。

鼻胃管置入术

鼻胃管（nasogastric tube，NGT）置入术是急诊救治中最常实施的操作之一。放置完成后或者出现呕吐、咳嗽、严重干呕或氧合下降时，应立即确定 NGT 的位置。NGT 放置位置正确的金标准是直立位胸部 X 线片检查。其他评估放置位置的方法包括听诊、NGT pH 的测量、NGT 二氧化碳的比色分析以及使用超声直接显示胃中的 NGT。

解剖

NGT 的置入是将一根可弯曲管通过鼻孔、鼻咽、口咽、喉部，置入食管。食管始于环状软骨水平，走行于气管后方或左侧，后纵隔的主动脉和心脏后面，于食管裂孔处穿过横隔膜，止于横隔膜下的胃贲门。一旦 NGT 进入食管，食管的蠕动就会将其送入胃部。嘱患者弯曲颈部可将 NGT 推至口咽后方，使其更易进入食管。嘱患者吞咽可使会厌覆盖喉部、声带接近闭合、喉部向上和向前拉伸食管壁，从而形成一个更大的开口，当食管的第一部分松弛时鼻胃管易于进入。鼻前棘到气管食管交界处的平均距离约为 20 cm。肌性食管的平均长度约为 25 cm。理想情况下，鼻胃管尖端应位于胃食管交界处以下约 10 cm 处，理想的鼻胃管置入深度距鼻前庭处约为 50 ～ 60 cm[14]。

适应证

气管插管后，在急性肠梗阻、创伤性跨

膈疝的确认、急性药物过量时冲洗药物残片或急性胃肠道出血时清除血液过程中，放置NGT 可以进行肠减压。

禁忌证

此操作的相对禁忌证包括面部骨折、凝血障碍、食管狭窄或腐蚀性物质摄入史、食管静脉曲张、无气道保护的昏迷或嗜睡、最近的胃或食管手术、胃切除术和可疑性颅内压升高。

准备 / 操作前评估

初步评估患者双侧鼻孔的通畅性，对于减少操作过程中患者的不适很有必要。此外，需估计所需的 NGT 放置长度，以确保 NGT 可到达胃部。将 NGT 贴在患者面部，测量从鼻尖到耳朵，再从耳朵到剑突的长度。此长度加上 5 cm，约为 55 ～ 65 cm 的总长度是置入鼻胃管的合适长度。使用永久性记号笔在 NGT 上标记此长度。应根据患者的舒适度及放置目的来选择 NGT。对于常用的 Levine 管而言，其尺寸范围为 2 ～ 18 F；2 ～ 12 F 适用于新生儿、婴儿、儿童和小鼻孔的成人患者，而 14 ～ 18 F 适用于一般的成人患者。

设备 / 探头选择

- 手套；
- 毛巾（若患者干呕或呕吐）；
- 安息香酊；
- 胶带；
- 尺寸合适的 Levine NGT；
- 丁卡因喷雾或 4% 雾化利多卡因；
- 0.5% 去氧肾上腺素或 0.5% 羟甲唑啉喷雾；
- 可连接至 NGT 的壁式吸引装置；
- 呕吐盆；
- 一小杯带吸管的水。

操作

在两个鼻孔内滴入局部血管收缩剂（0.5% 去氧肾上腺素或 0.05% 阿夫林），并等待 5 min，以降低鼻损伤后鼻出血的风险。操作前 5 min，面罩给予丁卡因喷雾或 4% 雾化利多卡因以麻醉口咽部。

在 NGT 置入前，使用超声检查患者颈部，将一个线阵高频探头（8 ～ 14 MHz）横向放置于颈部下 1/3 的中线上，靠近甲状腺，探头标记指向患者右侧，观察食管的位置。在屏幕右侧，气管显影为一高回声环，后部声影位于甲状腺组织下的中线上。在气管的左侧，圆形食管显影为一高回声环（图 10.5 a）。毗邻食管的是颈内静脉和颈动脉。用无菌润滑剂或利多卡因凝胶润滑 NGT。让患者弯曲颈部，下巴接触胸部，在其吸水喝的同时，将润滑过的 NGT 插入最通畅的鼻孔，背部伸直，使得鼻胃管通过后咽部到达口咽、食管和胃，此时可见 NGT 管上提前标记的部分到达鼻前庭附近。用安息香酊清洗鼻部，并用胶带将鼻胃管固定于鼻部。

用超声进行确认时，将相同的线阵高频探头放置在患者颈部下 1/3 的相同区域（如上所述），找到先前所述的相同解剖结构，但此时注意，圆形食管将显示为带声影和衰减伪影的高回声环，提示 NGT 已被正确放置在食管内（图 10.5 b）。为了显影和证实 NGT 在胃内，将一个低频曲阵探头（2 ～ 6 MHz）横向放置，探头标记指向患者右上腹、剑突下方，并上下扇形扫描探头（图 10.6 a）。胃管呈线形、水平或斜向的高回声结构，在胃腔内有后方声影（图 10.6 b）。

并发症

NGT 放置术后可能出现并发症，常见的并发症包括鼻窦炎和因外伤或长期置管引起的鼻出血。通过正确固定和润滑 NGT，以及使用不再需要时可快速移除的较小尺寸的胃

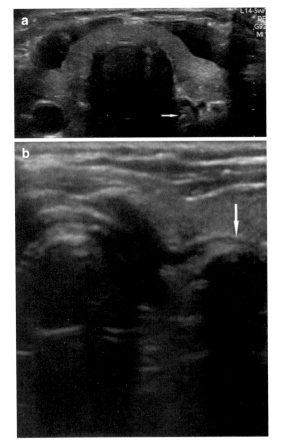

图 10.5 （a）气管、甲状腺、食管的显影（箭头）。（b）食管中鼻胃管的显影伴衰减伪影

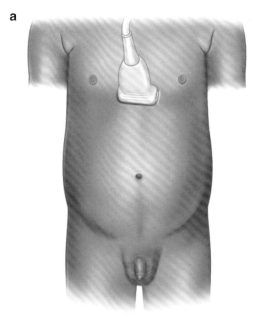

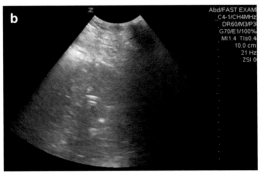

图 10.6 （a）显影鼻胃管的腹部探头位置。（b）腹腔内的鼻胃管显影为线性高回声结构（箭头）

管，可以避免上述并发症。另一个并发症是将胃管放错进入胸膜腔和气管支气管树，有时可通过筛板进入大脑。胃管置错位置很少见，但其发生可能是灾难性的，可导致气胸、肺不张、肺炎、脓肿形成、纵隔炎、出血，甚至死亡。其他并发症包括食管、胃或十二指肠穿孔、管道扭曲或折断，以及因胃食管交界处胃管放置不当引起的误吸[14-15]。应用超声确认可以避免上述诸多并发症。

注意事项/难点

患者肠道内含有大量气体时（如肠梗阻）将导致 NGT 显影不佳。分级加压法可以用来提高图像质量；但可能会因为气体太多，显影仍很困难。

注射含微气泡的生理盐水亦可用来确认胃管的放置位置。将曲阵低频探头横向放在上腹部，探头标记指向患者右侧。用注射器抽取 40 ml 生理盐水和 10 ml 空气，将之混合后注入 NGT，观察 NGT 尖端是否有高回声的旋转雾团。这种旋转雾团可确认 NGT 在胃内的位置正确（图 10.7）。

与临床实践相结合

近期研究表明，在婴儿、新生儿和成人中超声确认 NGT 置管的灵敏度为 95%，特异度高达 100%[15-16]。与二氧化碳描记、二氧化碳测定和 pH 确认法（11 ～ 42 min）[15-18]

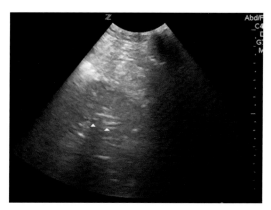

图 10.7　注入含微气泡的生理盐水的鼻胃管显影（旋转的雾状结构，箭头）

相比，超声确认的耗时更少（1 ~ 5 min），是传统方法有用且成本效益好的辅助方法。超声确认 NGT 放置存在一定的难点，超声的应用在某种程度上可能优于传统的方法，因为它减少了辐射量，缩短了确认时间，经过适当的培训和实践后，可减少不良结局的发生。

循证

听诊已被证明敏感度高达 90%；但特异度低，为 34%[13-14]。通过听诊来评估胃管的放置位置已被证明不准确，因为放置胃管的邻近部位仍然可以产生作为听诊确认的气过水声。测量 NGT 的 pH 亦有推荐，其灵敏度为 86%，特异度为 67%[13]，理想抽吸液的 pH 为 1 ~ 5.5。但若患者服用过抑酸药物或放置的管子口径小，则 PH 测量结果不准确。我们还研究了利用二氧化碳描记记、二氧化碳测定法检测气管支气管树中不正确的 NGT 放置[17, 19]，显示其灵敏度为 95%，特异度接近 100%。

要点

- 对于接受胃管置入的患者，超声可以避免不必要的辐射；
- 注入含微气泡生理盐水和应用曲阵探头的腹部分级加压可有助于胃管的显影；
- 放置鼻胃管后，观察食管内的高回声环和衰减伪影。

泌尿生殖系统的操作

超声是一种床旁工具，可为常见的泌尿生殖系统操作提供静态或动态引导。本节将涵盖成功利用超声进行膀胱置管、耻骨上穿刺和耻骨上置管所需的步骤。

解剖

泌尿生殖系统由肾、输尿管、膀胱和尿道组成。膀胱是一个中空的肌性器官，在成人位于前骨盆耻骨的后方。膀胱包括两个入口（输尿管）和一个出口（尿道膀胱交界处）。当膀胱充盈尿液时，其向上延伸进入腹腔。在儿童中，膀胱是耻骨联合和脐之间的腹部器官。膀胱在 9 岁左右下降到腹膜后位置。

阴茎背神经阻滞

在大多数临床环境中，泌尿外科急症的发生频率相对较高。阴茎异常勃起、包皮嵌顿和包皮过长可能十分疼痛，因此在这些情况下，合理的疼痛管理非常重要。阴茎背神经阻滞在 1972 年由 Bateman 等在麻醉文献中首次提出，并于 1989 年由 Brown 及其同事进行了改进[20]。以往它被用来减轻婴儿包皮环切术后的疼痛，但在泌尿外科急症时，它被用于急诊科来减少阴茎异常勃起、包皮嵌顿和包皮过长的疼痛。以往，这是通过解剖标志定位技术来实施，这种技术依赖于当针头穿过 Scarpa 筋膜时阻力的丧失（落空感）。成功的区域麻醉需要将麻醉药注射于阴茎背神经附近，而不损伤神经或周围的任何结构[21]。

解剖

体感神经起源于阴茎皮肤、龟头、尿道和海绵体内。髂腹股沟神经、生殖股神经和阴囊后神经也为阴茎提供轻微的感觉神经支配。阴茎龟头的游离神经末梢汇聚形成阴茎背神经，最终成为来自骶脊神经的阴部神经。阴茎背神经位于阴茎海绵体背部表面的Buck 筋膜下（图 10.8）[22]。它提供了支配阴茎背面和腹面的大部分感觉神经，是阴茎阻滞实现良好止痛的目标神经。

适应证

婴儿、儿童和成人出现阴茎异常勃起、包皮嵌顿、包皮过长和阴茎外伤时缓解疼痛。

禁忌证

这种阻滞的禁忌证较为少见，包括麻醉药过敏、解剖异常如尿道下裂、感染或该区域的小细胞癌。

准备 / 操作前评估

用 18 G 针头抽取 10 ml 1% 的利多卡因，然后换为 25 G 针头拟行局部麻醉。用氯己定或碘酮消毒阴茎和耻骨下区域。将高频线阵探头（6 ~ 14 MHz）放入内部涂有无菌耦合剂的无菌探头套或手套中。

设备 / 探头选择

- 手套；
- 10 ml 注射器；
- 25 G 针头；
- 18 G 针头；
- 氯己定、碘酮或酒精棉棒；
- 无菌耦合剂；
- 无菌探头套或无菌手套（用于探头）。

操作

在横向平面和纵向平面应用超声探头为两种可行的技术。

在第一种技术中，纵向放置超声探头，沿着阴茎轴的中线，探头标记指向患者的耻骨。超声显示 Scarpa 筋膜、Buck 筋膜、白

图 10.8 男性阴茎及其支配神经的解剖

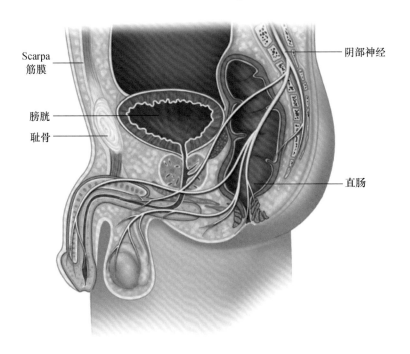

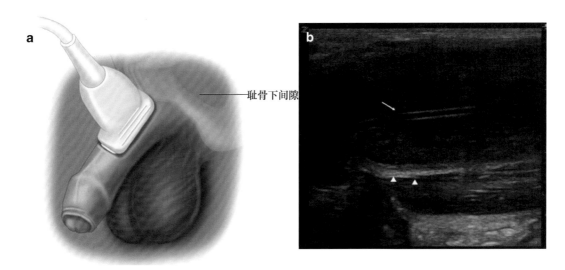

图 10.9 （**a**）获取阴茎矢状面的探头位置。（**b**）显示海绵体、白膜、耻骨、耻骨下间隙的阴茎矢状面超声视图（箭头-海绵内柱；三角箭头-阴茎韧带）

膜、耻骨联合和基底韧带（图 10.9a，b）。用 25 G、1.5 英寸的皮下注射针在阴茎两侧的中间线上约 2 点钟、10 点钟方向、阴茎最接近表面处使用 1% 利多卡因注射一皮丘。在实时、动态超声显影下，推进针头至耻骨下区，并在两侧的耻骨下区内注射 1 ~ 5 ml 的利多卡因。对于 3 岁以下的儿童，注射 1 ~ 2 ml；每增加 3 岁再多注射 1 ml，最多 5 ml[22]。形成耻骨下间隙三角的分别为：下方是包绕阴茎海绵体和神经血管束的 Buck 筋膜，上方是耻骨联合，前方是 Scarpa 筋膜。在注射点将探头旋转 90°，在超声上可见麻醉药扩散的影像，表现为在阴茎柄和基底韧带两侧附近的黑色低回声区。在第二种技术中，高频线阵探头横向放置，探头标记指向患者右侧（图 10.10a）。在横断面上可见阴茎结构的皮肤、背侧神经血管束、Buck 筋膜、海绵体和白膜（图 10.10b）。在探头平面内，从外侧到内侧，用 25 G、1.5 英寸的皮下注射针，在 Buck 筋膜下方和白膜上方注射 1 ~ 5 ml 的利多卡因（图 10.11a ~ c）。避开位于神经内侧的阴茎背动脉和背静脉，通过超声实时观察针头（表现为彗星尾伪影）。局部麻醉药流动，表现为低回声，将推开海绵体向下扩散到腹侧阴茎的周围。

并发症

阴茎背神经阻滞的并发症包括意外注入海绵体或神经血管束、局部缺血、大量麻醉药引起的毒性、感染、出血和血肿形成[20, 23]。超声显影可以大大减少上述并发症。

注意事项 / 难点

超声引导下阴茎背神经阻滞的难点在于：由于儿童患者阴茎背神经和 Buck 筋膜的体积小，位置表浅，其显影效果差。相反，在儿童患者中，与大多数其他神经易显影的周围神经阻滞不同，麻醉药向 Scarpa 筋膜深部扩散的显影可作为阻滞成功的标准[21]。在部分儿童中，曲棍球棒探头可以解决这一问题，因为其接触面小，显影清晰。尿道下裂等解剖变异可以改变神经的显影效果，增加了静脉和动脉等结构的误穿刺概率；而彩色、能量多普勒有助于区分这些结构。和所有的超声引导下操作一样，它依赖于操作者的经验，需要培训和练习。

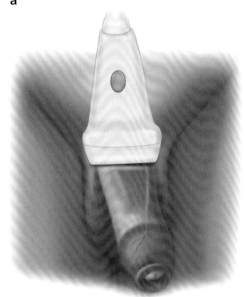

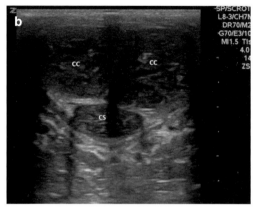

图 10.10 （a）获取阴茎横断面的探头位置。（b）显示 Buck 筋膜、阴茎海绵体（cc）、尿道海绵体（cs）、白膜的阴茎横断面超声视图

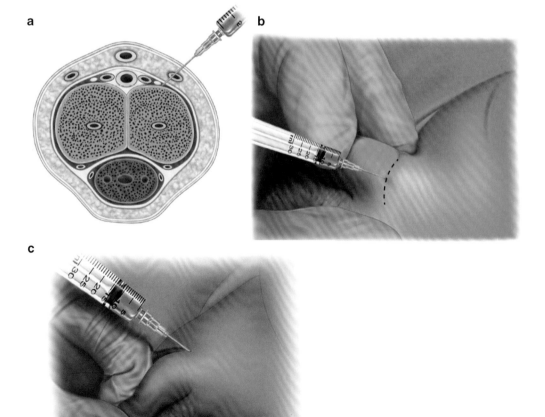

图 10.11 （a）阴茎背神经阻滞时穿刺针位置的横切面示意图。（b）阴茎背部阻滞时针的位置；（c）阴茎背神经阻滞时针的位置

与临床实践相结合

在正常情况下可通过传统解剖标志技术实施的操作中,解剖结构的可视化可以协助临床医师实施操作,因此,该技术在减少并发症如血肿、麻醉效果不佳、缺血及减少麻醉药的用量等方面显示出巨大的潜力。

循证

已有证据显示,超声引导下区域麻醉的成功率高于传统的解剖标志定位法[20, 23],它的并发症发生率低、所需的麻醉药量更小[20, 23-25]。

要点

- 超声引导下阴茎区域阻滞能极大地减少与盲法神经阻滞相关的并发症,麻醉药的用量更小。
- 若条件许可,可在儿童患者中使用曲棍球棒探头,并观察麻醉药在 Scarpa 筋膜下的扩散,而不是追求实际的神经显影,因为神经太小,不易观察。

超声引导下疝复位术

所有的疝中,75% 是腹股沟疝,10% 是切口 / 腹壁疝,5% ～ 7% 是脐疝、股疝或其他疝。当患者到急诊机构处理疝痛时,手动复位有时有效,且可以推迟手术。不论为何种类型,大多数的疝都能以同样的方法复位。然而,嵌顿疝是一种医学急症,及早检查对保留肠管至关重要。不能人工复位的嵌顿疝须至手术室紧急手术,以防止肠缺血。

解剖

疝是凸出腹壁的腹部内容物(图 10.12)。**疝有九种类型:** 腹股沟直疝 / 斜疝、股疝、脐疝、上腹部疝、腹直肌分离疝、半月线疝、切口疝、腰 /Petit 三角疝、内疝(图 10.13)。每一种类型疝的详细描述不在本章讨论范围之内。

适应证

引起疼痛的腹股沟疝、上腹部疝或切口疝。

图 10.12　疝示意图

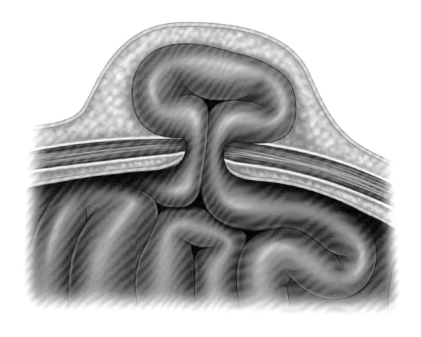

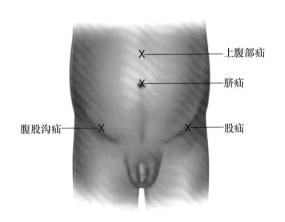

图 10.13　疝的解剖位置

上腹部疝
脐疝
腹股沟疝
股疝

禁忌证

表现为中毒症状的发热患者；白细胞增多超过 15 000/mm^3；腹膜征；内脏呈暗黑色或蓝色变色；腹部 X 线显示梗阻征象的腹胀。

设备 / 探头选择

曲阵和线阵探头都适用，应根据患者的体型大小来进行选择。曲阵可能更有助于施加定向压力来实现主动疝复位。

- 手套；
- 静脉注射麻醉药；
- 冰袋。

准备 / 操作前评估

在临床可疑区域放置高频线阵探头（8～14 MHz）或低频曲阵探头（2～6 MHz）。根据疝的类型，确认相应的解剖标志。对于股疝、腹股沟直疝 / 斜疝，解剖标志包括腹股沟韧带、股管、腹股沟管（含精索或圆韧带）、腹壁下血管、联合腱、腹股沟深环和浅环。对于上腹部疝、脐疝、半月线疝、腰或腹壁疝，解剖标志包括上腹部下血管、主动脉、腹直肌、背阔肌、腹横肌、内外斜肌和通过相应腹部肌肉结构的蠕动的肠组织。扫描时患者取仰卧位，处于放松状态；或取站立位，咳嗽或做 Valsalva 动作。

疝的超声显影标准包括：在做 Valsalva 动作或咳嗽时出现疝囊（一种圆形囊性低回声的含液结构，其内部含有蠕动的肠管），疝囊位于腹股沟韧带上（腹股沟疝）；位于腹股沟韧带下方、股管内侧（股疝）；位于上腹部血管内侧伴彩色血流成像（腹股沟斜疝）；位于上腹部血管外侧伴彩色血流成像（腹股沟直疝）（图 10.14 a，b）[26-30]。

操作

疝复位需给患者行静脉镇痛，并将患者置于反 Trendelenburg 体位。按上述方法定位疝；轻柔地施以分级压力，感觉张力下降或"给出"感意味着腹部肿块的复位。复位后应再次行超声检查（图 10.15 a～c）。

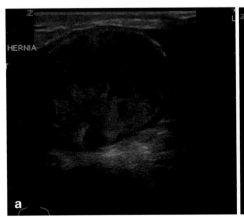
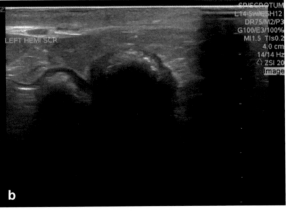

图 10.14　（a）内含肠道的脐疝（Courtesy of Srikar Adhikari，MD）；（b）腹股沟疝

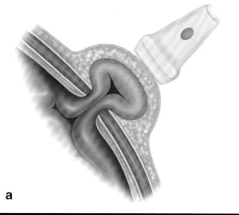

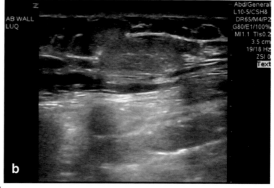

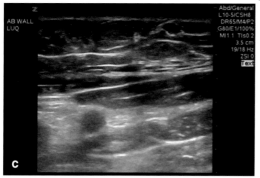

图 10.15　（a）探查腹疝的探头位置；（b）复位前的腹疝；（c）复位后的腹疝

并发症

复位并发症包括可引起儿童卵巢嵌顿或睾丸血供减少（致睾丸梗死）的无法复位的疝；疝的不完全复位；由于缺血性肠嵌顿的可见征象可能不明显而导致意外或外力下将坏死或缺血的肠管复位至腹膜；导致疝嵌顿的疝复发。

注意事项 / 难点

使用分级加压可驱除空气并辅助复位，因为肠道气体和病态肥胖患者可能存在解剖变异。应用彩色多普勒来确定是否存在血流。彩色多普勒可以显示血管显影困难的部位及非嵌顿疝中充血的部分，而嵌顿疝中没有血流[28-29]。然而，新缺血的肠道可能不会出现典型的血流减少或皮肤颜色改变的征象。

与临床实践相结合

超声和 CT（在临床评估中经常被忽略）可用于疝的诊断。引起疼痛并需要手法复位的腹壁疝和上腹部疝可能难以识别，特别是病态肥胖患者。超声检查使这些疝更容易识别。对于疝的复位和术后确认复位效果来说，探头本身是一个很好的辅助工具。

循证

临床上有 20% ～ 30% 的疝在体检时被漏诊[31]。据两项研究显示，动态腹部超声对切口 / 腹壁疝的诊断阳性预测值为 91%，阴性预测值为 97%；对腹股沟直疝的诊断敏感度为 86%，特异度为 97%；对腹股沟斜疝的诊断敏感度为 97%，特异度为 86%[26-27，31-32]。

要点

- 在存在压痛的腹部表面缓慢扫描以显影疝，寻找蠕动的含液结构。
- 用分级压迫法检查疝是否容易复位。
- 疝复位前予以镇痛和肌肉松弛药，并在复位前使用彩色多普勒来确定肠道是否含有血流。

膀胱导尿

适应证

膀胱导尿

- 尿潴留的处理；
- 危重患者的尿量测定；
- 制动患者的处理；
- 尿失禁患者的处理；
- 成年患者血尿的处理。

耻骨上抽吸术

- 安全有效地获取 2 岁以下儿童的无菌尿标本；
- 减少导管相关菌尿症的发生率；
- 对未行包皮环切术或包皮过紧的男孩、阴唇粘连的女孩进行无菌取尿。

耻骨上导尿

- 存在尿道导尿的禁忌证或尿道导尿失败；
- 尿道创伤；
- 导致膀胱功能障碍的神经系统疾病；
- 缓解尿潴留；
- 近期泌尿系统的手术；
- 前列腺肥大；
- 解剖异常；
- 包皮过长。

禁忌证

尿道导尿术

- 尿道导尿的绝对禁忌证是尿道损伤（通常与骨盆创伤有关）；
- 相对禁忌证：存在尿道缩窄。

耻骨上吸引 / 导尿术

- 膀胱上方的蜂窝织炎；
- 膀胱恶性肿瘤；
- 接受抗凝治疗或超过有效治疗范围的 INR；
- 既往手术史。

设备 / 探头选择

相控阵（3 ～ 4 MHz）、曲阵（2 ～ 6 MHz）、微凸（3 ～ 9 MHz）探头。

准备 / 操作前评估

超声引导下膀胱导尿的第一步是评估膀胱的容量。使用曲阵探头（约 2 ～ 6 MHz 或 3 ～ 4 MHz）或相控阵探头（约 3 ～ 4 MHz），

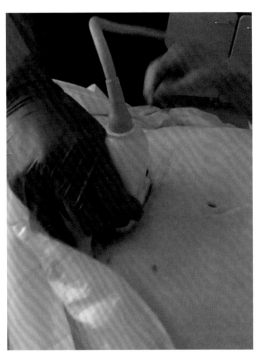

图 10.16 测量膀胱容积的探头位置

患者取仰卧位，将探头横向放置在腹部中线上的耻骨上区（耻骨联合上 2 cm）（图 10.16）。用超声识别膀胱，并使探头在横轴上尽可能垂直于膀胱。测量最大的前后径及侧壁间距离来计算膀胱容积。将探头在矢状面上旋转 90°，并从膀胱的一侧扫到另一侧。加测膀胱顶部到底部的距离。保存此测量值（图 10.17）。将上述收集到的 3 个测量值插入以下公式来计算膀胱容积：$V =$ 宽度 × 长度 × 深度 × 0.75[33-34]，该方法快速可靠。然而，由于膀胱的形状变异度大，容积测量的错误率可达 25%[35]。正常的排尿后尿残余量小于或等于 100 ml[34]。此外，超声可以提高儿童导尿的成功率。上述方法测得的等于或大于 2 cm 的横径相当于等于或大于 2.5 cm³ 的膀胱容积。应获取矢状面的测量值并将之插入容积公式。计算出的 2.5 cm³ 的膀胱指数容积相当于 2 ml 的膀胱容积（是尿检所需的最小尿量），此时应能实施导尿术[36]。

操作

耻骨上抽吸术

患者取平卧位，将超声置于患者右侧，探头横向置于耻骨上区，探头标记指向患者右侧。膀胱通常位于耻骨联合正上方的中线上，前腹壁的深部[37]。用氯己定消毒操作位置。将局部麻醉药注射到穿刺路径的表面和深层组织，继而用碘伏消毒，并用无菌手术巾覆盖耻骨上区。给探头涂上耦合剂、套上无菌探头套，接着在探头套外面再次涂上无菌耦合剂。冠状面视图或矢状面视图均可使用。将探头固定在选定的平面上并识别膀胱，扫描膀胱寻找最佳穿刺部位。穿刺点应位于屏幕中显影最大的膀胱中部。对于儿童患者，选择配有 10 ml 或 20 ml 注射器的 22 G 针头（1.5 英寸）。对于成年患者，选择 20 G 针头或腰椎穿刺针，穿刺针应沿着探头长度方向置于探头中点的下方。将针插

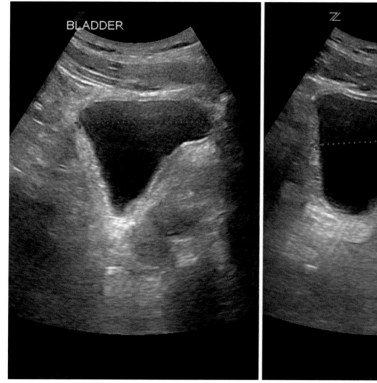
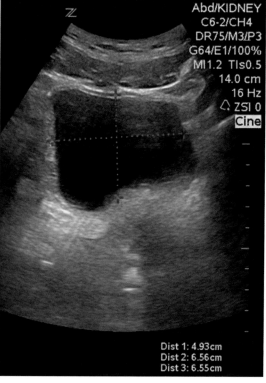

图 10.17　左：纵轴面上测量膀胱深度；右：横轴面上测量膀胱长度和宽度（测量值显示在右下角）

入腹壁时，使探头稍向穿刺针倾斜。针应与探头垂直，与皮肤成角约为 $10 \sim 20°$。在推进穿刺针的同时抽吸注射器，穿刺针将在超声屏幕上显示为带有混响伪影的高回声结构。在穿刺针进入膀胱时，应从穿刺部位轻轻地来回扇形扫描以追踪穿刺针。当针刺入膀胱前壁时，膀胱壁会显示为向下的帐篷征[38]。尿液会被抽入注射器[39]。操作完成后，拔除穿刺针，轻轻按压穿刺部位，并用敷料覆盖穿刺点[34, 40]。

耻骨上导尿管置入

如果要留置耻骨上导尿管，初始步骤同上，但应选用膀胱造口套装包或 Seldinger 法耻骨上导尿套装。以下均以 Seldinger 法套装为例进行阐述。该套装包括针头、导丝、注射器、带引导器的鞘和 Foley 导尿管。一旦穿刺针进入膀胱并将尿液抽吸入注射器，取下注射器（图 10.18），通过针头将带 J 形尖端的导丝置入膀胱。超声引导下很容易地显影导丝进入膀胱。取出穿刺针，用手术刀在导丝上方的皮肤置入处做一小切口。将 peelaway 鞘引导器穿过导丝，并轻轻旋转进入膀胱。移除导丝，应有尿液流出，再次证明引导器在膀胱内。将 Foley 导尿管穿过引导器插入。向 Foley 导尿管球囊中注入 10 ml 生理盐水（图 10.19）。取出 peelaway 鞘引导

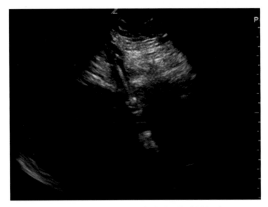

图 10.18　膀胱-耻骨上入路中的穿刺针（Courtesy of Srikar Adhikari，MD）

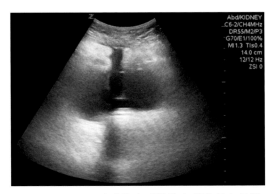

图 10.19　Foley 球囊注水后膀胱内的耻骨上导管

器，向后拉导尿管，直至感觉到阻力为止。用无菌敷料将导尿管的管道固定于腹壁，将 Foley 导尿管连接至尿液引流袋[34, 40]。

膀胱导尿管置入术

操作前应按照上述方法对患者进行准备和消毒，获取膀胱容积。患者取仰卧位，两腿分开、两脚并拢（蛙位），超声置于患者右侧。将探头横向置于耻骨上区，探头标记指向患者右侧。以下均以标准的 Foley 导尿管套装为例进行阐述。消毒术区，戴上无菌手套。检查 Foley 球囊的功能。在导管尖端涂上足量的无菌润滑剂。若为女性患者，用非优势手分开阴唇。若为男性患者，用非优势手持握阴茎使其垂直于患者身体。用聚维酮碘棉球消毒生殖部位（非优势手）。确认尿道外口后，用无菌的优势手置入导尿管，直至尿液流出。将生理盐水注入球囊，轻轻地往外拉导管。再次将超声探头置于膀胱上，膀胱中央的高回声环即为 Foley 导尿管（图 10.20）。

并发症

操作前通过超声辨认肠和膀胱，可以降低伴或不伴肠穿孔的腹膜穿孔的风险。必须测量膀胱容积，以确保膀胱内有足够的尿量来将其前面的肠道推开，并利于耻骨上导管的安全通过。无菌技术和无菌探头套的使用可以减少感染性并发症。超声引导下直接观察导管的放置情况，可避免导管移位或导管

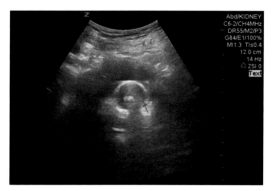

图 10.20　确认 Foley 导尿管置入膀胱的高回声环（箭头）

错位。可以对膀胱进行一系列检查，以确保导管在膀胱中的持续留置和减压[41-42]。

注意事项 / 难点

使穿刺针和探头保持在同一直线，并位于探头长度的中间。对于纵向扫描，针头需精确地定位在探头平面上。用手握住探头，将其固定在患者腹部，防止滑动。轻微地左右摆动针头能引起邻近组织的偏转，有助于增强超声上针头轨迹的显影。调节探头的放置角度以使其对准穿刺针，而不是调节针来对准探头，可以使穿刺针获得更好的显影。一旦抽吸到尿液就应停止针或导管的推进，以减少肠穿孔的风险[40]。

与临床实践相结合

床旁超声在泌尿生殖系统操作中的应用既降低了并发症发生率，又减少了多次尝试的需要。这是对目前使用的标准体表解剖标志技术的改进。传统的盲法放置耻骨上导管或耻骨上抽吸需要膀胱充满尿液来将肠道从穿刺点推移开。在某些患者中，上述方法可能失败并导致肠损伤，其风险高达 2.4%，死亡率为 1.8%[40]。

循证

根据英国泌尿外科医师协会的建议，应尽可能使用超声留置导尿管。超声引导下耻骨上抽吸和膀胱导尿可提高安全性，减少因无尿或尝试失败所致的时间延迟，并减少对患者造成的损伤和疼痛[39]。在一项前瞻性研究中，首次使用超声导尿的成功率为 96%，而未使用超声导尿的成功率为 72%[43]。此外，超声能灵敏地评价和确诊膀胱扩张[39]。

要点

- 在置入导尿管前测定膀胱容积，以确保膀胱内有足够的尿液推移开腹部内容物，以避免发生穿孔；
- 应用超声探头显影膀胱时，一旦置入，应密切观察代表 Foley 导尿管的高回声环。

（汪　婷　译　盛　颖　校）

参考文献

1. Dewitz A, Jones R, Goldstein J. Additional ultrasound-guided procedures. In: Ma OJ, Mater JR, Blaivas M, editors. Emergency ultrasound. New York: McGraw-Hill; 2008. p. 537–40.
2. Scheer D, Secko M, Mehta N. Focus on: ultrasound-guided paracentesis. In: American College of Emergency Physicians online CME. American College of Emergency Physicians; 2014. http://www.acep.org/Education/Continuing-Medical-Education-%28CME%29/Focus-On/Focus-On%2D%2DUltrasound-Guided-Paracentesis/. Accessed 13 Feb 2015.
3. Cho J, Jensen TP, Rierson K, Matthews BK, Bhagra A, Franco-Sadud R, Grikis L, Mader M, Dancel R, Lucas BP, Society of Hospital Medicine Point-of-Care Ultrasound Task Force, Soni NJ. Recommendations on the use of ultrasound guidance for adult abdominal paracentesis: a position statement of the Society of Hospital Medicine. J Hosp Med. 2019;14:E7–E15.
4. Runyon BA, AASLD Practice Guidelines Committee. Management of adult patients with ascites due to cirrhosis: an update. Hepatology. 2009;49(6):2087–107.

https://doi.org/10.1002/hep.22853.

5. Nazeer SR, Dewbre H, Miller AH. Ultrasound-assisted paracentesis performed by emergency physicians vs the traditional technique: a prospective, randomized study. Am J Emerg Med. 2005;23(3):363–7.

6. Lin CH, Shih FY, Ma MH, Chiang WC, Yang CW, Ko PC. Should bleeding tendency deter abdominal paracentesis? Dig Liver Dis. 2005;37(12):946–51.

7. Isenhour J, Marx J. Abdominal. In: Marx J, Hockberger R, Walls R, editors. Rosen's emergency medicine: concepts and clinical practice. New York: Mosby Elsevier; 2009. p. 422–4.

8. Scalea TM, Boswell SA. Abdominal injuries. In: Tintinalli JE, Kelen GD, Stapczynski JS, editors. Emergency medicine: a comprehensive study guide. 6th ed. New York: McGraw-Hill; 2004. p. 1615–6.

9. Peitzman AB, Sabom M, Yearly DM, Fabian TC. The trauma manual. Hagerstwon: Lippincott Williams & Wilkins; 2002. p. 578.

10. Bleck JS, Reiss B, Gebel M, Wagner S. Percutaneous sonographic gastrostomy: method, indications, and problems. Am J Gastroenterology. 1998;93(6):941–5.

11. Brun PM, Chenaitia H, Lablanche C. 2-point ultrasonography to confirm correct position of the gastric tube in prehospital setting. Mil Med. 2014;179(9):959–63.

12. Chaves DM, Kumar A, Lera M. EUS-guided percutaneous endoscopic gastrostomy for enteral feeding tube placement. Gastrointest Endosc. 2008;68(6):1168–72.

13. Wu TS, Leech S, Rosenberg M. Ultrasound can accurately guide gastrostomy tube replacement and confirm proper tube placement at the bedside. J Emerg Med. 2009;36(3):280–4.

14. Pillai JB, Vegas A, Brister S. Thoracic complications of nasogastric tube: review of safe practice. Interact Cardiovasc Thorac Surg. 2005;4(5):429–33.

15. Chenaitia H, Brun PM, Querellou E, Leyral J, Bessereau J, Aime C, et al. Ultrasound to confirm gastric tube placement in prehospital management. Resuscitation. 2012;83(4):447–51.

16. Kim HM, So BH, Jeong WJ, Choi SM, Park KN. The effectiveness of ultrasonography in verifying the placement of a nasogastric tube in patients with low consciousness at an emergency center. Scand J Trauma Resusc Emerg Med. 2012;20:38.

17. Galbois A, Vitry P, Ait-Oufella H, Baudel JL, Guidet B, Maury E, et al. Colorimetric capnography, a new procedure to ensure correct feeding tube placement in the intensive care unit: an evaluation of a local protocol. J Crit Care. 2011;26(4):411–4.

18. Meyer P, Henry M, Maury E, Baudel JL, Guidet B, Offenstadt G. Colorimetric capnography to ensure correct nasogastric tube position. J Crit Care. 2009;24(2):231–5.

19. Chau JP, Lo SH, Thompson DR, Fernandez R, Griffiths R. Use of end-tidal carbon dioxide detection to determine correct placement of nasogastric tube: a meta-analysis. Int J Nurs Stud. 2011;48(4):513–21.

20. Sandeman DJ, Dilley AV. Ultrasound guided dorsal penile nerve block in children. Anaesth Intensive Care. 2007;35(2):266–9.

21. O'Sullivan MJ, Mislovic B, Alexander E. Dorsal penile nerve block for male pediatric circumcision--randomized comparison of ultrasound-guided vs anatomical landmark technique. Paediatr Anaesth. 2011;21(12):1214–8.

22. Brown TC, Weidner NJ, Bouwmeester J. Dorsal nerve of penis block–anatomical and radiological studies. Anaesth Intensive Care. 1989;17(1):34–8.

23. Faraoni D, Gilbeau A, Lingier P, Barvais L, Engelman E, Hennart D. Does ultrasound guidance improve the efficacy of dorsal penile nerve block in children? Paediatr Anaesth. 2010;20(10):931–6.

24. Marhofer P, Chan VW. Ultrasound-guided regional anesthesia: current concepts and future trends. Anesth Analg. 2007;104(5):1265–9, tables of contents.

25. Rubin K, Sullivan D, Sadhasivam S. Are peripheral and neuraxial blocks with ultrasound guidance more effective and safe in children? Paediatr Anaesth. 2009;19(2):92–6.

26. Jamadar DA, Jacobson JA, Morag Y, Girish G, Dong Q, Al-Hawary M, et al. Characteristic locations of inguinal region and anterior abdominal wall hernias: sonographic appearances and identification of clinical pitfalls. AJR Am J Roentgenol. 2007;188(5):1356–64.

27. Rettenbacher T, Hollerweger A, Macheiner P, Gritzmann N, Gotwald T, Frass R, et al. Abdominal wall hernias: cross-sectional imaging signs of incarceration determined with sonography. AJR Am J Roentgenol. 2001;177(5):1061–6.

28. Bradley M, Morgan D, Pentlow B, Roe A. The groin hernia - an ultrasound diagnosis? Ann R Coll Surg Engl. 2003;85(3):178–80.

29. Gokhale S. Sonography in identification of abdominal wall lesions presenting as palpable masses. J Ultrasound Med. 2006;25(9):1199–209.

30. Korenkov M, Paul A, Troidl H. Color duplex sonography: diagnostic tool in the differentiation of inguinal hernias. J Ultrasound Med. 1999;18(8):565–8.

31. Poulose BK, Shelton J, Phillips S, Moore D, Nealon W, Penson D, et al. Epidemiology and cost of ventral hernia repair: making the case for hernia research. Hernia. 2012;16(2):179–83.

32. Torzilli G, Del Fabbro D, Felisi R, Leoni P, Gnocchi P, Lumachi V, et al. Ultrasound-guided reduction of an incarcerated Spigelian hernia. Ultrasound Med Biol. 2001;27(8):1133–5.

33. Rosh AJ. Suprapubic aspiration. In: Drugs & diseases. Medscape; 2015. http://emedicine.medscape.com/article/82964-overview#a01. Accessed 31 Mar 2015.

34. Seif D, Swadron SP. Renal. In: Ma OJ, Mater JR, Blaivas M, editors. Ma & Mateer's emergency ultrasound. New York: McGraw-Hill Companies Inc.; 2008. p. 337.

35. Dicuio M, Pomara G, Menchini Fabris F, Ales V, Dahlstrand C, Morelli G. Measurements of urinary bladder volume: comparison of five ultrasound calculation methods in volunteers. Arch Ital Urol Androl. 2005;77(1):60–2.

36. Baumann BM, McCans K, Stahmer SA, Leonard MB, Shults J, Holmes WC. Volumetric bladder ultrasound

performed by trained nurses increases catheterization success in pediatric patients. Am J Emerg Med. 2008;26(1):18–23.

37. O'Brien WM. Percutaneous placement of a Suprapubic tube with peel away sheath introducer. J Urol. 1991;145(5):1015–6.

38. Noller KL, Pratt JH, Symmonds RE. Bowel perforation with Suprapubic cystostomy report of two cases. Obstet Gynecol. 1976;48(Suppl 1):67S–9S.

39. Gochman RF, Karasic RB, Heller MB. Use of portable ultrasound to assist urine collection by Suprapubic aspiration. Ann Emerg Med. 1991;20(6):631–5.

40. Jacob P, Rai BP, Todd AW. Suprapubic catheter insertion using an ultrasound-guided technique and literature review. BJU Int. 2012;110(6):779–84. https://doi.org/10.1111/j.1464-410X.2011.10882.x.

41. Aguilera PA, Choi T, Durham BA. Ultrasound-guided Suprapubic cystostomy catheter placement in the emergency department. J Emerg Med. 2004;26(3):319–21.

42. Schneider RE. Urologic procedures. In: Robert JR, Hedges JR, editors. Clinical procedures in emergency medicine. Philadelphia: W.B. Saunders Co; 2004. p. 1098–100.

43. Chen LI, Hsiao AL, Moore CL, Dziura JD, Santucci KA. Utility of bedside bladder ultrasound before urethral catheterization in young children. Pediatrics. 2005;115(1):108–11.

Elaine Situ-LaCasse，Parisa Javedani，Paola Devis，Hina Arif-Tiwari

超声引导下经皮引流操作 11

引言

患有脓肿或其他异常积液、需要引流的患者通常在急救场所接受评估。已有研究证实，超声引导下操作可提高患者的安全性和满意度、缩短手术时间，还可以在抽吸过程中实时观察积液腔的缩小。实时引导操作的其他方法包括介入放射学和荧光学检查，但这些方法会使患者暴露于大量的电离辐射中。由于腹部解剖结构复杂，在操作全程中保持针头可视显得更为至关重要。除了可用于液体引流的操作引导外，还可以根据腹部积液的位置，将超声用于引导神经阻滞进行镇痛。

皮下脓肿的切开引流

超声引导的优势

床旁超声（point-of-care ultrasound，POCUS）是区分脓肿、浅表性蜂窝织炎和血肿的有效工具。与计算机断层扫描（computed tomography，CT）相比，超声对皮下脓肿的检测更为敏感，且不会使患者暴露于辐射的潜在有害影响中。Gaspari 等的研究证实，65 例怀疑脓肿的患者同时行超声或 CT 评估，超声显示敏感性为 96.7%，特异性为 85.7%，而 CT 诊断脓肿的敏感性为 76.7%，特异性为 91.4%[1]。此外，通过床旁超声准确诊断脓肿培训仅需 30 min[2]。

解剖

POCUS 可用于评估皮肤、皮下组织和筋膜。表皮和真皮在超声下呈高回声的层状。皮下组织位于真皮深处，可显影为低回声脂肪小叶伴高回声隔膜（图 11.1）。筋膜层是致密的纤维膜，通常呈线状高回声层。

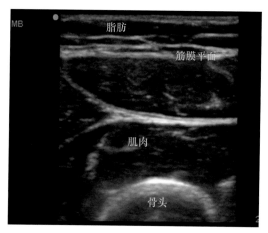

图 11.1 表皮和真皮均可通过超声进行评估，呈高回声的层状。皮下组织位于真皮深处，可显影为低回声脂肪小叶伴高回声隔膜。筋膜层是致密的纤维膜，通常呈线状高回声层

静脉可显影为具有高回声壁的非搏动性、可压缩的无回声结构。动脉则显影为具有高回声壁的搏动性、不可压缩的无回声结构。神经呈小蜂窝状高回声束。应特别注意深部的肌肉。皮下脓肿可从皮肤表层开始，并穿透肌肉筋膜。

适应证

受累身体部位有局部红、肿、热和（或）不适等临床症状的患者应行超声检查明确病理诊断，例如蜂窝织炎和脓肿（图11.2）。在Squire等的研究中，18例患者临床检查未提示有脓肿，但POCUS显示有无回声积液的证据，经切开引流证实超声诊断的准确率为17/18（94%）。这表明，即使临床检查仅提示浅表性蜂窝织炎而无脓肿的患者，若POCUS发现无回声积液考虑脓肿时，应进行切开引流[2]。

禁忌证

应使用POCUS对病灶位置进行评估，以确保目标区域内无神经血管结构，否则需要采用其他替代方法进行切开引流[2]。此外，彩色多普勒可用于确保无坏死、癌性淋巴结、动脉瘤或假性动脉瘤的证据（图11.3和11.4）。对于抗凝或已知凝血功能障碍的患者，床旁脓肿切开引流应当谨慎。位于肌肉的脓肿称为化脓性肌炎，患处同样可出现红、肿、热和压痛（图11.5），一般需要在手术室中进行抽吸。

设备 / 探头选择

高频（7～12 MHz）线阵探头是评估浅表结构的理想选择。彩色多普勒有助于识别周围的神经血管结构。常用的麻醉药是含或不含肾上腺素的1%利多卡因。开始手术之前，应先备好氯己定、用于钝性分离的持针器和11号刀片手术刀。在处理敏感区域或少量积液时，可以用连接10 ml注射器的18 G或20 G针头来替代11号刀片手术刀。

值得注意的是，如果皮下脓肿位于皮下脂肪较厚的部位时，例如臀部、大腿或腹壁，则应使用低频凸阵探头可有利于较深部的成像。

准备 / 操作前评估

患者应合理摆放体位以使操作者便于接近受累区域。局部麻醉药（如利多卡因−肾

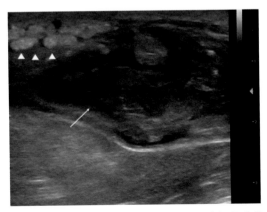

图11.2 注意脓肿内呈混合性回声的不均匀的液体内容物（箭头指示线）。在图像的左上方还可见到鹅卵石样表现，提示脓肿上方为蜂窝织炎（三角形）

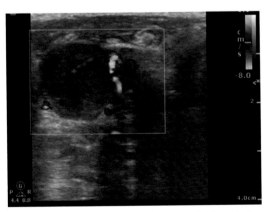

图11.3 这是一例淋巴结转移癌。正常淋巴结的结构被破坏，外周出现血流而中央门血流消失。用超声探头逐渐加压显示液性内容物时未引起形状改变

图 11.4 （a）这种浅表的圆形肿块呈搏动性，内为漩涡状血液内容物。（b）使用彩色多普勒可以更清楚地看到血液的涡流。该示例图示说明在进行切开引流前使用床旁超声检查和彩色多普勒识别血流的重要性

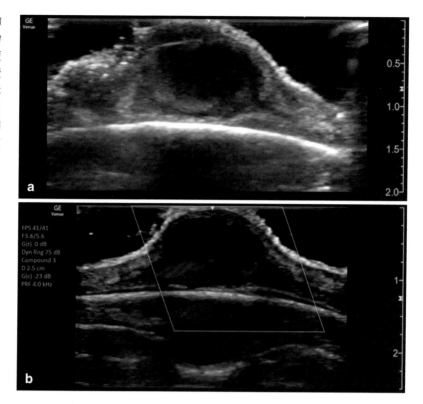

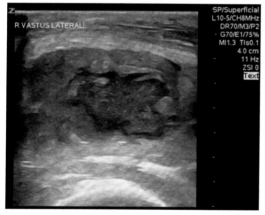

图 11.5　注意在肌肉内观察到不均匀积液和明显的肌肉炎症，提示化脓性肌炎

上腺素-丁卡因凝胶）可用于减少不适。

操作

首先，从受累区域远端开始扫描以评估患者的正常解剖结构。使用线阵探头在矢状面和横断面上扫描病灶的全长。脓肿表现为无回声的积液，内容物常显示高回声并伴有后方声影增强。与脓肿不同，蜂窝织炎的超声表现呈鹅卵石状且无积液（图 11.2）。轻柔的分级加压可确保不会遗漏包裹性积液，彩色多普勒可确保穿刺区域无血管经过（图 11.6）。此外，分级加压可导致脓肿内容物打旋。与对侧相比可能会有益处。如果发现积液，应注意观察边界、离组织表面的深度以及预计腔隙的大小。血肿的超声表现为非特异性，很难与脓肿区分开[3]。

脓肿和周围解剖结构显影后，用氯己定清洁患处并实施麻醉。将透明医用敷料覆盖探头以避免院内感染，在探头顶端涂抹耦合剂。在超声引导下，使用 11 号手术刀做一小切口，用持针器钝性分离破坏积液腔。范围大的脓肿需要生理盐水冲洗以帮助分离小的脓腔。解剖位置极具挑战或有少量积液时，可用 10 ml 注射器连接 18 或 20 G 针头替代使用 11 号刀片手术刀进行抽吸（图 11.7 和 11.8）。切开引流后应再次使用超声确认脓肿是否完全排空。

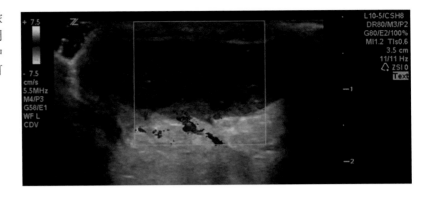

图11.6 正常情况下，脓肿继发于感染和炎症，周围的血流很少，该脓肿中央无搏动性血流，因此可以安全地切开引流

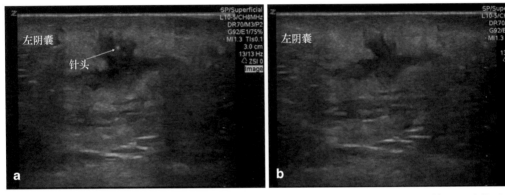

图11.7 （a）在阴囊等敏感区域或者脓肿较小时，可首选针刺抽吸术。此图像中，短轴上显示的回声点是针头（箭头）（平面外技术）。（b）通过实时超声引导和成像，可以看到抽吸脓肿时脓肿缩小的动态变化

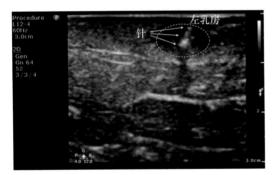

图11.8 这是另一个左乳房脓肿针刺抽吸术的病例。虚线圆圈标出了左乳房的脓肿，箭头表示针的长度

并发症

彩色多普勒有助于识别神经血管结构、淋巴结和实性肿块等。此外，术后应再次使用超声检查脓肿是否完全排空。部分引流的脓肿可能需要进一步干预。

注意事项／难点

1. 初次评估应用彩色多普勒和术中实时超声引导有助于避免神经血管并发症。

2. 脓腔内的脓性物质可能表现为等回声，因此，使用分级加压和彩色多普勒检查有助于脓腔的识别（图11.9）。

3. 推荐使用较大的18 G针头进行针刺抽吸操作，因为较小号的针头难以抽吸脓性物质。

4. 当脓性物质太黏稠无法针刺抽吸或脓肿腔太大无法通过针刺抽吸进行充分评估时，可用11号刀片手术刀做一小切口进行引流。

5. 应注意，坏死的淋巴结看起来与脓肿相似，但不主张切开和引流。在进行切开引流前，应使用灰度成像和彩色多普勒成像来

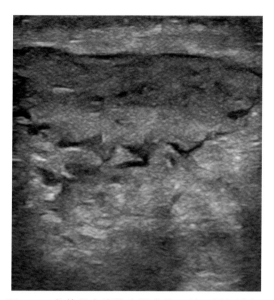

图 11.9　尤其是在脂肪含量高的区域，例如臀部、大腿以及某些患者的腹壁，脓肿可表现为等回声且在超声下难以识别。注意，该脓肿不具有经典的脓肿特征。探头对病灶施加压力可导致内容物打旋而显示出脓液的特征

对坏死的淋巴结进行评估。

与临床实践相结合

超声引导下脓肿或血肿切开引流术是一种确定性治疗手段，脓肿区别于蜂窝织炎的特征易于掌握，并可有助于指导切开引流需求的治疗决策。此外，超声引导下引流可提供周围神经血管结构的实时显影，有助于减少并发症的发生率。

循证

超声引导下脓肿引流术在技术上并不复杂且为微创。在 Kjær 等的研究中，93% 的躯干部皮下脓肿被成功治愈[4]。这种方法痊愈时间短因而耐受性好，患者满意度高。

超声引导下乳房脓肿引流术已取代开放性手术，产妇脓肿的痊愈率达 97%，非产妇脓肿的痊愈率达 81%[5]。超声引导下针刺引

流可减轻疼痛和瘢痕形成。应用超声直接引导脓肿引流的这些证据使其适用于门诊患者。

> **要点**
> - 由于担忧疑似脓肿可能为肿块、淋巴结、动脉瘤等，除了体格检查外，建议使用 POCUS 诊断或确诊皮下脓肿。
> - 对于较小的脓肿，合理的做法是使用大号针头尝试抽吸并在必要时进行切开。
> - 如果可能，尽量首选平面内技术，以确保针尖不会损伤毗邻结构。
> - 建议应始终应用彩色多普勒评估积液中的血管或血流。

皮下血肿的引流

超声引导的优势

尽管区分血肿和脓肿可能颇具挑战，但 POCUS 是区分血肿和软组织肿胀的有效工具。血肿和脓肿的鉴别更多地依赖临床表现。在先前的创伤区域或患者容易出血的情况下，患者还可能出现感染的血肿，可能会出现脓肿的症状和体征。

解剖

应密切注意周围的结构，尤其是引起血肿的受损血管。当压迫供支血管的血肿被引流后，切口可能会发生再次出血。观察血肿的超声特征也很重要。新鲜血液相比周围的皮下组织可能表现为高回声或等回声，随着血液成分逐渐分解，血液可能会因纤维蛋白链裂而变成无回声（图 11.10）。

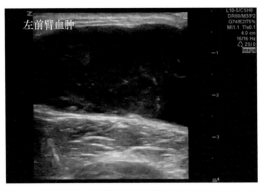

图 11.10　这个 4 天的血肿内部显示有不均匀物质，但是大部分还是无回声暗区，因此在诊断血肿时把临床症状考虑进来非常重要。如图，该血肿肯定会与脓肿混淆，但注意到其上方未见相关的蜂窝织炎，这可能为血肿的诊断提供了线索

适应证

患者身体某处出现波动、硬结、红、肿、热和（或）不适时，应接受超声检查评估潜在病因。脓肿和血肿的临床表现区别很大，超声检查差异甚微。临床上对于存在创伤史、易出淤斑、血小板减少、凝血病、抗凝或近期手术的患者应怀疑血肿，但仍需要与脓肿鉴别。当血肿中的压力超过真皮和皮下毛细血管的压力时，其上所被覆皮肤坏死的可能性增加。

禁忌证

该操作的禁忌证与脓肿引流术非常相似。应使用 POCUS 评估病灶确保其内部无神经血管结构，否则应采取替代方式进行切开引流[2]。彩色多普勒可用于确保病灶部位并非坏死性淋巴结、动脉瘤或假性动脉瘤。对应用抗凝或已知凝血病的患者，由于担忧其具有潜在的出血风险，在进行床旁血肿切开和引流时应慎重；在开始操作之前，应告知患者有关出血的潜在风险。同时，建议手术前行实验室检查（例如血小板计数和凝血功能包括 PTT 和 PT/INR 等）进一步评

估出血风险。

设备 / 探头选择

高频（7 ～ 15 MHz）线阵探头是评估大多数浅表结构的理想选择。彩色多普勒检查有助于识别病灶周围的神经血管结构。通常用含或不含肾上腺素的 1% 利多卡因进行麻醉，如无禁忌，1% 利多卡因与肾上腺素合用能有效减少出血。还需备好氯己定、用于钝性分离的持针器、4×4 英寸纱布垫和 11 号刀片手术刀。由于术后血肿可能会持续渗血或再次出血，应考虑使用加压敷料或 ACE 绷带加压包扎。由于血肿的黏稠性，通常禁忌使用针刺引流，但开始时使用针刺引流并在必要时转为切开引流是合理的措施（图 11.11 和 11.12）。

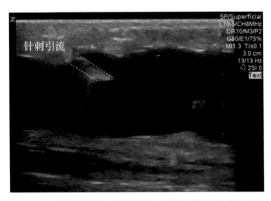

图 11.11　黏稠性的血肿可能不建议使用针刺引流，但开始时使用针刺引流并在必要时转为切开引流始终是合理的措施。这是长轴或平面内技术的示例，可以看到患者体内针尖和针的整个长度。这是超声引导下操作的首选方法。虚线勾勒出的是针和针尖

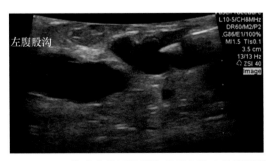

图 11.12　B 模式成像下腹股沟术后血肿内的穿刺针（同轴法）。进行抽吸可以确定是否存在脓肿

准备 / 操作前评估

患者体位应合理摆放以让操作者便于接近待查部位。可于检查部位使用局麻药（如利多卡因-肾上腺素-丁卡因凝胶）以减少不适。如前所述，有必要对患者血小板计数和凝血功能进行评估。此外，对于较大的血肿，应考虑血液分型和抗体筛检，以确保在发生紧急出血时及时获得适当的血液制品。床旁可备有浸渍止血剂或氨甲环酸的纱布用于控制出血。

操作

首先，从病灶远端开始扫描以评估患者的正常解剖结构。使用线阵探头在两个平面（矢状面和横断面）上扫描病灶的整个长度。应用分级加压可有助于确保不会漏诊局限性积液，后者在血肿患者中易被忽略。应用彩色多普勒血流可确保穿刺区域无血管。如果发现可能为血肿的积液，应注意观察边界、离组织表面的深度以及预计腔隙的大小。血肿的超声表现并无特异性，很难与脓肿区分[3]。

应使用氯己定清洁患处并实施麻醉。探头用透明医用敷料覆盖并用凝胶涂于探头顶端。在超声引导下，使用 11 号刀片手术刀做一小切口，并钝性分离破坏积液腔，尤其是存在血凝块或血肿感染时（图 11.13）。可用纱布垫加压来排空残存的血凝块。切开引流完成后，应再次使用超声检查血肿是否完全排空。

并发症

出血是该操作的潜在并发症。对于已知易出血体质或应用抗凝的患者要保持警惕。另外，切口可能持续渗血，建议切开引流术

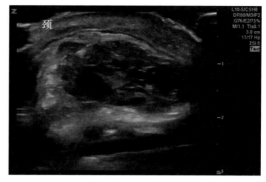

图 11.13　另一种可能的诊断是感染性血肿。注意该感染的血肿内含不均匀的内容物，在该积液的上方皮肤亦增厚。该患者有脓肿的症状和体征，同时该位置有外伤史。这些均与感染的血肿相符

后进行加压包扎。

注意事项 / 难点

1. 操作前使用彩色多普勒和操作过程中使用实时超声评估可有助于避免潜在的神经血管并发症。

2. 分级加压和使用彩色多普勒可有助于识别难以发现的血肿。

3. 血肿通常由黏稠、凝固的血液组成，不适合针刺引流，建议用 11 号刀片手术刀切开引流。

4. 不要低估已知凝血病或出血体质患者出现失血的可能，应采取适当的预防措施，如可能，应用加肾上腺素的利多卡因可有助于减少可能的并发症。

5. 如果血肿合并感染，切开后可能有脓血性引流液，需要像处理脓肿一样治疗并开具抗生素处方。

循证

血肿的超声引导有诸多益处，包括准确定位针尖和评估周围解剖结构，有助于穿刺时避开血管、血块、软组织和（或）关节中增厚的滑膜[6]。该操作快捷且简易。因为

不使用电离辐射，所以这种操作引导的成像方法对于孕妇和儿童也很安全[6]。

这种操作引导方法也可作为其他影像引导操作的辅助手段。Reijnen 等描述了一例经腔内修复治疗有症状的假性动脉瘤的患者在术中接受了超声引导下血肿针刺抽吸术[7]，该患者未发生并发症或血肿复发。

要点

- 与皮下脓肿一样，血肿由于存在其他诊断和感染风险，也应进行超声评估。
- 对于较大的血肿，尤其是患有凝血病的患者，建议操作前行相应的实验室检查，并考虑检验血液分型和抗体检测。
- 建议在切口部位应用加压敷料，有助于排出残留渗血和引流。

有症状的肾囊肿的抽吸

超声引导的优势

POCUS 是区分单纯性囊肿与实性或复杂性肾肿块的有效工具。肾是人体最常好发囊肿的部位之一，在一般人群中患病率为 20% ～ 50%，随着年龄的增长，发病率可能还会增加[8-11]。

解剖

在开始操作前，应使用 POCUS 评估囊肿及其周围解剖结构的特征。在操作时应能及时地识别并避开肾、结肠、肝（右侧）、脾（左侧）和肺等结构，肾血管和输尿管亦需要识别并避开。

适应证

大多数单纯性肾囊肿并无症状，且为偶然发现，可不予治疗。偶尔会变至很大。若增大至一定程度，可能会引起疼痛、血尿、阻塞性尿路疾病甚至高血压[10-11]，出现后面的几种症状时，则有指征进行抽吸。应注意，抽吸后的复发率很高，抽吸的主要目的是为了确定患者的症状是否由囊肿的肿块效应所致。单纯性肾囊肿、复杂性肾囊肿和实性肾肿块的鉴别主要基于影像学表现。单纯性囊肿的超声特征是无回声腔隙、后界清晰、囊肿深部声影增强且囊壁不增厚（图 11.14 和 11.15）。

禁忌证

应使用 POCUS 和彩色多普勒检查以确保囊性病变内无血管结构、分隔、厚壁或强回声物质。这一类发现意味着囊肿很复杂，或者实际上是实性包块。如果属于这一类情况，不应进行引流，而是应行更高级的影像学检查（CT/MRI）以排除其他病变，例如肾细胞癌。由于出血是令人担忧的潜在并发症，接受抗凝治疗或已知凝血障碍的患者风险极高。因此在进行任何有创操作前，都应告知患者潜在的出血风险。手术可能会损伤肾和邻近组织（如输尿管或结肠），充分应用影像学引导（如超声）可将这些风险降至最低。

设备 / 探头选择

与评估大多数深部结构一样，2 ～ 5 MHz 低频曲阵探头是理想的选择。病灶上方应用彩色多普勒有助于评估囊肿的特征。还需

图 11.14　当单纯性肾囊肿增至很大且有症状时，应考虑引流。单纯性肾囊肿的超声特征是无回声腔隙、后界清晰、深部声影增强以及囊壁无增厚，如图中病例所示

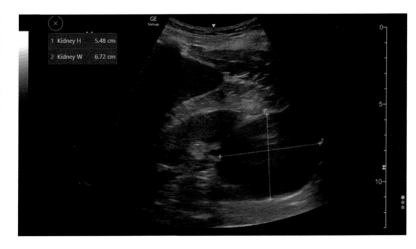

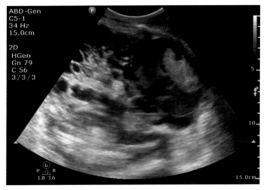

图 11.15　出现任何不符合单纯性肾囊肿的表现都可认为是复杂性肾囊肿。本图为多囊肾病的表现，看似多个单纯性囊肿簇状排列，但超声图像右侧有一个复杂的、充满液体的肾囊肿

备好氯己定、无菌单、无菌探头套、持针器、4×4 英寸和 2×2 英寸纱布垫、11 号刀片手术刀、20 ml 或 40 ml 注射器和 19 G 穿刺针（根据患者的体型，长度一般为 7 或 14 cm）。麻醉通常使用含或不含肾上腺素的 1% 利多卡因。

准备 / 操作前评估

建议评估患者的血小板计数和凝血功能。患者应置于俯卧位，用氯己定消毒病灶的后背部，并铺盖无菌巾单。超声探头应包以无菌探头套，并使用无菌耦合凝胶。

操作

使用曲阵探头在两个平面（矢状面和横断面）上扫描病灶和周围组织的整个长度和宽度。识别定位打算避开的结构，并选择从皮肤到囊肿的最安全（通常是最短的）入路。

局部麻醉后，用 11 号刀片做一皮肤小切口，并用持针器分离皮下软组织。然后，在超声直接引导下将穿刺针穿过皮肤切口、皮下组织，进入腹膜后腔和囊肿。一旦看到针尖位于囊肿内即可抽吸（图 11.16）。如有透明液体吸出，则推进穿刺针外层导管，退

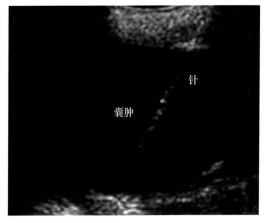

图 11.16　超声引导下腹部囊肿引流示例［Reproduced from book：Velasco and Hood[21]．（Figure 7.3，p. 91）］

出锋利的针内芯，并安全抛弃处置。将 40 ml 或 60 ml 注射器连接至导管，吸出尽量多的液体。如果引流液中有出血或感觉有阻力并在超声下发现囊肿明显缩小，应停止操作。然后，移除导管并在切口覆盖 2×2 纱布和小型透明敷料。患者应观察 1 h，以确保无明显疼痛、不适或生命体征变化，这些可能是并发症的体征或症状。

并发症

出血、肾损伤、邻近器官损伤以及感染是该操作的潜在并发症。通过慎重的患者选择、无菌准备以及使用影像引导可以大大减少这些并发症。

注意事项 / 难点

1. 无症状的单纯性肾囊肿不宜抽吸。

2. 单纯性肾囊肿的超声特征为无回声腔隙、后界清晰、深部声影增强且囊肿壁无增厚。应注意增益的设置，以免假性回声或分隔以及实际回声的消除。

3. 具有壁厚、分隔（特别是结节状）、内部有碎屑或彩色多普勒血流的囊性肾疾病**并非**单纯性囊肿，需要进一步检查评估。

4. 操作前彩色多普勒和实时超声用于评估囊性肾肿块的特征可有助于避免潜在的并发症，例如肾细胞癌的可能破裂。

5. 术中使用彩色多普勒和实时超声检查有助于避免潜在的并发症，例如对毗邻器官 / 组织的损伤。

6. 由其他器官（例如肝脏或附件）引起的症状性囊肿不应进行干预，建议行其他影像学检查和专科会诊。小儿的囊性包块必须行进一步检查。

7. 不能忽视已知凝血病或出血倾向的患者发生出血并发症的可能性，应采取合理的预防措施以减少可能的并发症。

8. 如果患者的症状在肾囊肿抽吸后消失，并且复发后再次出现症状，建议放射介入手术（硬化治疗）或泌尿外科会诊（开放或腹腔镜下去顶术）等根治性疗法。

与临床实践相结合

超声引导下肾囊肿抽吸术是评估患者症状是否确实是由于单纯性大型囊肿的肿块效应所致引起的重要方法，症状包括慢性疼痛、血尿、高血压和（或）阻塞性尿路疾病。请注意，大多数单纯性肾囊肿为偶然发现且无症状。无症状的单纯性肾囊肿，无论大小如何均不需要治疗。实时超声引导下抽吸术可以显影周围器官和结构，有助于大大减少并发症的发生率。抽吸后的单纯性囊肿经常复发，如果复发后症状再次出现，则可以通过放射介入（硬化治疗）或泌尿外科手术（去顶术）进行根治。如果不能如此处理，也可以选择在症状复发后在超声引导下间断抽吸术以缓解症状。区分单纯性肾囊肿与复杂性囊肿或实性肿块的特征易于掌握，有助于指导是否需要抽吸或专科检查和会诊的治疗决策。

循证

目前认为超声引导下肾囊肿引流术可有效缓解不适症状，影像引导下操作安全性高，所以非常适合进行多次引流[9]。进一步的治疗也可在超声引导下完成，例如注射乙醇的肾囊肿上皮硬化治疗。经典的治疗方法是通过开放手术或腹腔镜进行去顶术，但 Mohsen 等成功地使用超声引导下抽吸并立即注射乙醇进行硬化治疗了 60 例单纯性肾囊肿[12-13]。如果担心肾囊肿破裂或漏出，荧光或 CT 扫描可作为超声检查的辅助手段[14]。

> **要点**
>
> - 大多数肾囊肿为单纯性，由于体积较小不需要干预；
> - 肾囊肿的引流是为了解除由于较大的体积带来的不适。
> - 应对囊肿周围的组织进行全面的操作前评估，选择最佳、最短的入路。
> - 如果不是单纯性肾囊肿，在进一步评估之前不建议进行超声引导下引流。

腹腔积液的抽吸和引流

超声引导的优势

　　尽管影像学诊断已经取得了长足的进步，但仍有少数情况需要抽取积液以明确诊断和指导治疗。如果抽取液为浆液并且培养为阴性，则可诊断为血清包块（图 11.17 和 11.18）。其他病例如抽取液为脓液，则可诊断为脓肿，并可获取特异性病原体以指导抗生素治疗（图 11.19 和 11.20）。抽取液为胆汁，则很可能为包裹性积胆（图 11.21）；脂

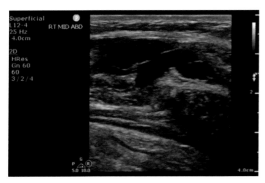

图 11.17　这是一个血清包块的病例。该患者在行腹部手术后出现自发性腹壁积液。患处上方的皮肤无任何异常，抽吸出血清质积液，符合血清包块的诊断

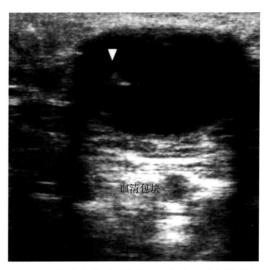

图 11.18　注意在超声引导下对腹壁血清包块进行针吸引流时高回声针影（三角形）[Reproduced from book：Velasco and Vaince[22].（Figure 6.10，p. 77）]

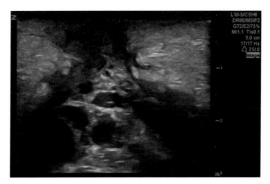

图 11.19　这是一个肾移植术后腹壁脓肿深入腹腔并包裹新近移植肾的病例

肪酶和淀粉酶明显升高的积液则可诊断为胰腺假性囊肿（图 11.22）。

　　腹腔内脓肿的经典治疗方法是保守治疗（仅抗生素治疗）或手术引流。从 20 世纪 70 年代开始在腹部成像中广泛使用超声，80 年代开始使用 CT 成像，影像引导下的非手术治疗的理念就此诞生[15-16]。如今，对于自发性和术后腹腔脓肿，只要条件允许，这种治疗方法已得到了广泛的认可。影像引导下经皮脓肿引流术与开放手术相比罹病率较低、引流时间较短且住院时间较短[15-16]。另外，无需外科手术和麻醉使得该手术具有

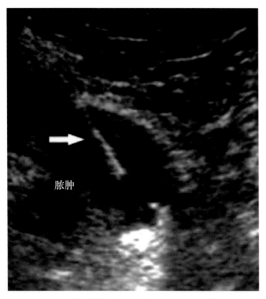

图 11.20　超声引导下腹腔脓肿的针刺引流［Repr-oduced from book：Velasco and Hood[21]．（Figure 7.26，p. 101）］

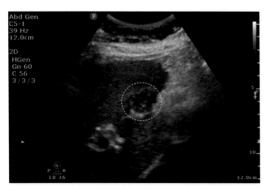

图 11.21　胆汁瘤（包裹性积胆）是腹腔镜胆囊切除术后的一种罕见并发症，通常在肝周可见胆汁积液，此图中以虚线圆圈标出

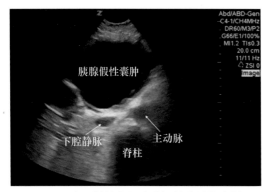

图 11.22　此为一例较大的胰腺假性囊肿的病例。此图中胰腺组织显影不清，但标出了周围的解剖结构

较好的成本效益比[16]。

解剖

操作前应使用 POCUS 评估分隔积液的位置及其周围的解剖结构。小肠、结肠、肾、肝和胆囊、脾、胰腺和（或）毗邻的肺 / 膈肌应能随时识别，这些结构在操作时均应避开。应使用彩色多普勒检查以确保无血管性结构介于其中。如果目标为肝脓肿，则首选经肝实质的入路，以避免包膜破裂和脓肿内容物流进腹腔内。

适应证

患者出现发热、白细胞增多、腹痛（＋／－）以及在横断面成像（超声、CT、MRI）上观察到局部腹腔积液时，应评估其需要经皮影像引导下抽吸或引流的可能性。超声对患者或医务人员无电离辐射，因而比 CT 更具优势。在某些情况下，来自肠道或积液内气体的阴影可能会干扰超声成像，此时可首选 CT 引导。

禁忌证

由于出血是令人担忧的潜在并发症，接受抗凝治疗或已知凝血障碍的患者风险极高。因此在进行任何有创操作前，都应告知患者潜在的出血风险。手术有可能损伤肠管和邻近实质器官或附近的血管，充分应用影像引导可将这些风险降到最低。当肠管或其他组织贯穿病灶时，实施操作时安全性可能会降低。大量腹水为相对禁忌证。在考虑对分隔性积液进行引流处置之前，可能需要行腹腔穿刺。

设备 / 探头选择

当评估多数深部结构时，2 ～ 5 MHz 低频曲阵探头是理想的选择。在积液病灶上方及周围应用彩色多普勒检查可有助于识别周围的器官/组织。应备好氯己定、无菌巾单、无菌探头套、持针器、4×4 英寸和 2×2 英寸纱布垫、11 号刀片手术刀、40 ml 或 60 ml 注射器和 19 G 穿刺针（取决于患者体型和积液的深度，长度一般为 7 或 14 cm），以及收集抽吸液体标本的容器。对于直径在 5 cm 以上的积液，可能需要使用 0.035 英寸或 0.038 英寸的导丝、8 或 10 F 引流管以及 3.0 不可吸收缝线。局部麻醉使用含或不含肾上腺素的 1% 利多卡因。如果预计引流时间较长，如可能建议使用静脉镇痛药来控制疼痛，例如吗啡或芬太尼。

准备 / 操作前评估

建议评估患者的血小板计数和凝血功能。患者应置于便于接近受累腹腔的体位。然后，使用氯己定消毒积液上方的皮肤并铺盖无菌巾单。超声探头应覆盖无菌探头护套。

操作

使用曲阵探头在两个平面（矢状面和横断面）上扫描病灶和周围组织的整个长度和宽度。识别定位打算避开的结构（肠道、邻近器官和血管），并选择从皮肤到腹腔积液最安全、最直接（通常是最短）的入路。局麻后，用 11 号刀片在皮肤做小切口，并用持针器分离皮下软组织。然后，在直接超声引导下，推进穿刺针穿过皮肤切口、皮下组织、进入腹腔并到达腹腔积液处（图 11.23）。当看到积液中的针尖时即可进行抽吸（图 11.24）。如果有液体吸出，则推进穿刺针的外层导管，退出锋利的针内芯，并安全抛弃处置。将 40 ml 或 60 ml 注射器连接至导管并尽量吸出积液。如果积液中有出血

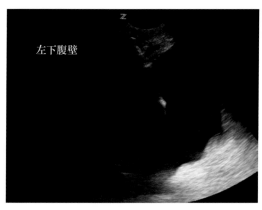

图 11.23　使用低频探头在超声引导下行腹腔积液引流。在 B 模式时可见穿刺针声影

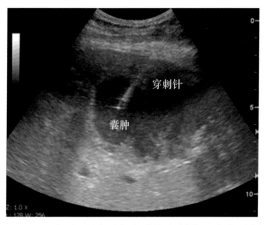

图 11.24　超声引导下腹腔囊肿穿刺抽吸术的示例 [Reproduced from book：Velasco and Hood[21].（Figure 7.23，p. 100）]

或感觉有阻力，并在超声下观察到积液量明显缩小，请停止操作。然后，移除导管，并在切口上放置 2×2 纱布和小的透明敷料。应密切监测患者至少 2 h，以确保没有明显的疼痛、不适或生命体征变化，这些可能是并发症的体征或症状。

直径为 4 cm 以上的脓肿往往需要数天（通常长达 1 周）才能完全消散。遇到这类脓肿时操作与前文类似，在超声引导下将穿刺针送达积液处（图 11.25）。然后，一旦超声确认针尖位于积液中时，推进穿刺针的外层导管，移除锋利的针内芯并做安全抛置处理。将导丝经导管置入并盘旋于积液中。用

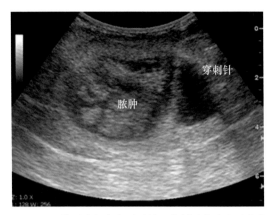

图 11.25　该图为超声实时引导下穿刺引流腹腔脓肿的示例［Reproduced from book：Velasco and Hood[21].（Figure 7.5，p. 92）］

超声确认导丝的位置到位，然后经导丝将导管更换为 8 或 10 F 通用引流管。用超声确认引流管位置合适后移除导丝，将引流管连接至吸引球，并用缝线固定引流管。最后用无菌敷料覆盖皮肤切口。至少应观察患者 2 h 以确保其无明显疼痛、不适或生命体征变化，这些可能是并发症的体征或症状。建议每天用 5～10 ml 的无菌盐水冲洗引流管避免凝块堵塞。

并发症

出血、肠管损伤和毗邻实体器官 / 组织损伤以及感染是该操作的潜在并发症。通过严格的患者筛选、无菌准备以及正确运用影像引导可以降低这些风险。引流管放置期间的内在风险包括脓肿扩散到相邻的腔隙或器官、一过性菌血症或症状明显的脓毒症[17]。其他可能的并发症包括脓肿复发（不完全引流时）和通用引流管持续性排出液体。后者的原因可能提示发生肠瘘、胆管瘘（胆汁瘤）或胰管瘘（胰腺假性囊肿）。

注意事项 / 难点

1. 操作前彩色多普勒和实时超声检查评

估分隔积液的定位有助于避免潜在的并发症。

2. 建议用 POCUS 识别小肠、结肠、肾、肝和胆囊、脾、胰腺和（或）邻近的肺 / 膈肌。在操作时应避开这些器官结构。

3. 建议用彩色多普勒检查确保无血管性结构介入其中。

4. 如果没有安全途径可以进入积液，则不要实施操作。某些脓肿可能需要手术治疗或长时间抗生素治疗。

5. 如果目标为肝脓肿，则首选经肝实质的入路，避免包膜破裂和脓肿内容物流进腹腔内（图 11.26）。

6. 当存在游离的腹腔积液时，可能需要在抽吸 / 放置引流之前进行腹腔穿刺。

7. 肠内或积液中的气体时可能会干扰超声成像，此时应首选 CT 引导。

8. 直径为 4 cm 或更大的脓肿需要引流

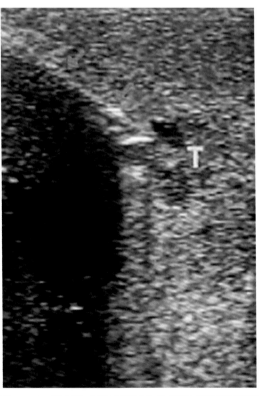

图 11.26　肝病灶（以 T 表示）的超声引导下针刺抽吸术（针以绿色箭头标出）［Reproduced from book：Velasco and Hood[21].（Figure 7.18，p. 98）］

数天（通常长达 1 周）才能完全消散。此时，仅抽吸可能不够，还需放置引流管。

9. 通用引流管中持续性排出液体时间过长（＞ 1 周）可能提示发生肠瘘、胆管瘘（胆汁瘤）（图 11.27）或胰管瘘（胰腺假性囊肿）。

10. 如果怀疑瘘管形成，建议行其他影像学检查（如瘘管造影）并通过手术进行评估。

11. 不要忽视已知凝血病或出血倾向的患者发生出血的可能性。合理预防措施有助于减少潜在的出血并发症。

12. 在实施操作后即刻，如果很快发生

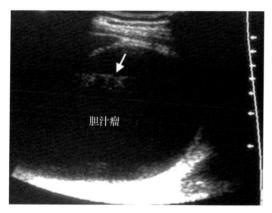

图 11.27 超声引导下较大的胆汁瘤的穿刺引流（白色箭头）[Reproduced from book：Velasco and Hood [21]. （Figure 7.27，p. 101 ）]

明显的脓毒症，应事先做好治疗症状明显的脓毒症的准备。

与临床实践相结合

超声引导下腹腔分隔积液抽吸术是明确诊断和指导治疗的重要工具。根据吸出液体的特性，可以确定腹腔积液的来源或病因。超声不仅有助于将针头和导丝引导至病灶，还可以实时观察抽吸和引流的情况，并引导经皮引流管的放置（图 11.28a，b）。

超声引导下抽吸 / 引流放置可以实时显影周围器官和结构，有助于大大减少并发症的发生率。如果进入积液的入路视窗不清晰，请停止操作并重新思考。这种情形下，CT 可能是更好的引导工具。复杂的病例将需要进行介入放射学的专科会诊，一些难以到达的积液需要外科手术。若发生潜在的并发症，应做好随时处理的准备。通用引流管持续排液超过 1 周提示可能有瘘管形成。在这种情形下时，可能需要进行其他影像学检查或外科会诊以明确诊断。

循证

Kassi 等研究指出，经皮超声引导下经

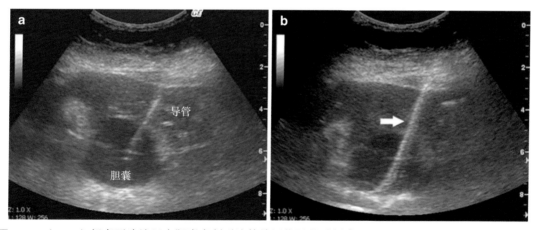

图 11.28 （a，b）超声下确认经皮胆囊穿刺引流管放置位置的示例 [Reproduced from book：Velasco and Hood [21]. （Figures 7.6，p. 92 and 7.34，p. 104 ）]

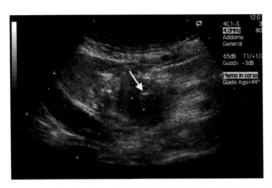

图 11.29　超声引导下胰腺病灶的针吸活检术（针以白色箭头标出）。虚线表示穿刺针轨迹［Reproduced from article：D'Onofrio et al.[23].（Figure 1，p. 3）］

皮引流术是治疗腹部及盆腔脓肿可行且有效的手段，成功率约78%[18]。目前内镜下超声引导下引流术已成为胰腺假性囊肿的标准治疗手段[19]（图 11.29），本章节不作阐述。对于患有腹腔脓肿拟行经皮引流的孕妇和儿童，可选择超声引导作为影像引导的手段[20]。

要点

- 腹腔积液引流有助于内科管理，避免较为有创的手术治疗。
- 在较大的积液中，可能需要放置经皮引流管以进行长期引流。
- 经皮引流管持续排液时间过长提示可能有瘘管形成。
- 对于有易出血体质或凝血功能障碍的患者，回顾术前实验室检查、血液分型和抗体筛查非常重要。

（王　春　译　卞金俊　校）

参考文献

1. Gaspari R, Dayno M, Briones J, Blehar D. Comparison of computerized tomography and ultrasound for diagnosing soft tissue abscesses. Crit Ultrasound J. 2012;4(1):5.

2. Squire B, Fox J, Anderson C. ABSCESS: applied bedside sonography for convenient evaluation of superficial soft tissue infections. Acad Emerg Med. 2005;12(7):601–6.

3. Wicks J, Silver T, Bree R. Gray scale features of hematomas: an ultrasonic spectrum. AJR Am J Roentgenol. 1978;131(6):977–80.

4. Kjær S, Rud B, Bay-Nielsen M. Ultrasound-guided drainage of subcutaneous abscesses on the trunk is feasible. Dan Med J. 2013;60(4):A4601.

5. Christensen AF, Al-Suliman N, Nielsen KR, et al. Ultrasound-guided drainage of breast abscesses: results in 151 patients. Br J Radiol. 2005;78:186–8.

6. Szopinski KT, Smigielski R. Safety of sonographically guided aspiration of intramuscular, bursal, articular and subcutaneous hematomas. Eur J Radiol. 2012;81(7):1581–3.

7. Reijnen MMPJ, de Rhoter W, Zeebregts CJ. Treatment of a symptomatic popliteal pseudoaneurysm using a stent-graft and ultrasound-guided evacuation of the hematoma. Emerg Radiol. 2008;16(2):167–9.

8. Rané A. Laparoscopic management of symptomatic simple renal cysts. Int Urol Nephrol. 2004;36:5–9.

9. Skolarikos A, Laguna M, de la Rosette J. Conservative and radiological management of simple renal cysts: a comprehensive review. BJU Int. 2012;110:170–8.

10. Hemal A. Laparoscopic management of renal cystic disease. Urol Clin North Am. 2001;28:115–26.

11. Okan B, Nalbant I, Can Sener N, Yesil S, et al. Management of renal cysts. JSLS. 2015;19(1):e2014.00097.

12. Okeke A, Mitchelmore A, Keeley F, Timoney A. A comparison of aspiration and sclerotherapy with laparoscopic de-roofing in the management of symptomatic simple renal cysts. BJU Int. 2003;92:610–3.

13. Mohsen T, Gomha MA. Treatment of symptomatic simple renal cysts by percutaneous aspiration and ethanol sclerotherapy. BJU Int. 2005;96(9):1369–72.

14. Lohela P. Ultrasound-guided drainages and sclerotherapy. Eur Radiol. 2001;12(2):288–95.

15. Gerzof S, Robbins A, Johnson W, Birkett D, et al. Percutaneous catheter drainage of abdominal abscesses: a five-year experience. N Engl J Med. 1981;305(12):653–7.

16. Johnson W, Gerzof S, Robbins A, Nabseth D. Treatment of abdominal abscesses: comparative evaluation of operative drainage versus percutaneous catheter drainage guided by computed tomography or ultrasound. Ann Surg. 1981;194(4):510–20.

17. Lorenz J, Thomas J. Complications of percutaneous fluid drainage. Semin Interv Radiol. 2006;23(2):194–204.

18. Kassi F, Dohan A, Soyer P, et al. Predictive factors for failure of percutaneous drainage of postoperative abscess after abdominal surgery. Am J Surg. 2014;207(6):915–21.

19. Mandai K, Uno K, Yasuda K. Endoscopic ultrasound-guided drainage of postoperative intra-

abdominal abscesses. World J Gastroenterol. 2015;21(11):3402–8.

20. Patel J, Siriwardana HP, Hammond T, et al. Successful ultrasound-guided drainage of an intra-abdominal collection in late pregnancy. Case Rep. 2017;2017:bcr-2017-219479.

21. Velasco JM, Hood K. Percutaneous ultrasound guidance techniques and procedures. In: Hagopian E, Machi J, editors. Abdominal ultrasound for surgeons. New York: Springer New York; 2014. p. 89–107.

22. Velasco JM, Vaince F. Abdominal wall anatomy, pathology, and intervention. In: Hagopian E, Machi J, editors. Abdominal ultrasound for surgeons. New York: Springer New York; 2014. p. 71–88.

23. D'Onofrio M, Beleù A, De Robertis R. Ultrasound-guided percutaneous procedures in pancreatic diseases: new techniques and applications. Eur Radiol Exp. 2019;3(1):2.

超声引导下外周静脉穿刺术 12

Lori Stolz

引言

在大多数医疗场所（住院、门诊、诊所、急诊、紧急医疗服务等）中，外周静脉置管（peripheral intravenous catheter，PIV 置管）属于常规操作。该操作通常由各类医护人员进行，包括护士、急救人员、助理医师和医师。它是医疗保健中，特别是在急救情况中，最常见的操作之一[1]。虽然常见，但由于各种原因常可导致 PIV 置管失败，置管失败在急诊患者中的发生率甚至可达约 35%[2]。

过去，我们常用体表标志法判断 PIV 的走向，并通过视诊和触诊法进行定位和穿刺。传统 PIV 置管困难的危险因素包括触诊或视诊定位困难，或可用的 PIV 数量和管径偏小。这些情况包括但不限于肥胖、水肿、镰状细胞贫血、糖尿病、深色皮肤、脱水、静脉注射药物、化疗、透析和其他慢性疾病等[3]。

无法快速建立静脉通道则会影响患者治疗，延误必需药物的输注，包括液体、血制品和其他治疗，也妨碍了医务人员对患者进行实验室和影像学检查[2, 4]。另外，多次静脉穿刺与患者的疼痛和疼痛感知能力直接相关[5-6]。当无法建立 PIV 通路时，替代治疗选择包括中心静脉导管、外周中心静脉导管（peripherally inserted central catheter，PICC）、骨内注射和口服治疗。但这些替代方法与 PIV 置管相比，存在明显劣势，极有可能对患者造成伤害。通常仅在紧急情况下才放置中心静脉导管。中心静脉置管快速且实用，但可能出现血胸、气胸、腹膜后出血、血肿、动静脉瘘、假性动脉瘤、深静脉血栓形成、误穿刺动脉、局部皮肤感染和血行感染等并发症。未使用动态超声引导时，这些并发症和所需要的操作时间均增加。通过减少中心静脉导管的使用来降低中心静脉导管相关的血行感染已成为监管部门、保险公司和医疗从业人员的首要任务[7-9]。

传统技术 PIV 置管失败时，操作者可利用超声引导获得成功。超声引导下 PIV 置管有如下优点。当预测静脉置管困难时，超声引导下使用可提高患者满意度[10]。此外，操作相关的感染率相同[11]。总之，成功建立静脉通道所需的穿刺次数更低，操作时间也更短[12-14]。重点是，当超声引导下 PIV 置管成为临床常规且得到普及时，将降低中心静脉导管放置率[15-16]。

解剖

传统静脉输液入路通常选择上肢肘窝和

前臂或手部，而超声引导下静脉输液入路通常选择上臂。使用的静脉主要为贵要静脉、头静脉和肱静脉（图12.1）。贵要静脉沿前臂尺侧走行。几条较小的静脉在肘前窝与其汇合。在上臂，它沿肱二头肌内侧走行，直到与肱静脉近端汇合成腋静脉[17]。因为贵要静脉较为表浅且不与动脉伴行，是超声引导下 PIV 置管的理想选择。前臂内侧皮神经附近的分支可能会使该静脉的穿刺复杂化。头静脉沿上臂前外侧肱二头肌侧面走行，穿过三角肌沟后于近端汇合至腋静脉。静脉注射吸毒者常选择该静脉，前述所有缩小静脉直径的情况也会影响该静脉。因此，在超声检查中并不易识别。肱静脉与肱动脉伴行，它形成于肘前窝，桡静脉和尺静脉在此汇合并沿上臂内侧向深处走行。由于肱静脉与肱动脉和正中神经相邻，因此进行静脉置管时需更加小心，可通用更高级的技术避开上述结构。

尽管并不常见，当上肢静脉置管失败时，可在超声引导下选择大隐静脉置管。它从下肢内侧、内踝的前方出发，沿小腿内侧、经股骨内侧髁后方沿大腿内侧走行。它在大腿向前侧上行，并在腹股沟处汇入股静脉（图12.2）。通常在踝部水平进行大隐静脉置管。由于位置表浅，置管过程中使用超声所致该静脉的挤压可能增加操作难度。

颈外静脉是另一可选部位。它行走于颈部侧面胸锁乳突肌后缘外侧。随后穿过胸锁乳突肌前部向近心端走行，在锁骨下三角汇入锁骨下静脉（图12.3）。此处虽易于穿刺且血管粗大，但也易受挤压且无法用止血带。超声可用于颈外静脉置管；但为保证成像效果需设置调整。患者反向 Trendelenburg 体位（头低脚高位）可改善静脉压迫，同时，操作人员须密切注意探头的下压力。

超声引导下桡动脉置管方法类似 PIV 穿刺。当动脉搏动难以触及时（瘢痕、肥胖、低血压等），超声引导技术可为此提供有效帮助。桡动脉天然位置表浅，从桡骨远端沿

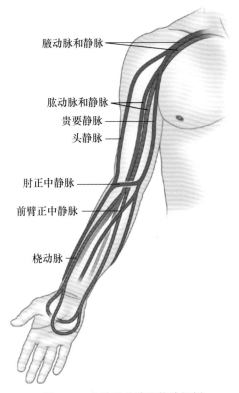

腋动脉和静脉
肱动脉和静脉
贵要静脉
头静脉
肘正中静脉
前臂正中静脉
桡动脉

图 12.1　上肢的动脉和静脉解剖

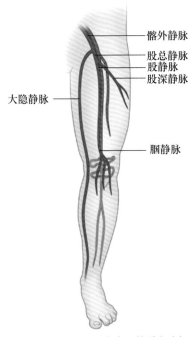

髂外静脉
股总静脉
股静脉
股深静脉
大隐静脉
腘静脉

图 12.2　下肢的动脉和静脉解剖

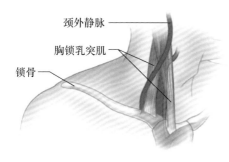

颈外静脉

胸锁乳突肌

锁骨

图 12.3　颈外静脉及其周围结构解剖

前臂走行至肘前窝连接肱动脉。桡动脉穿刺点通常选择腕关节水平，桡骨茎突内侧近心端，桡侧腕屈肌腱的外侧。

适应证和禁忌证

任何需要接受静脉注射的疾病状态或拟行干预治疗，如果存在或预计可能发生置管困难，均为超声引导下 PIV 置管的适应证。当传统方法实施静脉置管失败或预计可能失败时，多数情况下建议应直接行超声引导下置管。超声引导下 PIV 置管的禁忌证与传统 IV 置管一致，包括所选置管肢体上有透析瘘管或其他导管、患肢曾行淋巴结清扫、表皮感染或其他严重皮肤病、目标浅静脉存在血栓或同侧肢体深静脉血栓形成。相对禁忌证包括严重水肿和在糖尿病患者中行下肢静脉穿刺，因为难以分辨是否为渗出以及糖尿病神经病变所致的并发症。

设备

表 12.1 列出了该操作所需设备。用于该操作的理想超声设备应轻巧、坚固、可移动，用户界面友好易懂。由于目标结构非常表浅，应使用高频（5 ～ 12 MHz）线阵探头。这样的探头多样，包括传统线阵探头、小型线阵探头以及"曲棍球棒式"探头。

表 12.1　超声引导下外周静脉置管的必要设备

配备合适高频探头的超声机
非无菌性手套
操作者所用的口罩和防护眼罩
无菌超声凝胶
超声探头套 / 屏障
酒精或其他皮肤消毒剂
合适长度和规格的静脉导管
固定导管的装置或胶带
无菌敷料
冲洗盐水

PIV 属于清洁 / 洁净操作，但非无菌操作。应使用传统非无菌检查手套，必要时应用不含乳胶的手套以保护患者和医护人员。对于可能会接触血源性病原体的任何操作，推荐戴口罩和防护眼罩。由于需要穿破皮肤，应使用无菌凝胶以尽量减少感染。为保护设备和患者，应使用一次性无菌贴膜或一次性无菌探头套。另外，置入针头前应用氯己定棉签或酒精棉签等皮肤消毒剂清洁皮肤。

应选择合适规格和长度的导管。标准长度的 IV 导管（通常为 24 ～ 44 mm）通常不够，因为超声引导下 PIV 置管所选的静脉通常很深。当使用较长的导管（通常 > 50 mm）时，置管失败的概率降低[18]。应根据患者对快速复苏或输注药物或者血液制品的需求以及所选静脉口径来选择合适的导管规格。

可选设备包括液体垫具或凝胶垫，可改善对极表浅静脉的显影。大多数超声成像对近场几毫米的空间分辨率较低，会影响操作者对极表浅静脉的深度观察。患者和超声探头之间使用充满液体的垫具可增加探头至目标结构的距离，从而可提高对该结构的空间分辨率。可使用一小袋（100 ml）盐水和或者可用的厂家产品（图 12.4）。

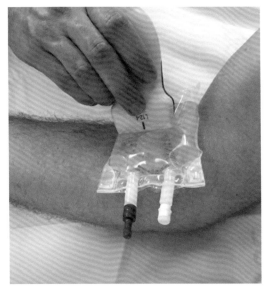

图 12.4 使用盐水袋作为垫具对浅表结构进行超声成像

另一可选和推荐的设备是导管固定装置，有多种市售产品均可用于将导管固定至患者皮肤。与传统静脉置管相比，这些导管放置的位置更深，因而发生导管移位的可能性更大。

操作前评估

操作前，应和患者沟通并获得患者的知情同意。该操作风险与传统静脉置管相似，包括感染、静脉炎、淤血、渗漏、误入动脉、神经损伤、疼痛和出血。但与传统技术相比，超声引导下 PIV 置管时发生以上事件的概率更低。

应根据每一位患者因素选择适合患者的肢体，并对目标血管进行评估。理想血管为不成对静脉（未配对动脉的静脉）但并非总能找到。理想血管指的是表浅且口径较粗的血管，可在不损害其他结构（动脉、神经、肌腱等）的情况下穿刺。选择管径大于 4 mm 且深度在 3 ～ 15 mm 的静脉可提高超声引导下 PIV 置管的成功率[19]。血管大小是置

管成功最重要的预测指标[20]。另外，若可能，导管不应大于血管直径的 1/3，以避免静脉血栓形成。

使用以下技术可通过超声将 PIV 与浅动脉区分开。首先，最简单的方法是施压。通过 B 模式成像，操作者可以利用超声探头对患者皮肤轻施压力来显影 PIV 受压图像（图 12.5a，b）。很小的压力即可使静脉受压、塌陷，而动脉则较难被压扁。该方法在低血压患者中可能存在局限性，因为较小的压力也可使动脉压扁而被误认为静脉。此时，相比动脉，静脉仍需较小的压力使其完全塌陷，针对这一点操作者必须加以区分。另一个混淆因素是患者因素或止血带过紧导致的静脉充血。此时，压扁静脉所需力量更大，可能接近压扁动脉的力量，故使两者难以区分。

无论是脉冲波多普勒还是彩色多普勒，

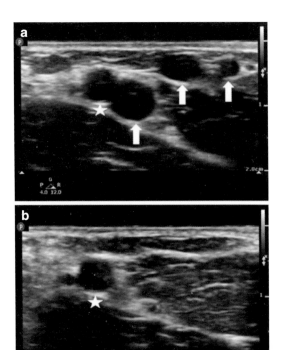

图 12.5 （a）未受挤压的外周动静脉 B 模式影像。（b）超声探头施加压力后的相同血管。注意动脉而非静脉的受压

都可以用来区分 PIV 和动脉。使用脉冲波多普勒时，采样窗口置于目标血管以获得波形。搏动性的波形可确认血管为动脉（图 12.6）。静脉表现为连续低流量、间断低流量或无血流（图 12.7）。在超声检查过程中，操作者可以挤压探头远端的肢体以扩张静脉。随着静脉扩张，多普勒波形可显示静脉回流的突然增加（图 12.8）。彩色多普勒的使用与脉冲波多普勒类似。彩色框置于目标血管之上。搏动性血流为动脉，而连续低流量、间断低流量或无血流则为静脉。向肢体远端施加压力时，静脉扩张亦可显影，提示血管内流量突然增加。若止血带使动脉血流受阻，使用多普勒区分动静脉可能会存在问题。此时，动脉波形可能会衰减或消失，该动脉可能会被误认为静脉。

操作前还应确认目标静脉的通畅性。浅表血栓可能表现为血管内强回声或等回声区域（图 12.9）。血栓也可能无回声，在 B 模式影像中应确认目标静脉已被完全压扁。

操作

征得患者知情同意（根据地方法规）、手术和患者得到确认、评估和选择合适的血管、准备好所有设备后，患者和操作者应位于合理的位置。操作者和患者合适的位置可提高置管操作的成功率。操作者应取坐位，所有设备位于手取范围之内。置管时，理想的位置是将超声机置于患者对侧、面向操作者（图 12.10）。

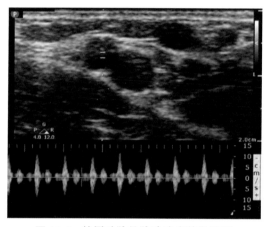

图 12.6　外周动脉的脉冲波多普勒波形

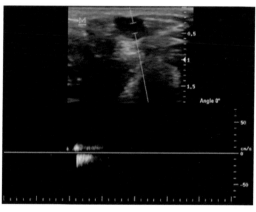

图 12.8　外周静脉扩张时的脉冲波多普勒波形

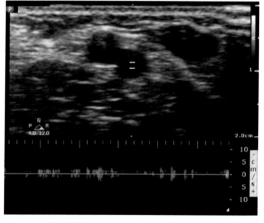

图 12.7　外周静脉的脉冲波多普勒波形显示时相性波形

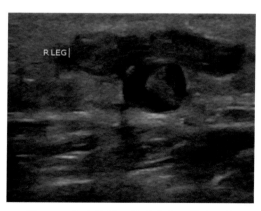

图 12.9　浅表静脉血栓形成的 B 模式影像

图 12.10 超声机和操作者的理想位置，超声机位于患者的对侧，且在操作者的可视范围内

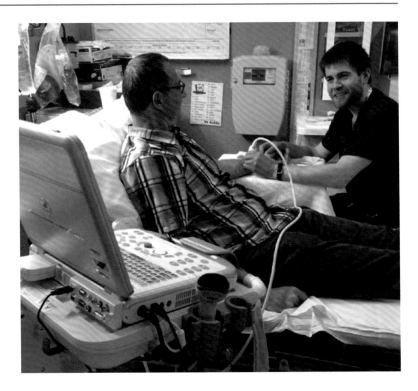

任何需要操作者从术野至超声机器转动头部的位置均应该避免。

应使用实时超声引导以显影导管进入静脉，最好使用平面内技术。平面内技术可实时显影针尖位置，并允许操作者在血管穿刺过程中持续追踪针尖位置以改善穿刺针显影[21]。

应放置止血带以使静脉扩张。应适当预设置超声机以利于显影所选的目标静脉。当在超声短轴上显影并确认正确的目标静脉，应将探头转至静脉长轴平面（图 12.11a，b）。应用氯己定棉签或根据 PIV 置管各单位规章制度规定的消毒剂，清洁穿刺点的皮肤。可在探头上贴透明贴膜防止探头被血液污染。注意避免在贴膜和探头间容纳气泡。操作者用非优势手紧贴于患者肢体以稳定探头。用优势手使针尖斜面向上，操作者应使用平面内技术进行皮肤穿刺（图 12.12 和 12.13）。注意避免针尖损坏探头表面。为顺利进入皮肤，可摆动探头，使用"滑抬手法"抬起离穿刺针最近的探头端[22]。进针时应始终显

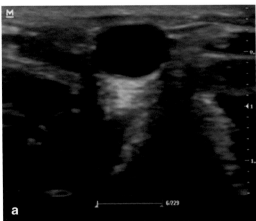

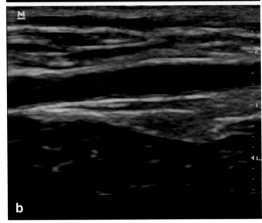

图 12.11 静脉短轴（a）和长轴（b）B 模式影像

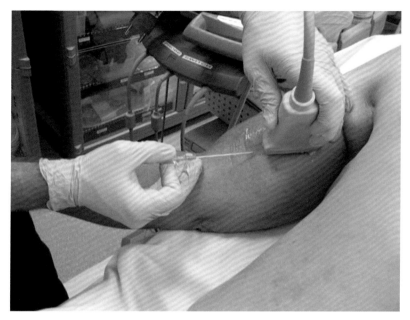

图 **12.12**　平面内技术入路。探头长轴平行于静脉长轴

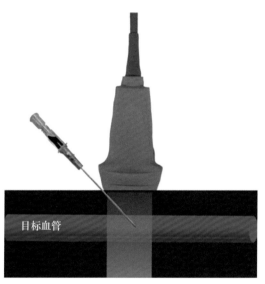

图 **12.13**　平面内技术入路。穿刺针进入目标血管

目标血管

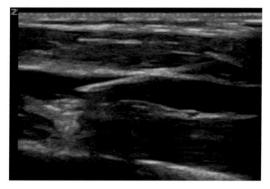

图 **12.14**　B 模式影像下穿刺针位于外周静脉内

影针尖位置，如果观察不到针尖，则不应继续进针。维持小角度进针可改善穿刺针显影，因为超声波和穿刺针表面垂直角度更大。针尖进入血管后，应将针尽量水平推进，确保整个导管尖端位于血管壁内（图12.14）。

此时，操作者在持续观察超声影像的同时保持针头固定并单手将导管向前推送。由于单手法需要较高的灵活性，操作者可选另一种方式：将探头放下，用双手推进导管，再将探头放回皮肤处观察血管内的导管（图12.15）。

导管置入血管后，应通过以下几种方式确认是否通畅。首先，用生理盐水缓慢冲洗导管，操作者可通过超声观察静脉和导管情况。超声下可见盐水冲洗产生的微气泡（图12.16）。在冲洗导管时，也可用彩色多普勒或能量多普勒确认导管在静脉中的位置（图12.17）。经导管抽出静脉血也能证实管路通畅。应用固定装置将导管固定在肢体上，并按医疗机构的规章制度要求贴好敷料。

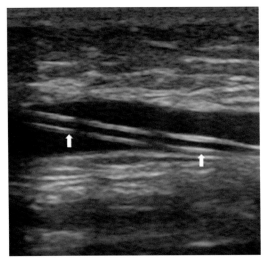

图 12.15 外周静脉导管（箭头）位于外周静脉内

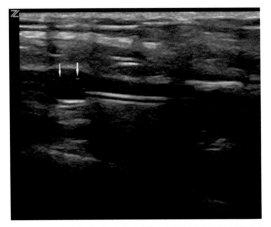

图 12.16 盐水冲洗时在血管内可见微气泡（箭头）

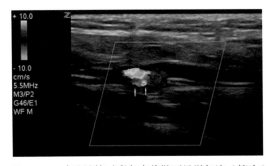

图 12.17 冲洗导管时彩色多普勒可见微气泡（箭头）

并发症

　　和传统方法相比，超声引导下 PIV 置管发生外渗、内渗或移位因静脉位置较深而

被掩盖。因此，应密切监测肢体围度、穿刺位点疼痛和导管通畅等情况。和其他静脉输注一样，如果怀疑导管移位，应停止静脉输注。取决于导管长度，出现症状的位置可能离穿刺部位较远。

　　穿刺误入动脉是另一并发症，可通过操作前细致评估以及选择远离动脉的理想静脉加以避免。另外，采用平面内实时超声引导技术可以观察针尖与静脉及周围动脉的位置关系，故可减少这种并发症的发生。若怀疑误入动脉，可通过观察导管中搏动性血流或通过超声观察导管所在血管，利用前述技术评估该血管为静脉或动脉。若误入动脉，操作者应在穿刺处持续压迫 10 min，如果患者正在抗凝或存在出血危险因素，则应延长压迫时间。当发生这种情况时，患肢或穿刺区域不应再次行静脉或动脉穿刺。

　　仔细的皮肤消毒、合适的静脉导管敷料以及注意导管的维护可避免感染。如果穿刺部位出现热、痛或化脓，怀疑发生感染，则应立即拔除导管，并应与主治医师讨论进一步的治疗方法。

　　血栓性静脉炎的风险取决于导管规格和患者因素。选择导管时应在液体复苏需求与可用导管规格之间进行权衡。导管直径不应超过血管管径的 1/3。当血管走行区域出现红、痛以及压痛表现时应警惕血栓性静脉炎的发生。应立即移除导管，并给予热敷和非甾体抗炎药物支持治疗。

注意事项 / 难点

　　遵循如下关键原则可提高超声引导下 PIV 置管的成功率。操作者应对患者的穿刺部位进行全面评估，并选择合适的理想血管。应避免选择过深或过细的静脉。还应尽量避免选择靠近动脉、神经或其他敏感解剖结构的静脉。应用超声全面评估血管动静脉的特征可减少误入动脉的发生率。操作全过程中使用平面内实时引导技术可提高置管成功率。仔细选择导管可减少血栓性静脉炎发生率，同时密切关注穿刺部位有利于及早发现导管移位或其他并发症。导管直径超过静脉直径 50% 以上会增加血栓形成和置管失败的风险。

与临床实践相结合

采用超声引导下 PIV 置管操作简便，临床实用性强且易于在临床中推广。掌握传统静置管的各级医务人员均可学习并成功实施超声引导下 PIV 置管。相比传统技术，当静放置困难时，受过培训的护士、救护人员和医师均已成功地掌握该操作，并提高了静置管成功率[4, 23-27]。一些护理组织支持护士在临床中应用该技术。最重要的是，该技术的广泛应用使患者受益匪浅。

循证

充分证据表明，当预测置管条件困难或其他技术失败时，超声引导下 PIV 置管可提高成功率。数项传统静脉置管与超声引导下 PIV 置管进行比较的随机对照试验发现，超声引导下 PIV 置管是安全的技术，可普遍提高置管困难患者的成功率[28-34]。这些研究使用了多个患者治疗场所（重症监护室、急诊室、手术室）和多种类型的医疗从业者（急救人员、医师、护士等）。数项发表的荟萃分析也证明了其可提高成功率[12-14]。关于这一主题的文献已经证明了其可改善患者治疗的其他终点指标。使用超声引导下 PIV 置管后，中心静脉导管使用率降低，从而也降低中心静脉导管相关血流感染的风险[15-16]。此

外，超声引导还可提高患者满意度[10]。

要点

- 超声引导可提高静脉置管困难患者的置管成功率。
- 超声引导下 PIV 置管最常选择的静脉是头静脉、肱静脉和贵要静脉。
- 施压、彩色多普勒和脉冲波多普勒可用于超声下区分动静脉。
- 操作者应避免选择与动脉成对、过深以及直径较小的静脉。
- 在实施超声引导下 PIV 置管操作时，应使用实时平面内技术。

（王　春　译　马　宇　校）

参考文献

1. Centers for Disease Control. National Hospital Ambulatory Medical Care Survey: 2010 Emergency Department summary tables. 2010. http://www.cdc.gov.ezproxy2.library.arizona.edu/nchs/data/ahcd/nhamcs_emergency/2010_ed_web_tables.pdf. Accessed 27th Jan 2015.
2. Witting MD. IV access difficulty: incidence and delays in an urban emergency department. J Emerg Med. 2012;42(4):483–7. https://doi.org/10.1016/j.jemermed.2011.07.030.
3. Sebbane M, Claret PG, Lefebvre S, Mercier G, Rubenovitch J, Jreige R, et al. Predicting peripheral venous access difficulty in the emergency department using body mass index and a clinical evaluation of venous accessibility. J Emerg Med. 2013;44(2):299–305. https://doi.org/10.1016/j.jemermed.2012.07.051.
4. Miles G, Salcedo A, Spear D. Implementation of a successful registered nurse peripheral ultrasound-guided intravenous catheter program in an emergency department. J Emerg Nurs: JEN. 2012;38(4):353–6. https://doi.org/10.1016/j.jen.2011.02.011.
5. Cummings EA, Reid GJ, Finley GA, McGrath PJ, Ritchie JA. Prevalence and source of pain in pediatric inpatients. Pain. 1996;68(1):25–31.
6. Fields JM, Piela NE, Ku BS. Association between multiple IV attempts and perceived pain levels in the emergency department. J Vasc Access. 2014;15(6):514–8.

https://doi.org/10.5301/jva.5000282.

7. http://www.hhs.gov/ash/initiatives/hai/actionplan/ Naptph-airmteDoHaHSws.

8. Liang SY, Marschall J. Update on emerging infections: news from the Centers for Disease Control and Prevention. Vital signs: central line-associated blood stream infections--United States, 2001, 2008, and 2009. Ann Emerg Med. 2011;58(5):447–51. https:// doi.org/10.1016/j.annemergmed.2011.07.035.

9. O'Grady NP, Alexander M, Burns LA, Dellinger EP, Garland J, Heard SO, et al. Guidelines for the prevention of intravascular catheter-related infections. Clin Infect Dis. 2011;52(9):e162–93. https://doi. org/10.1093/cid/cir257.

10. Schoenfeld E, Shokoohi H, Boniface K. Ultrasound-guided peripheral intravenous access in the emergency department: patient-centered survey. West J Emerg Med. 2011;12(4):475–7. https://doi.org/10.5811/ westjem.2011.3.1920.

11. Adhikari S, Blaivas M, Morrison D, Lander L. Comparison of infection rates among ultrasound-guided versus traditionally placed peripheral intravenous lines. J Ultrasound Med. 2010;29(5):741–7.

12. Egan G, Healy D, O'Neill H, Clarke-Moloney M, Grace PA, Walsh SR. Ultrasound guidance for difficult peripheral venous access: systematic review and meta-analysis. Emerg Med J. 2013;30(7):521–6. https://doi.org/10.1136/emermed-2012-201652.

13. Heinrichs J, Fritze Z, Vandermeer B, Klassen T, Curtis S. Ultrasonographically guided peripheral intravenous cannulation of children and adults: a systematic review and meta-analysis. Ann Emerg Med. 2013;61(4):444–54 e1. https://doi.org/10.1016/j. annemergmed.2012.11.014.

14. Stolz LA, Stolz U, Howe C, Farrell IJ, Adhikari S. Ultrasound-guided peripheral venous access: a meta-analysis and systematic review. J Vasc Access. 2015;0(0):0. https://doi.org/10.5301/jva.5000346.

15. Shokoohi H, Boniface K, McCarthy M, Khedir Al-tiae T, Sattarian M, Ding R, et al. Ultrasound-guided peripheral intravenous access program is associated with a marked reduction in central venous catheter use in noncritically ill emergency department patients. Ann Emerg Med. 2013;61(2):198–203. https://doi.org/10.1016/j.annemergmed.2012.09.016.

16. Au AK, Rotte MJ, Grzybowski RJ, Ku BS, Fields JM. Decrease in central venous catheter placement due to use of ultrasound guidance for peripheral intravenous catheters. Am J Emerg Med. 2012;30(9):1950–4. https://doi.org/10.1016/j.ajem.2012.04.016.

17. Netter FH. Atlas of human anatomy. 5th ed. Philadelphia: Saunders/Elsevier; 2011.

18. Elia F, Ferrari G, Molino P, Converso M, De Filippi G, Milan A, et al. Standard-length catheters vs long catheters in ultrasound-guided peripheral vein cannulation. Am J Emerg Med. 2012;30(5):712–6. https://doi.org/10.1016/j.ajem.2011.04.019.

19. Witting MD, Schenkel SM, Lawner BJ, Euerle BD. Effects of vein width and depth on ultrasound-guided peripheral intravenous success rates. J Emerg Med. 2010;39(1):70–5. https://doi.org/10.1016/j. jemermed.2009.01.003.

20. Panebianco NL, Fredette JM, Szyld D, Sagalyn EB, Pines JM, Dean AJ. What you see (sonographically) is what you get: vein and patient characteristics associated with successful ultrasound-guided peripheral intravenous placement in patients with difficult access. Acad Emerg Med. 2009;16(12):1298–303. https://doi.org/10.1111/j.1553-2712.2009.00520.x.

21. Stone MB, Moon C, Sutijono D, Blaivas M. Needle tip visualization during ultrasound-guided vascular access: short-axis vs long-axis approach. Am J Emerg Med. 2010;28(3):343–7. https://doi.org/10.1016/j. ajem.2008.11.022.

22. Schofer JM, Nomura JT, Bauman MJ, Hyde R, Schmier C. The "Ski Lift": a technique to maximize needle visualization with the long-axis approach for ultrasound-guided vascular access. Acad Emerg Med. 2010;17(7):e83–e84. https://doi. org/10.1111/j.1553-2712.2010.00784.x.

23. Brannam L, Blaivas M, Lyon M, Flake M. Emergency nurses' utilization of ultrasound guidance for placement of peripheral intravenous lines in difficult-access patients. Acad Emerg Med. 2004;11(12):1361–3. https://doi.org/10.1197/j.aem.2004.08.027.

24. Walker E. Piloting a nurse-led ultrasound cannulation scheme. Br J Nurs (Mark Allen Publishing). 2009;18(14):854, 6, 8–9.

25. Weiner SG, Sarff AR, Esener DE, Shroff SD, Budhram GR, Switkowski KM, et al. Single-operator ultrasound-guided intravenous line placement by emergency nurses reduces the need for physician intervention in patients with difficult-to-establish intravenous access. J Emerg Med. 2013;44(3):653–60. https://doi.org/10.1016/j. jemermed.2012.08.021.

26. Bauman M, Braude D, Crandall C. Ultrasound-guidance vs. standard technique in difficult vascular access patients by ED technicians. Am J Emerg Med. 2009;27(2):135–40. https://doi.org/10.1016/j. ajem.2008.02.005.

27. Schoenfeld E, Boniface K, Shokoohi H. ED technicians can successfully place ultrasound-guided intravenous catheters in patients with poor vascular access. Am J Emerg Med. 2011;29(5):496–501. https://doi. org/10.1016/j.ajem.2009.11.021.

28. Aponte H, Acosta S, Rigamonti D, Sylvia B, Austin P, Samolitis T. The use of ultrasound for placement of intravenous catheters. AANA J. 2007;75(3):212–6.

29. Benkhadra M, Collignon M, Fournel I, Oeuvrard C, Rollin P, Perrin M, et al. Ultrasound guidance allows faster peripheral IV cannulation in children under 3 years of age with difficult venous access: a prospective randomized study. Paediatr Anaesth. 2012;22(5):449–54. https://doi. org/10.1111/j.1460-9592.2012.03830.x.

30. Costantino TG, Kirtz JF, Satz WA. Ultrasound-guided peripheral venous access vs. the external jugular vein as the initial approach to the patient with difficult vascular access. J Emerg Med. 2010;39(4):462–7. https://

doi.org/10.1016/j.jemermed.2009.02.004.

31. Costantino TG, Parikh AK, Satz WA, Fojtik JP. Ultrasonography-guided peripheral intravenous access versus traditional approaches in patients with difficult intravenous access. Ann Emerg Med. 2005;46(5):456–61.

32. Doniger SJ, Ishimine P, Fox JC, Kanegaye JT. Randomized controlled trial of ultrasound-guided peripheral intravenous catheter placement versus traditional techniques in difficult-access pediatric patients. Pediatr Emerg Care. 2009;25(3):154–9. https://doi.org/10.1097/PEC.0b013e31819a8946.

33. Kerforne T, Petitpas F, Frasca D, Goudet V, Robert R, Mimoz O. Ultrasound-guided peripheral venous access in severely ill patients with suspected difficult vascular puncture. Chest. 2012;141(1):279–80. https://doi.org/10.1378/chest.11-2054.

34. Stein J, George B, River G, Hebig A, McDermott D. Ultrasonographically guided peripheral intravenous cannulation in emergency department patients with difficult intravenous access: a randomized trial. Ann Emerg Med. 2009;54(1):33–40. https://doi.org/10.1016/j.annemergmed.2008.07.048.

超声引导下脊椎麻醉 **13**

Maged A. Guirguis，Samita S. Das，
William K. White，Matthew E. Patterson

引言

神经轴索操作是指与神经轴索麻醉有关的操作，包括脊椎麻醉（腰麻）和硬膜外麻醉/镇痛，通常用于手术麻醉和（或）术后镇痛。根据药物注射部位不同，分为发生于蛛网膜下隙的腰麻和硬膜外隙的硬膜外麻醉。蛛网膜下隙注射局麻药可阻断脊神经根，可单独产生麻醉作用或与全身麻醉联合，应用于腹部和下肢等各种外科手术。硬膜外麻醉可通过单次注射或置入硬膜外导管来实施麻醉。硬膜外阻滞时局麻药主要作用于硬膜外隙的脊神经根并弥散过硬脊膜。通常，导管置入硬膜外隙可间断或连续输注局麻药。硬膜外麻醉广泛应用于产科麻醉/镇痛、手术麻醉以及术后或创伤后（如肋骨骨折）镇痛。在较少使用全身麻醉的地区，这种阻滞非常有助于整个手术中的疼痛管理。

超声引导的优势

超声引导的优势包括正确定位椎体节段和中线、评估各结构深度（棘突、椎板、硬膜外隙和蛛网膜下隙）、选择最佳间隙，以及发现解剖异常（脊柱侧凸、既往椎板切除术和内固定）。总之，超声对所有患者有益，尤其是体表标志不清晰、病态肥胖、脊柱侧凸或强直性脊柱炎患者以及抗凝和既往腰椎植入物的患者。

解剖

神经轴索操作包括腰麻和硬膜外麻醉/镇痛，均会涉及神经轴索。脊髓由类似于大脑白质和灰质的结构组成。脊髓一般有 4 个面，即 2 个侧面、前面和后面。脊髓灰质位于中央，从横截面看呈蝴蝶状，包含侧角、后角和前角。灰质被构成白质的神经元轴突包围。脊髓本身和脊神经根被 3 层独立的脊膜覆盖。最外层是硬脊膜，最内层是软脊膜，这两层之间为蛛网膜。硬脊膜有 2 层，一层是骨膜，一层是脊膜，之间即硬膜外隙。蛛网膜下隙位于蛛网膜和软脊膜之间，含有脑脊液。节段动脉和椎动脉的分支供应脊髓。脊柱前、后动脉起源于椎动脉。与动脉相邻的是与动脉同名的静脉。

腰麻作用于蛛网膜下隙，硬膜外麻醉作用于硬膜外隙。腰麻操作的解剖位置与进行脑脊液（cerebral spinal fluid，CSF）采集的腰椎穿刺部位相同。硬膜外阻滞过程中，局麻药的主要作用位点为硬膜外隙的脊神经根，并在硬脊膜间扩散。置入硬膜外隙的导管可间断或持续输注局麻药。骶髂关节由髂骨和骶骨的耳状关节面组成，关节方向垂直

且向前外侧倾斜。关节形态复杂，后上腔比含滑液的前下腔具更多的纤维[1]。腰椎小关节是疼痛介入治疗的重要靶点。椎旁关节由椎体上关节突与上一椎体下关节突在椎弓根和椎板交界处形成。关节有纤维囊，被滑膜包裹，自身含有脂肪和纤维组织。小关节与椎间盘共同减轻脊柱轴向压缩负荷，有助于提高脊柱的抗剪切力强度。腰椎小关节受压或关节囊韧带劳损可引起损伤后下背部疼痛。此外，当关节和关节囊已证实存在伤害性因子时，即可产生疼痛。老年人群中多见的小关节退化是下腰痛的重要且常见的发病机制。

硬膜外隙从颅底延伸至骶裂孔。后方以黄韧带为界，前方以硬脊膜为界，外侧以椎弓根和椎间孔为界。硬膜外隙含有硬膜外脂肪和静脉，经神经孔向外延伸成为周围神经。椎旁间隙始于颈椎，止于骶骨。椎旁间隙是与椎体相邻的楔形腔室，包裹从椎间孔发出的脊神经根。椎体和椎间盘构成椎旁腔隙内侧界。胸膜壁层是前界。肋横突上韧带和横突形成后界。肋间内膜与肋横突上韧带相连。

适应证

无论手术大小，神经轴索麻醉都可作为主要麻醉方法或全身麻醉的辅助麻醉方法。这种麻醉方法通常用于术中麻醉和（或）术后镇痛。蛛网膜下隙注射局麻药可阻断脊神经根，可用作主要麻醉方法或与全身麻醉联合，应用于腹部和下肢的各种外科手术。硬膜外麻醉可替代全身麻醉应用于胸、腹部或下肢手术，尤其适用于患有心肺合并症、全身麻醉风险较高的患者。特别是，腰段硬膜外麻醉广泛应用于分娩镇痛。胸段硬膜外麻醉应用于胸部手术（如开胸）术后镇痛。

椎旁阻滞可阻滞同侧运动、感觉和交感神经，最常用于胸腹部急慢性疼痛的镇痛，也可用来作为主要麻醉方式。胸椎旁阻滞是胸外科或胸壁外科（包括乳房手术）术后最常用的镇痛方法，腰椎旁阻滞常用于腹部手术（如胆囊切除术和肾切除术）。

腰椎小关节神经阻滞或内侧支阻滞常用来诊断和暂时缓解小关节的关节源性疼痛。确定受累关节后，可进行神经射频消融术毁损神经以缓解持续疼痛。超声是一项稳定且精确的技术，可用于显影腰椎旁解剖和注射小剂量局麻药。获取椎旁后方旁矢状面超声图像可定位受累的脊柱节段。横突在椎旁区域识别为后方信号缺失的高回声线。横切面超声图像可于不同平面显示棘突和横突、椎间关节、小关节上下极以及椎弓板。

硬膜穿刺后头痛保守治疗失败时可使用硬膜外血补丁。血补丁是将自体血注入腰椎穿刺同节段硬膜外隙的治疗方法。

禁忌证

神经轴索麻醉的绝对禁忌证包括：患者拒绝、凝血障碍或抗凝、颅内压升高（假性脑瘤除外）、注射部位或周围的感染、严重血容量不足、麻醉药过敏和不明确的神经系统疾病。其他疾病，如严重主动脉狭窄、二尖瓣狭窄或左心室流出道梗阻是相对禁忌证。尤其腰麻或快速起效的硬膜外麻醉时，可能突发严重低血压。若存在潜在的心脏疾病，则可能导致心肌缺血。交感神经被阻滞可引起静脉扩张导致静脉淤血和前负荷降低。血补丁的禁忌证包括：凝血障碍、脓毒症、穿刺部位感染、活动性神经系统疾病、血液系统恶性肿瘤和患者拒绝。血补丁并发症虽少，较为常见的并发症包括：注射部位疼痛、硬脑膜穿透和神经根性疼痛。罕见严重并发症，有文献报道了马尾综合征、静脉窦内血栓形成和无菌性蛛网膜炎[2]。感染本身不是轴索阻滞的绝对禁忌证，但建议对此类患者在操作时保持警惕。

椎旁阻滞的禁忌证包括注射部位感染、严重凝血障碍或使用抗凝或抗血小板药物、严重呼吸系统疾病、局麻药过敏和患者拒绝。

设备 / 探头选择

神经轴索操作存在潜在风险，理想条件下医疗机构应配备有相关资质人员和急救设备。操作前应充分开放静脉。美国麻醉科医师协会（ASA）《麻醉监护基本标准》要求所有接受区域麻醉的患者在麻醉过程中须连续心电图监测和至少每 5 min 监测一次动脉血压及心率。为满足不同体型的患者和解剖区域，应配备低频曲阵探头（2～5 MHz）、高频曲阵探头（2～9 MHz）和线阵探头（5～12 MHz）的超声机。应根据当地政策规定提供标准监护，如无创血压（noninvasive blood pressure，NIBP）和脉搏氧饱和度。内有无菌巾和手套及硬膜外穿刺、脊椎穿刺或腰椎穿刺套件应放置在单独的推车中以便取出使用。手术室内应备有腰麻或硬膜外麻醉的局麻药。

准备 / 操作前评估

神经轴索麻醉前应获得患者的知情同意。操作前对风险效益进行讨论并获得同意后，临床医师应掌握相关病史有助于避免并发症和提高成功率，如麻醉并发症、硬膜外麻醉或腰麻穿刺困难和脊柱疾病（如脊柱侧弯）或手术史、血小板减少、凝血障碍和抗凝剂使用史等。操作前讨论应权衡神经轴索阻滞的利弊，包括虽罕见但严重的并发症，如出血、感染或一过性神经损伤，以及较常见但较轻的并发症，如轻度疼痛和硬膜穿刺后头痛。

腰段神经轴索麻醉可在无、少量或深度镇静下进行。深度镇静 / 全身麻醉虽有改善患者舒适度和减少体动的优势，但患者在操作期间无法告知疼痛或感觉异常，因此存在争议。这些症状与神经内注射导致术后神经功能障碍有关。实施胸段、颈段硬膜外和腰麻注射时应尤其注意。小儿患者例外，因为大多数小儿无法忍受操作过程而需全身麻醉。

操作前给予咪达唑仑和芬太尼通常有益，尤其对于明显焦虑的患者。对于接受硬膜外分娩镇痛的孕妇，应避免给予操作前用药，因此，在操作过程中与患者讨论其期望和口令指导患者较为有益。

体位

患者体位对任何神经轴索麻醉非常重要。下列 3 种体位最常见。如何选择体位取决于患者、操作类型以及临床医师。无论何种体位，任何神经轴索操作的最终目的都是使脊柱屈曲以及使相邻棘突与椎间孔分开。

坐位

坐位在腰麻和硬膜外麻醉时最为常见，多数患者和临床医师对坐位的接受度均较高。通常患者呈坐姿，双腿悬在床边，并摆正臀部。嘱患者下巴贴向胸部，臀部紧贴床上。此屈曲体位有助于打开椎间孔，并使棘突更突向皮肤表面。保持患者髋、肩和头部呈一直线有利于确定中线，对肥胖或存在其他困难因素的患者尤为重要。

侧卧位

侧卧位常用于因镇静、虚弱、无力难以

坐起或支撑自己的患者。这也是诊断性腰椎穿刺减压的体位。患者取侧卧位，髋部垂直于床面。嘱患者向前屈曲，下巴和膝盖贴向胸部，类似于上述可使脊柱弯曲的坐位姿势。

俯卧位

该体位是透视引导下神经轴索操作最常用的体位。通常患者在全身麻醉下进行操作。该体位下患者无法像上述方法弯曲脊柱，更难识别中线等体表标志。此外，由于操作设备位于患者正上方，通常脑脊液压力无法克服重力作用而自行流出，蛛网膜下隙注射时需要抽吸脑脊液进行确认定位[4]。

操作

腰椎穿刺

将患者置于适合操作的体位，坐位或侧卧位。扫描腰椎的基本方法有两种，即横断面（短轴）和矢状面（长轴）。横断面成像时，将探头放置于患者背部中心，如图 13.1 所示，棘突的中断（声影）是超声下识别它的特征性表现（图 13.2）。向头侧或尾侧滑动探头可获得棘突间影像（图 13.3）。棘突的声影可能会被棘间韧带的回声所掩盖，需将探头略向头侧倾斜。黄韧带显示为关节突

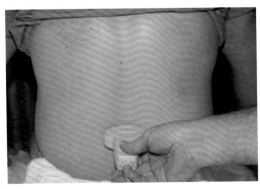

图 13.1 探头约位于患者背部中央以获取横断面平面

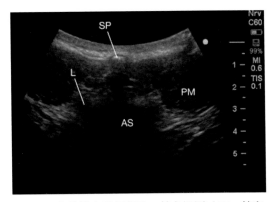

图 13.2 中线横向放置探头：棘突视图（SP：棘突，AS：棘突和椎板后方声影，PM：棘突旁肌，L：椎板）

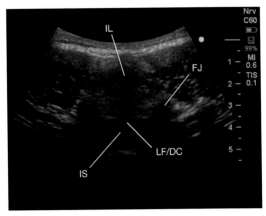

图 13.3 中线横向放置探头：棘突间视图（IL，棘突间韧带；FJ，小关节；LF/DC，黄韧带/硬膜复合体；IS，鞘内间隙）

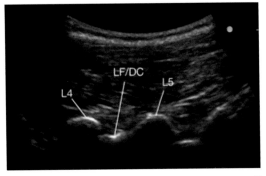

图 13.4 L4～L5 腔隙（L4 和 L5 腰椎；LF/DC，黄韧带/硬脑膜复合体）处韧带的 B 模式影像

和小关节之间的一条高回声水平线。常见的高回声线为黄韧带/硬膜复合体（图 13.4），其深部为鞘内间隙，因其波谱反射较弱，故呈灰色或黑色的低回声。超声下硬膜前部、

后纵韧带和椎间盘后侧面共同显示为一条高回声线性结构，称为前复合体[5]。前复合体的显影可使操作者确认其为观察棘突间结构的最佳声窗。

采用纵向入路时，将探头置于离中线 2～3 cm 的旁正中矢状面（图 13.5），将探头向内侧倾斜获得旁正中矢状面侧方视图。各节段椎体的椎板 / 关节突显示为高回声隆起，呈锯齿状。旁正中椎板间隙中可见黄韧带的高回声线。这有助于识别 L5～S1 关节，操作者可从此处向上数以确定目标节段。

首先，通过观察呈高回声曲线结构的骶骨识别出 L5～S1 关节。从骶骨向头侧扫描，各节段椎板 / 关节显示为高回声的驼峰连续锯齿。继续滑动探头直到确定目标节段。将目标结构调整至超声图像中心，经探头中点在患者皮肤上做一标记（图 13.6）。在目标节段处将超声探头旋转 90° 获得短轴视图。向头侧或尾侧滑动探头可获得目标腔隙的椎间横断面视图。为了观察黄韧带，探头可向头侧稍倾斜，注意该斜角与穿刺针进针角度相同。在患者皮肤上标记出探头长边和短边的中点。两条标记线的交点即为穿刺点（图 13.7）。

此时，可冻结超声图像，使用电子标尺测量皮肤至黄韧带深度，预测穿刺针置入深度（图 13.8）。切勿对超声探头过度施加压力，否则会压迫皮肤和皮下组织，导致所预测的穿刺针深度减小。

确定上述标志后，遵循当地医疗机构的指南和规章制度进行无菌准备和铺单。将腰椎穿刺针从相应的标记处刺入皮肤，初始进入角度应与超声探头获得棘突间视图时倾斜的角度一致。腰椎穿刺针通过硬膜时可感觉到突破感，此时取出针芯，观察脑脊液从针中流出情况。前述测量皮肤至黄韧带深度的

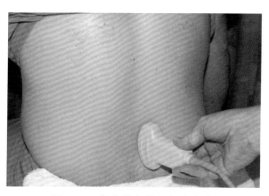

图 13.5 旁中线矢状面探头方向

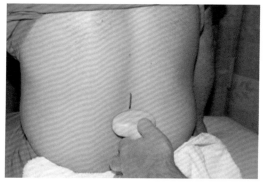

图 13.6 将棘突置于超声图像中央，在探头中心的患者皮肤处作标记

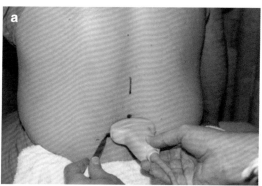

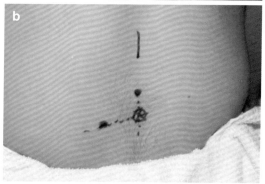

图 13.7 （a）探头长短边中线标记。（b）两条标记线交点处为穿刺针进针点

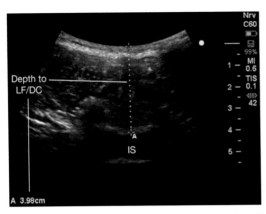

图 13.8 超声机器电子标尺功能测量皮肤至黄韧带深度，预测穿刺针置入深度（IS，鞘内间隙；LF/DC，黄韧带 / 硬膜复合体）

方法可预测针置入深度。

血补丁

可通过前述详细步骤和阻力消失技术确认硬膜外腔。使用血补丁时，另一名操作者以无菌方式从患者外周血管抽取约 15 ~ 20 ml 血液。在实时超声引导下将血液注入硬膜外隙。注射后，可在超声下观察到黄韧带、后硬膜、后纵韧带、前硬膜的间隙增大。虽然实时超声引导能可靠地将血补丁注入硬膜外隙[6]，但其应用仍较有限。

硬膜外阻滞

超声引导下硬膜外阻滞类似于腰椎穿刺。开始时于中线横向放置探头获得棘突和棘突间成像。同样，经探头长短边中点在患者皮肤上做标记线。硬膜外腔穿刺针应从标记线交点处刺入皮肤，初始进入角度应与超声探头获得棘突间视图时倾斜角度一致。硬膜外穿刺应采用空气或生理盐水阻力消失法（提示已穿透黄韧带）确认已进入硬膜外隙并避免穿透硬膜。通过阻力消失法或悬滴法确定硬膜外隙后，可经硬膜外穿刺针置入导管，通过连续输注或追加麻醉药获得持续或重复

镇痛。通常，导管置入长度可较硬膜外穿刺针深度长 4 ~ 5 cm，保证导管放置在硬膜外隙。置管后应抽吸检查导管中是否有血液或脑脊液，可能分别为误入血管或蛛网膜下隙。抽吸无异常后，应先予试验剂量利多卡因和肾上腺素以确认导管位置在硬膜外隙而不在血管中。值得注意的是，血管内注射肾上腺素会产生心动过速等临床症状，而利多卡因会引起口觉金属味、头晕或耳鸣。鞘内注射可造成下肢运动阻滞[7]。确认导管正确放置后，根据患者临床情况，可间断或持续给药以满足镇痛需要。

椎旁阻滞

距中线旁约 5 cm 处将超声探头垂直于肋骨（图 13.9）。从第 1 肋向下或从第 12 肋向上计数可找到目标节段。确认后旋转超声探头使其平行于肋骨且垂直脊柱（图 13.10）。通过上下滑动探头识别出肋骨，超声下肋骨显影为一条明亮高回声（白色）线，其下方超声信号丢失（黑色）。肋骨在内侧与横突相连，关节处通常轻微凹陷。保持探头与肋骨平行并向尾端滑动。保持横突在视野内，肋间肌出现，呈灰色。肋间内膜与肋间横韧带相连，超声下可见一条从横突延伸出的高回声（白色）细线。肋间肌深处明亮的高回声线为脏层胸膜。超声波可深达肺组织，肺组

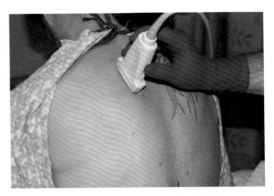

图 13.9 确定脊柱节段时探头方向

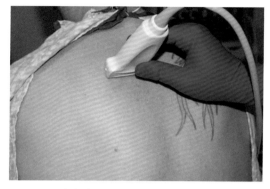

图 13.10　确定脊椎节段后，旋转探头使其平行肋骨并垂直于脊椎

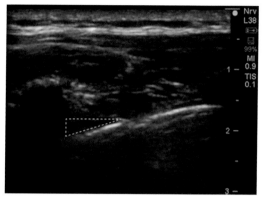

图 13.13　三角形轮廓内为针尖目标区域

织会随患者呼吸出现闪烁和移动（图 13.11）。针以平面内方式自外向内侧插入（图 13.12）。注意切勿将针穿过横突内侧，因为这样会增加误入脊髓腔或硬膜外隙的风险。进针目标为穿过横突下的肋间内膜，深入至胸膜上方（图 13.13）。应时刻注意针尖位置，避免气

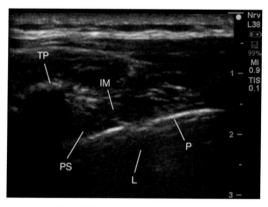

图 13.11　外侧横断面超声视图：TP，横突；PS，后方声影；P，胸膜；IM，肋间肌；L，肺

胸、鞘内或硬膜外注射等并发症。针回抽无异常后，可逐渐增加注射的局麻药剂量，通常可观察到胸膜前移。注射局麻药前应用不含防腐剂的生理盐水可有助于精确辨认针尖位置。在每个目标节段注射时可重复该步骤，以保证局麻药注射至正确的位置。

　　选择旁正中矢状位入路时，用前述方法确认目标节段后，探头置于旁正中矢状位（探头垂直肋骨且平行脊柱）距离中线约 5 cm 处。在目标节段，探头向内侧滑动可见脊柱横突和椎旁间隙。与横突相比，超声下肋骨更表浅，呈圆形（图 13.14），而横突通常更深，外观呈方形（图 13.15）。壁层胸膜呈高回声线且走行于相邻横突深处（图 13.15）。针可从超声探头的平面外置入，直到接触横突。绕开横突继续进针 1 cm。或

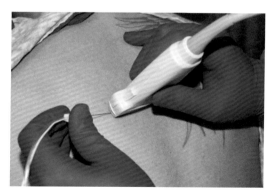

图 13.12　针由外向内侧置入

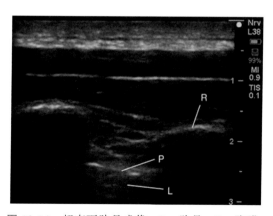

图 13.14　超声下肋骨成像：R，肋骨；P，胸膜；L，肺

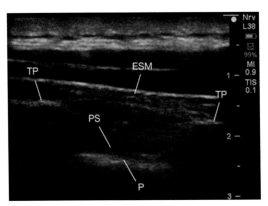

图 13.15   超声下横突成像：TP，横突；P，胸膜；PS，后方声影；ESM，竖脊肌

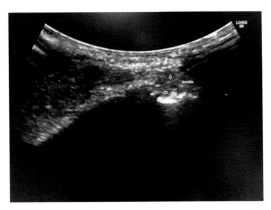

图 13.16   超声下针尖接近骶髂关节（SIJ）。针应从内向外侧略微成角与关节平行进入

者，可将针朝头侧方向经超声平面内进针，置入相邻两横突之间的椎旁间隙。两种情况下针尖前进至穿过肋横韧带。如肋横韧带不易观察，针尖应到达胸膜正上方。

由于平面内技术常需较大的进针角度，常导致针显影困难。无论采用平面外还是平面内入路，间断注射少量无防腐剂生理盐水可有助于确认针尖。当针尖刺穿肋横韧带恰好位于胸膜上方时，注射生理盐水可使胸膜向前移位。一旦确认针尖位置正确，抽吸无异常即可逐渐增加注入局麻药剂量。注意观察胸膜前移，多节段注射时应重复该步骤。

骶髂关节注射

高频探头可用于儿童和体型较小的成年人。操作过程中，患者置于俯卧位，腹部下放置枕头可减小腰椎前凸[8]。予患者消毒铺巾。超声探头横向放置，首先识别骶管裂孔和骶角。将探头向外移动直至观察到骶骨侧缘。接着，探头向头侧移动，直至观察到回肠骨性轮廓。骶髂关节后方是回肠骨性轮廓和骶骨之间的低回声裂隙。当探头向尾端倾斜时，在此体位下可以确认骶髂关节下 1/3。建议垂直方向进针直到滑膜处（图 13.16）。总之，骶髂关节下 1/3 处是仅次于滑膜囊的优先选择，对非肥胖患者，进针时

需更垂直和更浅。超声引导下骶髂关节注射时，建议由内向外侧注射[9]。

如遇上述位置穿刺困难（如骨赘），也可尝试在骶髂关节上部进行操作。定位时，超声视图外侧应为髂后上棘，内侧应为第五腰椎棘突。探头向尾侧移动，可见骶骨背侧表面、内外骶骨嵴、髂骨臀面和骶骨后孔。针应从骶骨表面与回肠轮廓间低回声裂隙进入，由内向外侧略微成角，平行于关节进针[1]。

腰椎小关节注射

超声引导下关节突关节阻滞要求患者俯卧位，身下垫枕头以减小腰椎前凸。应选择高频线阵探头或低频曲阵探头（2～6 MHz）。探头置于椎旁纵轴，从骶骨向上计数横突确认椎体节段，然后旋转 90°确定注射部位。超声成像下应可见棘突和横突、竖脊肌和上关节突。针尖应到达上关节突与横突交界处。

并发症

阻滞过程中局麻药扩散至椎间孔、硬膜外隙或蛛网膜下隙，若针的位置不准确可引起意外并发症，可导致假阳性结果或更严重的脊椎麻醉[1]。神经轴索麻醉的一般并发

症包括硬膜穿刺后头痛、血管内注射、局麻药中毒、感染、硬膜外血肿、神经损伤、低血压、全脊髓麻醉和尿潴留。注射 3～5 ml 局麻药，并间断回抽观察是否有血液，以及和在置管时给含有肾上腺素的试验剂量，有利于避免血管内注射。

胸椎旁阻滞相关并发症包括感染、误入血管、血肿、低血压、神经损伤、硬膜外或鞘内注药、胸膜损伤和气胸。避免硬膜外及鞘内注药的最佳方法是尽量减小针向内侧成角、注射前抽吸检测有无脑脊液以及避免用力推注局麻药。超声引导可显影针尖，从而减少胸膜损伤的潜在风险，但同样重要的是，穿刺深度切勿超过横突 1～1.5 cm。此外，有报道指出锋利的（非硬膜外穿刺针）细针（22 G）与全脊髓麻醉和神经损伤相关[10]。

注意事项 / 难点

- 实施双侧阻滞时低血压更为常见。
- 深部结构可选用低频曲阵探头。
- 熟悉脊柱骨性解剖对理解超声解剖至关重要。
- 病态肥胖患者的解剖结构很深，超声至少能识别出中线和目标间隙节段，从而提高神经轴索操作的成功率。
- 测量不同深度时，应注意对超声探头施加的压力能导致目标结构测量深度偏浅。
- 获得最佳视图时的超声探头角度可预测穿刺针的进针角度。
- 超声下解剖标志显影不清时，可能操作失败或发生并发症。

与临床实践相结合

借助超声引导，各专业医务人员能比过去任何时候更容易实施腰麻和椎旁阻滞，且获益更多。医务人员遇见患者疼痛或实施操作时，应分析如何利用超声引导来改进工作流程、提高患者满意度以及减少并发症。在控制患者不适时避免使用阿片类药物可使患者明显获益。

循证

区域麻醉和神经轴索麻醉已被证实可显著改善患者预后。目前规模最大的比较术中神经轴索麻醉与全身麻醉的随机对照试验的荟萃分析（CORTRA）指出，神经轴索麻醉组中死亡率和并发症率显著降低[11]。有证据表明，区域阻滞可减少心、肺和胃肠道并发症从而改善预后[12-14]。此外，相比全身使用阿片类药物，硬膜外阻滞和持续外周神经阻滞控制疼痛效果更佳[15-16]。

数项报道描述了超声引导下神经轴索麻醉的流程和益处。大多数文献关注操作前超声检查有助于腰麻或硬膜外穿刺。超声的使用已被证明可减少穿刺次数以提高效率，包括体表解剖定位困难的患者[17-19]。研究指出超声引导有助于定位腰椎节段和所需的穿刺深度[20-21]。通常，即使受过训练的医师操作，也会比目标椎间隙误差 1～2 个节段，因此，超声引导有助于更精准地识别椎间隙节段。这对已知存在病理或穿刺困难的患者尤为重要。

椎旁阻滞在乳腺癌手术的应用受到广泛关注。椎旁阻滞可提供更好的术后镇痛，并可能降低乳腺癌术后发生慢性疼痛的风险[22-23]。目前支持椎旁阻滞时使用超声引导的证据主要集中于操作技术和可行性研究[24]。理论上，超声引导是一种安全有效的方法，有利于引导针尖的位置和观察局麻药在椎旁间隙扩散。此外，超声引导对体表解剖定位困难的患者有益。

要点

- 选择合适的超声和辅助设备。
- 了解大体解剖和超声解剖。
- 控制感染很重要。
- 任何时间均应关注针尖位置，小剂量注射麻醉药。
- 操作之前，提前对目标区域进行扫描评估。
- 超声是操作的辅助手段，与盲法相比，对操作本身影响不大。

（王　春　译　卞金俊　校）

参考文献

1. Klauser A, De Zordo T, Feuchtner G, Sogner P, Schirmer M, Gruber J, Sepp N, Moriggl B. Feasibility of ultrasound-guided sacroiliac joint injection considering sonoanatomic landmarks at two different levels in cadavers and patients. Arthritis Rheum. 2008;59(11):1618–24.

2. Turnbull DK, Shepherd DB. Post-dural puncture headache: pathogenesis, prevention and treatment. Br J Anaesth. 2003;91:718–29.

3. Standards for Basic Anesthetic Monitoring (amended by ASA House of Delegates Oct 25, 2015). https://www.asahq.org/~/media/Sites/ASAHQ/Files/Public/Resources/standards-guidelines/standards-for-basic-anesthetic-monitoring.pdf.

4. Brull R, Macfarlane A, Chan V. Spinal, epidural and caudal anesthesia. In: Millers anesthesia. 8th ed. Philadelphia: Elsevier Saunders; 2015. p. 1684–720.

5. Karmakar MK. Ultrasound for central neuraxial blocks. Tech Reg Anesth Pain Manag. 2009;13:161–70.

6. Khayata I, Lichtor JL, Amelin PA. Ultrasound-guided epidural blood patch. Anesthesiology. 2011;114(6):1453.

7. Gruber EM, et al. The effects of thoracic epidural analgesia with bupivacaine 0.25% on ventilatory mechanics in patients with severe chronic obstructive pulmonary disease. Anesth Analg. 2001;92(4):1015–9.

8. Seib RK, Peng PWH. Ultrasound-guided peripheral nerve block in chronic pain management. Tech Reg Anesth Pain Manag. 2009;13(3):110–6.

9. Chang WH, Lew HL, Chen C. Ultrasound guided sacroiliac joint injection technique. Am J Phys Med Rehabil. 2013;92(3):278–9.

10. Boezaart AP, Lucas SD, Elliott CE. Paravertebral block: cervical, thoracic, lumbar, and sacral. Curr Opin Anaesthesiol. 2009;22(5):637–43.

11. Rodgers A, Walker N, Schug S, McKee A, Kehlet H, Van Zundert A, Sage D, Futter M, Saville G, Clark T, MacMahon S. Reduction of postoperative mortality and morbidity with epidural or spinal anesthesia: results from overview of randomized trials. BMJ. 2000;321(7275):1493.

12. Beattie WS, Badner NH, Choi P. Epidural analgesia reduces postoperative myo- cardial infarction: a meta-analysis. Anesth Analg. 2001;93:853–8.

13. Ballantyne JC, Carr DB, deFerranti S, et al. The comparative effects of postop- erative analgesic therapies on pulmonary outcome: cumulative meta-analyses of randomized, controlled trials. Anesth Analg. 1998;86:598–612.

14. Marret E, Remy C, Bonnet F, Postoperative Pain Forum Group. Meta-analysis of epidural analgesia versus parenteral opioid analgesia after colorectal surgery. Br J Surg. 2007;94(6):665–73.

15. Wu CL, Cohen SR, Richman JM, et al. Efficacy of postoperative patient-controlled and continuous infusion epidural analgesia versus intravenous patient-controlled analgesia with opioids: a meta-analysis. Anesthesiology. 2005;103:1079–88.

16. Richman JM, Liu SS, Courpas G, et al. Does continuous peripheral nerve block provide superior pain control to opioids? A meta-analysis. Anesth Analg. 2006;102:248–57.

17. Grau T, Leipold RW, Conradi R, Martin E, Motsch J. Efficacy of ultrasound imaging in obstetric epidural anesthesia. J Clin Anesth. 2002;14(3):169–75.

18. Arzola C, Davies S, Rofaeel A, Carvalho JC. Ultrasound using the transverse approach to the lumbar spine provides reliable landmarks for labor epidurals. Anesth Analg. 2007;104(5):1188–92.

19. Chin KJ, Perlas A, Chan V, Brown-Shreves D, Koshkin A, Vaishnav V. Ultrasound imaging facilitates spinal anesthesia in adults with difficult surface anatomic landmarks. Anesthesiology. 2011;115(1):94–101.

20. Perlas A, Chaparro LE, Chin KJ. Lumbar neuraxial ultrasound for spinal and epidural anesthesia: a systematic review and meta-analysis. Reg Anesth Pain Med. 2016;36:126–7.

21. Perlas A. Evidence for the use of ultrasound in neuraxial blocks. Reg Anesth Pain Med. 2010;35:S43–6.

22. Schnabel A, Reichl SU, Kranke P, Pogatzki-Zahn EM, Zahn PK. Efficacy and safety of paravertebral blocks in breast surgery: a meta-analysis of randomized controlled trials. Br J Anaesth. 2010;105(6):842–52.

23. Andraea MH, Andreae DA. Regional anesthesia to prevent chronic pain after surgery: a Cochrane systematic review and meta-analysis. Br J Anaesth. 2013;111(5):711–20.

24. Neal JM, Brull R, Chan VW, Grant SA, Horn JL, Liu SS, McCartney CJ, Narouze SN, Perlas A, Salinas FV, Sites BD, Tsui BC. The ASRA evidence-based medicine assessment of ultrasound-guided regional anesthesia and pain medicine: executive summary. Reg Anesth Pain Med. 2010;35(2 Suppl):S1–9.

超声引导下胸部操作 **14**

Kay Odashima，Samuel Blake Kluger，
Pete Keenan，Eitan Dickman

胸腔穿刺术

引言

　　胸腔积液为常见病症，在美国每年有150万患者因此被收治入住院部和急诊科。有症状的胸腔积液患者常主诉呼吸短促、胸痛、咳嗽或虚弱，大量胸腔积液可引起呼吸窘迫和缺氧。胸腔穿刺术是指用针或导管引流胸腔积液，美国每年要进行20万次胸穿操作[1-2]。

　　肺部超声用于胸膜积液的诊断已有数十年，并已被证实与X线成像技术相比具有更高的准确性[3-4]。肺部超声可以在床边快速完成，并已被证明可以影响治疗决策[5]。

超声引导的优势

　　除了以上列出的优点外，超声还可以在胸腔穿刺术前估测胸腔积液的体积，并帮助鉴别漏出液和渗出液[6-7]。超声引导下胸腔穿刺术（ultrasound-guided thoracentesis，USGT）与基于解剖标志的穿刺方法相比，可降低血胸和气胸的发生率，从而减少医疗成本和住院时间[8-11]。既往研究已证实，使用床旁超声诊断和引流胸腔积液是一项容易掌握的技能[12-14]。

解剖

　　胸腔积液是一种位于胸膜脏层和壁层之间重力依赖性的积液。肋间动脉、静脉和神经走行于肋骨下缘，支配着浅层结构、肋骨、肋间肌和胸膜壁层。在进行胸腔穿刺术时，对于自主呼吸的患者建议采用直立体位，第九肋骨以上后路进针，以避免进入腹腔或腹膜后间隙。机械通气的仰卧位患者，液体更易积聚于后方，可应用侧路法进针。将超声探头置于矢状位或冠状位，识别位于肋骨深处的胸膜。胸腔积液表现为胸膜间的无回声或强回声性积液（图14.1）。膈肌表现为薄层回声，可以作为胸腔内液体聚集的标志。应选择液体最为聚集的位置作为准确的进针点，并应避开肺、膈肌或其他器官。

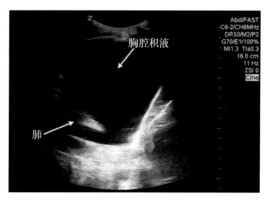

图 14.1 超声探头置于患者左侧胸部以冠状面视图观察胸腔积液

适应证

胸腔穿刺术的目的包括治疗和诊断。治疗性胸腔穿刺术适用于有中到大量的具有症状的胸腔积液。有潜在胸腔积液的患者如果发展成缺氧或呼吸窘迫，并对保守治疗无反应时亦应进行胸腔穿刺术。诊断性胸腔穿刺术适用于病因不清的新发胸腔积液。相反，双侧少量胸腔积液和病因明确（如潜在性充血性心力衰竭）的患者从胸腔穿刺术中获益的可能较小。

禁忌证

胸腔穿刺术的禁忌证为凝血指标异常，即国际标准化比值（international normalized ratio，INR）大于 1.6 或血小板计数小于 50 000/μl 的临界值[15]。然而，回顾性研究表明，即使凝血异常，USGT 也不会显著增加出血[15-16]。无论如何，对于凝血功能障碍的所有患者需要权衡穿刺的风险和患者的获益。

穿刺部位皮肤存在蜂窝织炎或带状疱疹亦为胸腔穿刺术的禁忌证。机械通气的患者，由于正压通气增加了气胸的风险，在进行胸腔穿刺术时务必小心。然而，此类患者行 USGT 实际气胸发生率较低，更多的可能是继发于肺复张或气体陷闭导致的损伤，而非穿刺针直接损伤[12]。

设备 / 探头选择

USGT 所需的设备如图 14.2 所示。超声探头的选择取决于操作者的偏好和患者的体型。低频曲阵或相控阵探头穿透力较强，可对较深、较宽的解剖区域成像，而高频线阵探头对表面结构分辨率较高。操作应使用包括无菌探头保护套在内的无菌技术。

准备 / 操作前评估

进行操作前，应向患者交代胸腔穿刺术的风险和益处并取得知情同意。USGT 的并发症见表 14.1。根据临床情况和患者的舒适程度，可以选择坐立位或仰卧位。若患者体位发生变化，液体位置会随之改变，应重新

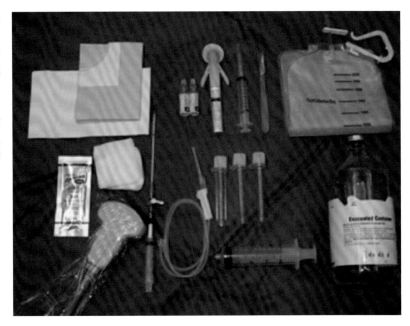

图 14.2　超声引导下胸腔穿刺术所需设备。
从左上角开始：洞巾或无洞巾单；局麻药；氯己定；配有 25 G 针头的 10 ml 注射器；手术刀；引流袋和真空瓶；60 ml 注射器；采样管；胸腔穿刺针、套管、注射器、引流管；带无菌凝胶和保护套的超声探头；无菌纱布

表 14.1　胸腔穿刺术并发症

气胸
出血
复张性肺水肿
感染
实质器官损伤
疼痛
咳嗽

进行超声检查。

操作

患者摆好体位后，用超声确定进针的安全区域，并在皮肤上进行标记。为避免感染，其余操作都应在无菌条件下进行。使用氯己定或含碘消毒液对皮肤进行消毒，并在患者身上放置无菌布。使用 1% 利多卡因等局麻药对皮肤、皮下组织和胸膜进行逐层麻醉。用无菌保护套覆盖超声探头，置于先前标记的位置处。采用平面内技术，避免胸腔穿刺针穿过皮肤后损伤肋骨下方的神经血管束（图 14.3）。穿刺针应该在超声显影下穿透胸膜壁层进入胸腔内的液体中（图 14.4）。一旦到达积液，就应通过穿刺针置入套管然后移除穿刺针。胸腔引流管一端连接套管，另一端连接引流装置。如果需要，可以经三通收集液体供实验室分析。超声可实时观察

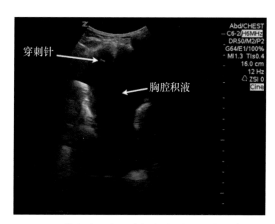

图 14.4　采用平面内入路的超声引导下胸腔穿刺术

积液的引流情况。液体引流后，将导管拔出，放置无菌敷料。

并发症

与胸腔穿刺术相关的并发症包括气胸、血胸、复张性肺水肿和肝、脾、心脏、膈肌、肠道和肾等周围组织的损伤。超声的使用已经被证明可以减少胸腔穿刺术相关并发症的发生率[10-13]。当胸腔积液量小于 1.2 L 时，发生气胸的风险较低[17-19]。USGT 术中气胸的发生率在 1% ～ 5%[10, 12-13]，经验丰富的操作者行 USGT 术时显著出血的发生率也较低。一项 1009 例患者的研究中，出血性并发症的总体发生率为 0.4%，凝血功能异常患者为 1.3%[15]。另一项 1076 名患者的研究中，尽管 17% 的患者操作前 INR 超过 2.0，6% 的患者操作前血小板计数低于 50 000/ml，仍未发生出血性并发症[16]。

复张性肺水肿是胸腔穿刺术的罕见并发症，其死亡率高达 20%，常发生在引流液体量大于 1500 ml 时[20]。一项纳入 941 名行胸腔穿刺术患者的前瞻性研究中，复张性肺水肿的发生率在所有患者中为 0.2%，在引流量超过 1 L 的患者中为 0.5%[19]。其症状包括呼吸困难、胸痛和痰量增加。治疗以支持性为主，包括患侧向上的侧卧位和正压通气。

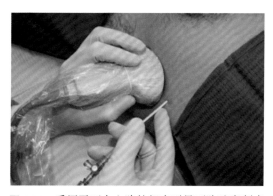

图 14.3　采用平面内入路的超声引导下胸腔穿刺术

注意事项 / 难点

不能正确地将穿刺针置于超声探头的平面内将影响 USGT 过程中穿刺针的显影。为了将操作并发症的风险降至最低，在整个操作过程中都应显影穿刺针。若对穿刺针的控制不佳，穿透胸壁时用力过大，可能会导致意外地将穿刺针插入胸腔过深，导致穿破肺部。良好的控针技术和适度的施力可降低这种风险。此外，引流大量液体会增加并发症的风险。

与临床实践相结合

超声的使用可整合至能胜任胸腔穿刺术的医生的临床实践中。已有研究表明，该技术易于学习，且可降低并发症发生率[12-14]。

循证

一项大型研究的作者使用医院数据库分析了自 2013 年以来 2 年内实施的 61 261 例胸腔穿刺术，证实与体表标志定位的胸腔穿刺术相比，USGT 可使术后气胸的风险降低 19%。而与胸腔穿刺术相关的气胸总发生率为 2.7%（$n = 1670$）。在本研究中，与未出现此并发症的患者相比，术后气胸患者的住院费用增加了 2801 美元，住院时间增加了 1.5 天[11]。

一项纳入 24 项研究的荟萃分析发现，USGT 的气胸发生率为 4.0%，而体表标志定位的胸腔穿刺术为 9.3%（$p < 0.001$）[7]。此外，一项前瞻性研究对 211 名机械通气的患者进行了 232 次 USGT，气胸的发生率为 1.3%（3/232）[12]。

此外，一项前瞻性研究发现，在 59 名疑似胸腔积液的急诊患者中，超声技术改变了其中 41% 患者的治疗方案。超声检查可在约 2 min 时间内完成，并可显著改变医务

人员对胸腔积液的诊断（$p < 0.05$）[5]。

原发性自发性气胸的针刺抽吸治疗

引言

气胸是一种急症，需要快速、准确的评估和治疗。其病因有多种，包括肺内气泡的破裂、创伤后继发的气胸或自发性气胸。如果处理不当，气胸会导致呼吸和心血管损害。

气胸存在不同的发病机制，本节主要关注原发性自发性气胸（primary spontaneous pneumothorax，PSP），其定义为无创伤或临床明显肺部疾病情况下发生的气胸[21-23]。经年龄修正后的 PSP 发病率男性为每年（7.4～24）/100 000，女性为每年（1.2～9.8）/100 000[24-26]。

PSP 的治疗方法包括导管胸腔闭式引流、小口径胸腔导管、针刺抽吸和观察，国际上的指南和实践中的建议各不相同[21]。美国胸科医师学会（The American College of Chest Physicians，ACCP）推荐将胸腔闭

式引流或胸腔导管作为有症状性气胸的一线治疗方法，并建议仅对稳定的少量气胸患者使用针吸法[27]。相反，英国胸科协会（the British Thoracic Society，BTS）的指南推荐，对于 50 岁以下稳定的 PSP 患者首选针刺抽吸治疗[23, 28-29]。BTS 或 ACCP 指南中未提及创伤性气胸。

虽然气胸的处理尚无共识，但越来越多的证据支持对无并发症的首次发作的 PSP 患者应行针刺抽吸治疗[30-31]。几项前瞻性研究均显示针刺抽吸治疗取得了良好结果[22, 29-30, 32-35]。针刺抽吸治疗与胸腔闭式引流术的临床效果相似[33-34]，但创伤和痛苦更少，所以住院率和住院时间减少，并且 1 年气胸复发率相似[29-30, 35]。

超声引导的优势

与胸部 X 线相比，肺部超声在检测气胸方面表现出更好的敏感性（89% vs. 52%）和特异性（98% vs. 99%）[36-38]，在检测置入胸管后残留的气胸方面也有优势[39]。

解剖

前胸壁由上方的锁骨、下方的膈肌、内侧的胸骨和外侧的腋中线构成[40]。空气通常会上升至一侧胸腔最高位，仰卧位患者在胸部的前内侧部分。高度怀疑气胸的患者，超声可以检查更大的范围。

超声评估气胸时，将高频探头纵轴置于两根肋骨之间的前胸壁。肋骨深处可见后方声影。胸膜界面表现为两个肋骨影之间的高回声线。Lichtenstein 将这种影像描述为"蝙蝠征"[38]（图 14.5）。正常胸膜表现出与呼吸同步的特征性闪烁[40]。此外，正常肺的运动在 M 模式超声时呈现出"海滩征"，即胸膜线以下显示为颗粒状（图 14.6）。当肺

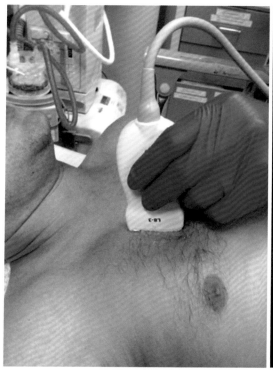
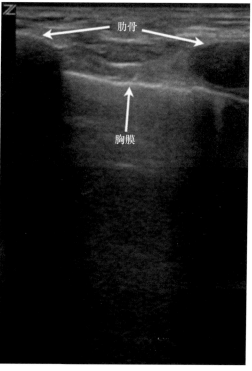

图 14.5　"蝙蝠征"的超声图像中，胸膜界面表现为高回声线，两侧为两个肋骨阴影。该图像通过将线性探头置于两肋骨间的矢状面上获得

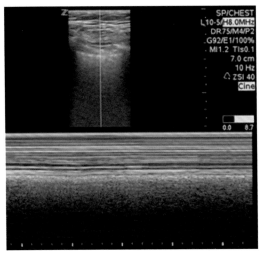

图 14.6 "海滩征"是 M 模式超声呈胸膜线以下的颗粒状表现，为正常肺的滑动

部无滑动时，M 模式超声可见颗粒状被水平线条所取代，显示为"平流层征"（也称为"条形码征"）[38]，如图 14.7 所示。另外，能量多普勒可以看到胸膜线运动时的"能量滑动"（图 14.8）[41]。对于静态超声图像，M 模式和能量多普勒模式都比 B 模式有优势，能够捕捉到肺的滑动。

超声对气胸的诊断依赖于三种超声表现：①肺无滑动，② A 线征，③肺尖[40, 42-43]。缺乏肺滑动征提示胸腔内有气体，使得正常紧贴的脏层胸膜和壁层胸膜分离。A 线征（存在 A 线而不存在 B 线）结合缺乏肺滑

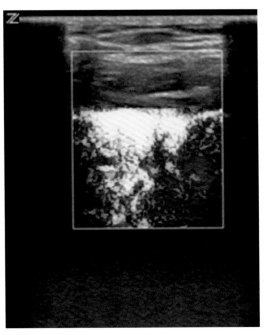

图 14.8 能量滑动。能量多普勒可作为 M 模式超声的一种替代方法，在静态图像中显示肺的滑动

动征诊断气胸的特异性为 96.5%[40]。最后，肺尖代表正常肺滑动与相邻气胸之间的过渡点（图 14.9）。虽然肺尖并不总是可见，但已经证实它的存在对气胸诊断的特异性达到 100%[38, 43]。

现有的指南建议大量气胸的患者即使临床表现良好，在进行抽吸引流之前都应估计

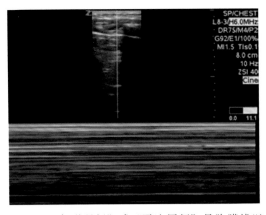

图 14.7 "条形码征"或"平流层征"是胸膜线以下的颗粒状图案被水平线所代替，提示肺部无滑动

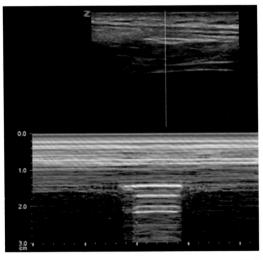

图 14.9 肺尖。胸膜线以下颗粒状和线状的交替变化显示了正常肺滑动和气胸之间的精确过渡点

气胸的范围。但是对于"大量"气胸的定义仍有分歧[23, 27, 44]。虽然胸部 CT 是评估气胸体积最精确的方法，但并非总是具备检查指征或总能具备检查条件。利用胸部 X 线片评估气胸容积的方法有多种[23]。ACCP指南的"大量"气胸的标准是从肺尖至胸腔顶端的距离超过 3 cm[27]。BTS 指南的"大量"气胸的标准是胸部 X 线片上肺门水平气体边缘宽度超过了 2 cm[28]。比利时肺科学会（Belgian Society of Pulmonology，BSP）认为气胸沿整个侧胸壁延伸即为"大量"气胸[44]。但是，AACP、BTS 和 BSP 的这些诊断标准之间的一致性很低。一项回顾性研究使用这些方法分别进行评估，仅 47%的病例结论一致[45]。

床旁超声可能成为评估气胸体积的有效方法。一项前瞻性研究中 58 名患者在CT 确诊为气胸后，超声检查可靠地预测了更大的气胸体积。肺尖位于腋前线、腋中线和腋后线分别代表气胸体积为小于 10%、11% ～ 30% 和大于 30%[46]。

适应证

BTS 指南建议，针刺抽吸治疗气胸适用于病情稳定、50 岁以下、有 PSP 症状且胸部 X 线片上肺门水平气体边缘宽度超过了 2 cm 的患者；或者无论 PSP 范围多大而伴有明显症状的患者[23]。

禁忌证

50 岁以上、有吸烟史的患者或者体检、病史和胸部 X 线片等证实有潜在肺疾病患者不适用于针刺抽吸治疗。其他的禁忌证还包括病情不稳定、紧张、双侧气胸或伴有胸腔积液（液气胸）的患者。此外，如前所述，穿刺部位皮肤有蜂窝织炎或带状疱疹者禁忌针刺抽吸。复发性气胸若需要进一步侵入性治疗例如放置胸管引流、胸膜粘连术或者电视胸腔镜手术（video-assisted thoracoscopic surgery，VATS）则为针刺抽吸治疗的相对禁忌证[47-50]。除非由于技术问题如针头堵塞或导管打结导致失败，否则并不推荐重复进行针刺抽吸治疗，因为往往不会成功[23]。

一些专家认为气胸超过 40% 者应放置胸管或者小口径胸腔导管[51-52]，但 BTS 指南认为无论 PSP 范围，都可以通过针刺抽吸排气进行治疗。

设备 / 探头选择

针刺抽吸治疗所需的设备如图 14.10 所示。根据上述方法，高频线阵探头是检查气胸的理想选择。

准备 / 操作前评估

操作过程中患者置于仰卧位，气胸侧上肢举过头顶。此体位时，胸膜内气体会聚集到非重力依赖侧的前内侧区域。通过视诊和触诊确定锁骨中线第二肋间隙为穿刺区域。使用定位于矢状面的高频线阵探头，从标记的穿刺抽吸部位开始，通过横向滑动换能器来定位肺尖，并在皮肤上用外科记号笔做好标记[53-55]。

操作

该操作需要 2 个人，一人进行穿刺抽吸，另一个人用超声追踪肺尖。如果只有一名操作者，可以在整个手术过程中间断检查肺尖位置。

除了标准的无菌消毒准备外，探头也需覆盖无菌保护套并置于术区。在事先确定的

图 14.10　超声引导下原发性自发性气胸穿刺抽吸所需设备。

从左上开始：洞巾、氯己定、10 ml 注射器（含 18 号钝针）、27 号针、局麻药、套管针、60 ml 注射器、静脉导管连接三通旋塞、带无菌保护套的超声探头和无菌凝胶

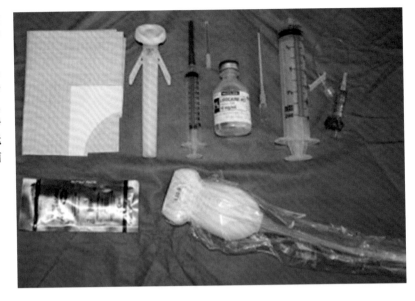

锁骨中线第二肋间隙位置，沿第三肋上缘麻醉软组织，以避免损伤位于第二肋下方的神经血管束。用带有利多卡因的注射器继续深入直到注射器中出现气泡，表明已进入胸膜腔。将针头慢慢退出的同时，将利多卡因注入胸膜和皮肤表面之间的组织。接下来，10 ml 注射器中抽取 3 ~ 5 ml 的无菌生埋盐水或利多卡因，注射器前端接 16 G 套管针进行穿刺，并保持注射器负压。一旦发现注射器内出现气泡，将针向前推进几毫米，以确保导管尖端完全位于胸膜内（图 14.11）。一边退针和注射器，一边置入导管，同时嘱患者咳嗽或呼气。立即阻塞导管开口，以防止额外的空气进入胸膜腔。将预先装好的导管、三通旋塞和 60 ml 注射器连接到导管的末端。最重要的是要确保胸腔和外界空气之间的阀门永远不要打开，否则会使气胸恶化。用线阵探头定位肺尖，并用旋塞阻止外界空气，然后将胸内气体吸入注射器。当肺复张后，肺尖会向前和向内侧移动。抽吸时，第二名操作者实时跟踪向导管插入部位移动的肺尖（图 14.12）。一旦注射器抽满，先将三通与患者连接侧关闭再撤换注射器（图 14.13）。重复抽吸患者体内的气体，直至肺

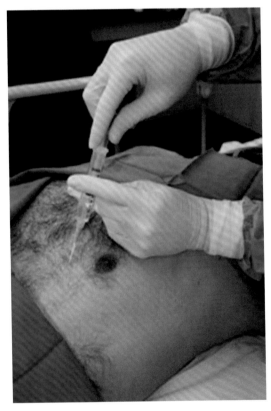

图 14.11　置入套管针

尖到达导管位置，或者不能继续抽出气体。通过计算注射器回抽的次数来计算气体总量。如果抽吸 2.5 L 气体后仍有空气被吸出，表明可能存在漏气，应停止操作[23]。操作

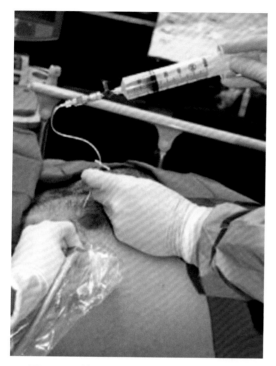

图 14.12　抽吸时随着肺复张实时追踪肺尖

单纯气胸穿刺抽吸治疗后的出院标准尚缺乏证据，BTS 指南仅要求患者在出院前临床症状稳定，并没有提出具体的观察时间[23, 56]。一些专家建议在确认患者肺复张成功后，继续观察 6 h，并在患者出院之前确认肺部仍持续复张[32]。患者必须进行可靠的随访，并在出院前了解若出现复发症状返回时应严格遵守的注意事项。ACCP 的建议包括对小口径胸管治疗的患者在出院48 h 内随访并复查胸部 X 线片，这些建议也同样适用于穿刺抽吸治疗的患者[27, 56]。虽然有文献报道了侧路和后路等其他进针方法[28, 57]，但仅前路进针法被报道可以利用超声辅助实施操作[53]。

并发症

患者可以在术后通过一系列的超声检查来监测气胸是否有复发。若肺尖远离抽吸点，则应考虑气胸复发[53]。此外，超声还有一个额外的优势，即能够检测术后的血胸[52-53, 58]。

穿刺抽吸治疗可能的并发症包括出血、感染、血管迷走反应、皮下气肿、持续性气胸和张力性气胸[56]。然而，纳入 9 项研究超过 300 个案例的一篇文献回顾中，仅报道了 3 例血胸、1 例肺炎[52]，提示单纯抽吸的并发症发生率较低。气胸的治疗过程中，复张性肺水肿是一种罕见但严重的并发症[59-61]。

患者出现复发症状或呼吸困难加重应立即返回医院，并应由呼吸内科医师随访，直到气胸完全消除。虽然没有证据表明体力活动与气胸的复发有关，但 BTS 指南建议患者在症状完全消失之前避免过度体力活动。术后 1 年后气胸复发的可能性才显著降低，所以应告知患者空中旅行和潜水的风险[23]。

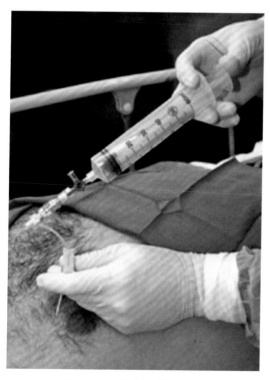

图 14.13　排空抽吸的气体

结束时，移除导管，并在胸部穿刺处放置无菌封闭敷料[54-55]。

注意事项 / 难点

患者存在皮下气肿、胸膜钙化或粘连、肺不张、急性呼吸窘迫综合征、胸膜下疱和可能阻止正常肺滑动的气管插管时，超声检测气胸尤具挑战[39-40]。

与临床实践相结合

床旁实时超声可用于诊断气胸，评估气胸的大小，观察操作过程中的肺复张，监测气胸复发和术后血胸等并发症。

循证

如前所述，支持穿刺抽吸治疗 PSP 的医学文献越来越多。然而，超声引导下穿刺抽吸的研究仍较少，仅有个案报道和病例系列报道[53, 62]。

> **要点**
>
> 　　50 岁以下无肺部其他疾病的稳定患者，PSP 较大或有症状的、任何大小的 PSP 患者，可采用穿刺抽吸治疗。穿刺抽吸术在减少患者疼痛评分、住院率和住院时间方面优于胸腔造口置管术，两者复发率相当。超声检查可用于诊断气胸，实时观察气胸的消散，并检测术后气胸残余或复发。

猪尾式导管胸腔闭式引流术（胸膜腔造口术）治疗气胸

引言

气胸患者需要干预以治疗其症状并防止病情进展。近期小口径（猪尾式）导管的使用有所增加。小口径的胸管比大口径胸管引起的疼痛小[63]，但临床效果相似[64-65]。研究证实即使在创伤性气胸患者中，病情稳定情况下，与放置大口径胸管相比，放置小口径胸管的患者胸管留置的时间更短，住院时间也更短。

超声引导的优势

在前述气胸抽吸治疗章节中对超声诊断气胸的优势已有介绍。

解剖

评估患者是否存在气胸时的相关解剖见前述气胸抽吸治疗章节中的描述。

适应证

胸腔闭式引流术适用于大范围 PSP、机械通气患者伴气胸、继发性自发性气胸、血流动力学不稳定的气胸、持续性气胸、张力性气胸和创伤性气胸[66]。自发性和创伤性气胸是小口径猪尾式导管（6 ～ 16 F）胸腔闭式引流术的适应证，但如果合并血胸则应采用大口径导管。研究表明，猪尾式导管胸腔闭式引流术与大口径导管相比效果相似，但并发症发生率和感染率更低[67]，且手术创伤小、导致疼痛的操作少[64, 68]。猪尾式导管胸腔闭式引流术在治疗小儿气胸方面也被证明与传统胸腔闭式引流术同样有效[69]。

禁忌证

猪尾式导管胸腔闭式引流术并无绝对禁忌证。其相对禁忌证包括正在使用抗凝药物、凝血功能障碍和血小板减少。应根据具体的临床情况决定操作的益处是否大于风险。当放置猪尾式导管时应避开蜂窝织炎或带状疱疹的区域。

设备

猪尾式导管胸腔闭式引流术所需设备如图 14.14 所示。超声探头的选择取决于医生的喜好和患者体型。如前所述，通常线性探头有利于气胸的检测。该操作应在无菌条件下进行，并在探头上覆盖无菌保护套。

准备

创伤性气胸患者通常采用仰卧位，自发性气胸患者也可采用侧卧位。传统胸腔闭式引流置管常位于腋前线第五肋间，对应于男性的乳头连线和女性的乳房下皱褶处。当使用猪尾式导管时还可以选择锁骨中线的第二肋间。

操作过程

采用与穿刺抽吸治疗部分所述相同的技术来定位气胸。正确摆放患者体位后，标记好导管进入位置。将患者患侧的手臂举过头顶可增加肋骨之间的空间，有利于图像采集和导管置入。在整个操作过程中应保持无菌操作，以减少感染风险。用消毒溶液（如氯己定）清洁患处，并按常规无菌方式覆盖。此时，用无菌保护套覆盖超声探头。从皮肤至包括肋骨上方胸膜壁层在内的深部组织麻醉穿刺部位，注意避开肋骨下方的神经血管结构。将穿刺针沿肋骨上方穿入胸膜，同时保持注射器负压（图 14.15）。穿刺针进入胸膜阻力会发生变化，并抽到气体。在注射器中放入少量无菌生理盐水，一旦进入胸腔就会产生气泡，可有助于确定位置。使用经皮穿刺技术，取下注射器，将导丝置入胸腔，再退出穿刺针。用手术刀在导丝附近做一个小切口，用扩张器建立可以容纳猪尾式导管的通道。将猪尾式导管穿过导丝进入胸腔内，引导其向前向胸腔顶端，并确保导管上的最后一个孔位于胸膜腔内。猪尾式导管的套件盒内可能包含帮助引导导管进入胸膜腔的套管针。取下导丝和套管针，将猪尾式导

图 14.14 超声引导下猪尾式导管胸腔闭塞引流术所需设备。
自左上角起：手术巾、洞巾、带 25 号针头 10 ml 注射器、局麻药、氯己定、手术刀、超声凝胶、无菌纱布、猪尾式导管、扩张器、带注射器的定位穿刺针、三通旋塞、连接管、导丝、带无菌保护套的超声探头

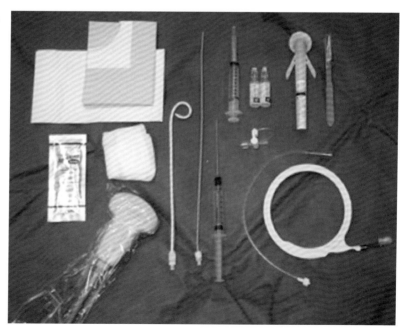

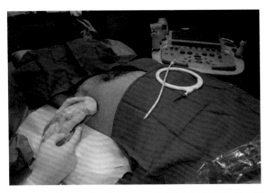

图 14.15　使用超声引导下置入穿刺针放置猪尾式导管

管缝合到位。一旦固定，应将导管连接至水封吸引装置上。

并发症

猪尾式导管胸腔闭式引流术的并发症包括复发性气胸、感染和肺、肝、脾、膈肌或心脏穿孔。如果不妥善固定，导管可能移位。但与大口径胸管相比，小口径胸管的并发症发生率更低[63]。

复张性肺水肿是胸腔闭式引流术后可能出现的另一并发症，发生在气胸治疗后肺部迅速扩张时。复张性肺水肿的确切病理生理学尚不完全清楚。但在自发性气胸的治疗中发生率高达 16%[59]。其危险因素包括大量气胸、气胸持续时间长和糖尿病史[59-61]。复张性肺水肿的治疗主要是氧气支持和必要时正压通气。如前所述，其死亡率高达 20%[20]。尚无研究评估猪尾式导管胸腔闭式引流术与传统胸腔闭式引流术治疗后复张性肺水肿的发生率。

注意事项 / 难点

肺尖是气胸唯一的超声征象，其特异性为 100%。肿瘤、肺大疱、肺炎、胸膜粘连、既往胸膜固定术史、右主气管插管导致左侧肺不张等病理改变也会在超声图像上显示肺

滑动消失，这可能导致误诊为气胸。超声检查结果必须与病史和临床表现相结合。

与临床实践相结合

POCUS 可用于气胸的快速、准确诊断。超声检查可方便地用于外伤性和非外伤性气胸中放置猪尾式胸管。在决定使用何种导管或是否更合适采用气胸抽吸法时，具体的临床情况和操作者的舒适度亦起着重要的作用。

循证

与传统胸腔闭式引流术相比，小口径导管具有相似的临床效果，但可减少患者的不适感，降低并发症发生率。一项纳入 405 位胸膜感染患者的前瞻性研究显示，猪尾式导管与不同口径胸管（< 10 F vs. 10 ~ 14 F vs. 15 ~ 19 F vs. > 20 F）相比，3 个月内的死亡率、胸科手术率、住院时间和肺功能没有区别。但在其中 128 位患者中，和大口径胸管相比，小口径（猪尾式）导管引起的疼痛评分明显降低[63]。治疗非紧急创伤性气胸时，小口径胸管留置时间明显短于大口径胸管，同时明显降低纤维胸的发生率。两者的气胸复发率没有显著差异[64]。另一项有关治疗创伤性气胸的回顾性研究特别比较了猪尾式导管与胸管，结果显示在导管留置时间、机械通气率和并发症率方面两者没有显著差异[68]。此外，在 91 例首次发生继发性自发性气胸的患者中，小口径猪尾式胸管在住院时间、拔管时间、复发率、并发症等方面与大口径胸管相比均无显著差异[65]。同样，另一项对 49 例自发性气胸的研究发现，两者的引流成功率和导管留置时间上无显著差异。然而，大口径导管的并发症，尤其是相关感染的发生率明显升高[67]。甚至一项

针对儿童原发性自发性气胸患者的研究也显示，两者住院时间没有差异，但猪尾式导管的留置时间缩短[69]。尚无研究直接比较基于超声引导和基于体表标志法放置猪尾式导管的区别。

> **要点**
>
> 超声是诊断气胸敏感且特异的成像方式。猪尾式导管胸腔闭式引流治疗气胸与传统胸管一样有效，但可缩短导管留置时间，更易为患者所接受。

超声引导下置管胸腔闭式引流术

引言

血胸是由钝性或穿透性创伤引起的一种急症，在美国每年约发生 30 万人次[70]。血胸需要立即引流，以防止呼吸衰竭和循环虚脱等即刻的并发症，以及脓胸和胸膜粘连等延迟的并发症。置管胸腔闭式引流术是初步治疗方法，有助于确定患者是否需要立即手术干预。如果胸管即刻引流量大于 1500 ml 或连续 3 h 每小时超过 200 ml，则需要行开胸手术[71]。

超声引导的优势

超声常用于快速诊断血胸，其敏感性和特异性分别为 96% 和 100%[72]。胸部超声作为 E-FAST 检查（扩展的创伤超声重点评估）的一部分，用于创伤患者的初步评估。超声检查对血胸的检测非常敏感，可见的血胸最小量为 20 ml，而患者的仰卧位胸部 X 线片检查至少需要 175 ml 才能诊断出血胸[72]。一旦确诊血胸或血气胸，就需要置管行胸腔闭式引流术以引流出血液和气体。超声引导下实施可减少并发症。

解剖

胸部外伤会导致壁层胸膜和脏层胸膜之间的潜在空间出血，最终会导致肺实质的压缩。如果直接损伤到胸膜，胸壁表面和肺损伤都可能导致血胸。

适应证

置管胸腔闭式引流术适用于钝性或穿透性创伤中血胸或血气胸的治疗。

禁忌证

放置胸管并无绝对禁忌证。相对禁忌证与猪尾式导管胸腔闭式引流术相同。在实施该操作时，应仔细权衡利弊。

设备

置管胸腔闭式引流术所需要的设备见图 14.16 所示。曲阵或相控阵探头可用于观察胸腔内积液的引流。超声引导下置管胸腔闭式引流术应在无菌条件下进行，包括使用无菌探头保护套。

准备

置管胸腔闭式引流术可采用仰卧位、直立位或侧卧位。有脊椎损伤可能性的患者常置于仰卧位。通常胸管置于腋前线和腋中线之间的第五肋间，一般对应于男性的乳头连线和女性的乳房下。为了确定放置胸管最合适的位置，超声波探头应以冠状位放置在这一区域。探头应沿胸壁向头端和尾端以及前向后移动，以评估血胸的范围。确定的穿刺

图 14.16 超声引导下置管行胸腔闭式引流术所需设备。从左上开始：氯己定、局麻药、针头、注射器、无菌纱布、超声凝胶、手术刀、2把 Kelly 钳、持针器、缝合线（如 0 号不可吸收缝线）、无菌布单、带无菌保护套的超声探头、大口径胸管

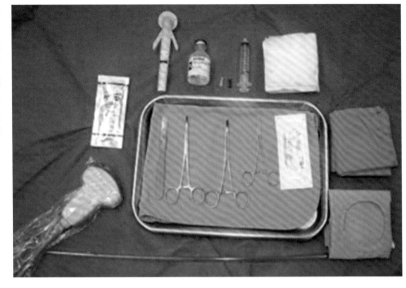

点必须在膈肌上方且为液体最集中的区域。

操作

超声诊断血胸需要找到膈肌，即肝和脾上方的高回声线。血胸表现为膈肌上方的积液。血胸可能表现为无回声或者包含代表血凝块的内部回声。内部回声有助于区分血胸还是单纯胸腔积液。超声显示脊髓条纹的延伸是胸腔内游离液体的敏感且特异性的表现[73]。

患者摆好体位后，用超声定位液体量最大的区域，并在皮肤上做标记。为了增加肋骨之间的空间，可让患者的手臂举过头顶。在整个操作过程中保持无菌，以降低感染的风险。用消毒液消毒手术部位，然后按常规无菌方式覆盖。用无菌保护套覆盖超声探头。从穿刺点下方约 2 cm 开始麻醉皮肤至包括壁层胸膜的深部组织。用手术刀在这个位置切开皮肤。用大号弯血管钳通过肋间肌和肋骨扩开一个通道，注意避开肋骨下方的血管束。通常存在血气胸时，进入胸膜腔的一刻可以听到或看到一股空气或血液喷出。将胸膜间隙的孔扩宽约 2 cm。将戴着手套

的手指插入孔内并探查以确保肺不附着在胸膜上，要小心避免损伤已骨折的肋骨。一旦进入胸膜腔，用手指引导胸管进入正确的位置。血胸时首选大号胸管（32 ～ 40 F），以

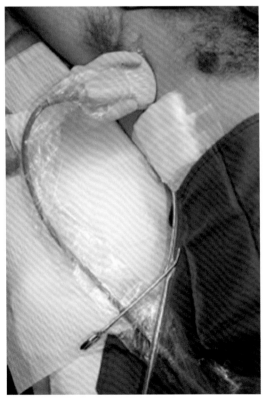

图 14.17 超声引导下置管胸腔闭式引流术

充分引流液体（图 14.17）。向后外侧方向送入胸管，直至胸管的最后一个引流孔确认进入胸腔。胸管连接到水封瓶，用缝合线固定胸管，并用无菌封闭敷料包扎。

传统的方法是通过胸部 X 线片确认导管位置。超声可以用来确认胸管位置是否合适。该方法如下：从穿刺部位利用线阵 5～10 MHz 探头进行纵向和横向扫描，直至显示胸管穿过胸膜层。一旦深入至胸膜线，导管就会从视野中消失，除非被液体包围。如果放置不当且处于胸膜外，其全长均可显影。该方法已成功运用于大口径和小口径（猪尾式）胸管[74-75]。

并发症

置管胸腔闭式引流术的并发症包括复发性气胸、感染以及肺、肝、脾、膈肌、心脏和其他器官的穿孔。导管可能会错位或移位。导管可能会误入肺实质或皮下组织。研究表明，与基于解剖标记的技术相比，超声引导下置管胸腔闭式引流术的并发症发生率降低[8-11]。到目前为止，尚无专门的研究针对使用和不使用超声引导下置管胸腔闭式引流术进行对比。

注意事项 / 难点

超声引导下置管胸腔闭式引流术可助于减少手术并发症。胸管放置过程不使用实时超声引导。但血胸的定位和最终导管的放置位置在放置完成后需要超声确定。

与临床实践相结合

超声是一种有效的床边工具，可以帮助诊断血胸。一旦确诊，超声可用于确定行胸腔闭式引流术时置管的位置。

循证

目前尚缺乏对超声引导下和基于解剖标记的置管胸腔闭式引流术比较的具体证据。这些数据很大程度上来源于基于解剖标记和超声引导下胸腔穿刺术，因为这两种操作在诊断和治疗方面本质上相似。最新的文献表明，超声在尸体模型上确认胸管的放置方面具有高度的敏感性（100%）和特异性（100%）[74]。此外，在一项概念验证研究中，研究者能够确定所有患者的胸导管位置（21/21 穿刺点）[75]。有数据显示基于解剖标记的置管胸腔闭式引流术有显著的并发症发生率（37%），还需进一步的研究证实超声引导下的置管胸腔闭式引流术的效果[76]。

> **要点**
>
> 超声检测血胸灵敏度高、特异性强。超声可用于确认胸管的放置是否合适，但还需要更进一步的研究。

（盛　颖　译　文平山　卞金俊　校）

参考文献

1. Feller-Kopman D. Ultrasound-guided thoracentesis. Chest. 2006;129(6):1709–14.
2. Sachdeva A, Shepherd RW, Lee HJ. Thoracentesis and thoracic ultrasound: state of the art in 2013. Clin Chest Med. 2013;34(1):1–9.
3. Joyner CR Jr, Herman RJ, Reid JM. Reflected ultrasound in the detection and localization of pleural effusion. JAMA. 1967;200(5):399–402.
4. Gryminski J, Krakowka P, Lypacewicz G. The diagnosis of pleural effusion by ultrasonic and radiologic techniques. Chest. 1976;70(1):33–7.
5. Tayal VS, Nicks BA, Norton HJ. Emergency ultrasound evaluation of symptomatic nontraumatic pleural effusions. Am J Emerg Med. 2006;24(7):782–6.
6. Balik M, Plasil P, Waldauf P, et al. Ultrasound estimation of volume of pleural fluid in mechanically ventilated patients. Intensive Care Med.

2006;32(2):318–21.

7. Vignon P, Chastagner C, Berkane V, et al. Quantitative assessment of pleural effusion in critically ill patients by means of ultrasonography. Crit Care Med. 2005;33(8):1757–63.

8. Patel PA, Ernst FR, Gunnarsson CL. Ultrasonography guidance reduces complications and costs associated with thoracentesis procedures. J Clin Ultrasound: JCU. 2012;40(3):135–41.

9. Gordon CE, Feller-Kopman D, Balk EM, Smetana GW. Pneumothorax following thoracentesis: a systematic review and meta-analysis. Arch Intern Med. 2010;170(4):332–9.

10. Barnes TW, Morgenthaler TI, Olson EJ, Hesley GK, Decker PA, Ryu JH. Sonographically guided thoracentesis and rate of pneumothorax. J Clin Ultrasound: JCU. 2005;33(9):442–6.

11. Mercaldi CJ, Lanes SF. Ultrasound guidance decreases complications and improves the cost of care among patients undergoing thoracentesis and paracentesis. Chest. 2013;143(2):532–8.

12. Mayo PH, Goltz HR, Tafreshi M, Doelken P. Safety of ultrasound-guided thoracentesis in patients receiving mechanical ventilation. Chest. 2004;125(3):1059–62.

13. Duncan DR, Morgenthaler TI, Ryu JH, Daniels CE. Reducing iatrogenic risk in thoracentesis: establishing best practice via experiential training in a zero-risk environment. Chest. 2009;135(5):1315–20.

14. Begot E, Grumann A, Duvoid T, et al. Ultrasonographic identification and semiquantitative assessment of unloculated pleural effusions in critically ill patients by residents after a focused training. Intensive Care Med. 2014;40(10):1475–80.

15. Hibbert RM, Atwell TD, Lekah A, et al. Safety of ultrasound-guided thoracentesis in patients with abnormal preprocedural coagulation parameters. Chest. 2013;144(2):456–63.

16. Patel MD, Joshi SD. Abnormal preprocedural international normalized ratio and platelet counts are not associated with increased bleeding complications after ultrasound-guided thoracentesis. AJR: Am J Roentgenol. 2011;197(1):W164–8.

17. Josephson T, Nordenskjold CA, Larsson J, Rosenberg LU, Kaijser M. Amount drained at ultrasound-guided thoracentesis and risk of pneumothorax. Acta Radiol. 2009;50(1):42–7.

18. Heidecker J, Huggins JT, Sahn SA, Doelken P. Pathophysiology of pneumothorax following ultrasound-guided thoracentesis. Chest. 2006;130(4):1173–84.

19. Jones PW, Moyers JP, Rogers JT, Rodriguez RM, Lee YC, Light RW. Ultrasound-guided thoracentesis: is it a safer method? Chest. 2003;123(2):418–23.

20. Trachiotis GD, Vricella LA, Aaron BL, Hix WR. As originally published in 1988: re-expansion pulmonary edema. Updated in 1997. Ann Thorac Surg. 1997;63(4):1206–7.

21. Baumann M. The clinician's perspective on pneumothorax management. Chest. 1997;112(3):822.

22. Wakai A, O'Sullivan R, McCabe G. Simple aspiration versus intercostal tube drainage for primary spontaneous pneumothorax in adults (review). Cochrane Collab. 2011;(1):1–8.

23. MacDuff A, Arnold A, Harvey J. Management of spontaneous pneumothorax: British Thoracic Society pleural disease guideline 2010. Thorax. 2010;65(Suppl 2):ii18–31.

24. Gupta D, Hansell A, Nichols T, Duong T, Ayres JG, Strachen S. Epidemiology of pneumothorax in England. Thorax. 2000;55:666–71.

25. Noppen M, DeKeukeleire T. Pneumothorax. Respiration. 2008;76(2):121–7.

26. Melton LJ, Heper NG, Offord KP. Incidence of spontaneous pneumothorax in Olmstead County, Minnesota. Am Rev Respir Dis. 1979;120(6):1379–82.

27. Baumann MH. Management of spontaneous pneumothorax∗. Chest. 2001;119(2):590.

28. Henry M. BTS guidelines for the management of spontaneous pneumothorax. Thorax. 2003;58(90002):39ii–52.

29. Harvey J, Prescott R. Simple aspiration versus intercostal tube drainage for spontaneous pneumothorax in patients with normal lungs. BMJ. 1994;309(6965):1338–3139.

30. Parlak M, Uil S, van den Berg J. A prospective, randomised trial of pneumothorax therapy: manual aspiration versus conventional chest tube drainage. Respir Med. 2012;106(11):1600–5.

31. Miller AC, Harvey JE. Guidelines for the management of spontaneous pneumothorax. Standards of Care Committee, British Thoracic Society. BMJ. 1993;307(6896):114–6.

32. Ho K, Ong M, Koh M, Wong E, Raghuram J. A randomized controlled trial comparing minichest tube and needle aspiration in outpatient management of primary spontaneous pneumothorax. Am J Emerg Med. 2011;29(9):1152–7.

33. Ayed A. Aspiration versus tube drainage in primary spontaneous pneumothorax: a randomised study. Eur Respir J. 2006;27(3):477–82.

34. Devanand A, Koh M, Ong T, et al. Simple aspiration versus chest-tube insertion in the management of primary spontaneous pneumothorax: a systematic review. Respir Med. 2004;98(7):579–90.

35. Noppen M, Alexander P, Driesen P, Slabbynck H, Verstraeten A. Manual aspiration versus chest tube drainage in first episodes of primary spontaneous pneumothorax. Am J Respir Crit Care Med. 2002;165(9):1240–4.

36. Alrajhi K. Test characteristics of ultrasonography for the detection of pneumothorax. Chest. 2012;141(3):703.

37. Ding W. Diagnosis of pneumothorax by radiography and ultrasonography. Chest. 2011;140(4):859.

38. Lichtenstein D, Mezière G, Lascols N, Biderman P, Courret J, Gepner A, Goldstein I, Tenoudji-Cohen M. Ultrasound diagnosis of occult pneumothorax∗. Crit Care Med. 2005;33(6):1231–8.

39. Galbois A. Pleural ultrasound compared with chest

radiographic detection of pneumothorax resolution after drainage. Chest. 2010;138(3):648.

40. Lichtenstein D, Mezière G, Biderman P, Gepner A. The comet-tail artifact: an ultrasound sign ruling out pneumothorax. Intensive Care Med. 1999;25(4):383–8.

41. Cunningham J, Kirkpatrick A, Nicolaou S, Liu D, Hamilton D, Lawless B, Lee M, Brown D, Simons R. Enhanced recognition of "lung sliding" with power color Doppler imaging in the diagnosis of pneumothorax. J Trauma: Inj Infect Crit Care. 2002;52(4):769–71.

42. Lichtenstein DA, Menu Y. A bedside ultrasound sign ruling out pneumothorax in the critically ill. Lung sliding. Chest. 1995;108(5):1345–8.

43. Lichtenstein D, Mezière G, Biderman P, Gepner A. The "lung point": an ultrasound sign specific to pneumothorax. Intensive Care Med. 2000;26(10):1434–40.

44. De Leyn P. Guidelines Belgian Society of Pulmonology. Guidelines on the management of spontaneous pneumothorax. Acta Chir Belg. 2005;105:265–7.

45. Kelly A, Druda D. Comparison of size classification of primary spontaneous pneumothorax by three international guidelines: a case for international consensus? Respir Med. 2008;102(12):1830–2.

46. Volpicelli G, Boero E, Sverzellati N, et al. Semi-quantification of pneumothorax volume by lung ultrasound. Intensive Care Med. 2014;40(10):1460–7.

47. Sahn SA, Heffner JE. Primary care: spontaneous pneumothorax. N Engl J Med. 2000;342:868–74.

48. Baumann M, Noppen M. Pneumothorax. Respirology. 2004;9(2):157–64.

49. Noppen M, Baumann M. Pathogenesis and treatment of primary spontaneous pneumothorax: an overview. Respiration. 2003;70(4):431–8.

50. Baumann MH. Management of spontaneous pneumothorax. Clin Chest Med. 2006;27(2):369–81.

51. Chan S, Lam PKW. Simple aspiration as initial treatment for primary spontaneous pneumothorax: results of 91 consecutive cases. J Emerg Med. 2005;28:133–8.

52. Chan SSW. The role of simple aspiration in the management of primary spontaneous pneumothorax. J Emerg Med. 2008;34(2):131–8.

53. Ng C, Tsung J. Point of care ultrasound for assisting in needle aspiration of spontaneous pneumothorax in the pediatric emergency department: a case series. Crit Ultrasound J. 2014;6(Suppl 1):A23.

54. Pasquier M, Hugli O, Carron P. Needle aspiration of primary spontaneous pneumothorax. New Engl J Med. 2013;368(19):e24.

55. Needle aspiration of primary spontaneous pneumothorax. N Engl J Med. 2013. [video] Available at: http://www.nejm.org/doi/full/10.1056/NEJMvcm1111468. Accessed 4 Jan 2015.

56. Repanshek Z, Ufberg J, Vilke G, Chan T, Harrigan R. Alternative treatments of pneumothorax. J Emerg Med. 2013;44(2):457–66.

57. Archer G, Hamilton A, Upadhyay R, Finlay M, Grace P. Results of simple aspiration of pneumothoraces. Br J Dis Chest. 1985;79:177–82.

58. Rawlins R. Life threatening haemorrhage after anterior needle aspiration of pneumothoraces. A role for lateral needle aspiration in emergency decompression of spontaneous pneumothorax. Emerg Med J. 2003;20(4):383–4.

59. Yoon JS, Suh JH, Choi SY, Kwon JB, Lee BY, Lee SH, Kim CK, Park CB. Risk factors for the development of reexpansion pulmonary edema in patients with spontaneous pneumothorax. J Cardiothorac Surg. 2013;8:164.

60. Haga T, Kurihara M, Kataoka H. The risk for pulmonary edema following spontaneous pneumothorax. Surg Today. 2014;44(10):1823–7.

61. Morioka H, Takada K, Matsumoto S, Kjima E, Iwata S, Okachi S. Re-expansion pulmonary edema: evaluation of risk factors in 173 episodes of spontaneous pneumothorax. Respir Investig. 2013;51(1):35–9.

62. Park J, Kim Y, Jeong S, Moon D. Ultrasound-guided aspiration of the iatrogenic pneumothorax caused by paravertebral block -a case report. Korean J Pain. 2012;25(1):33.

63. Rahman NM, Maskell NA, Davies CW, Hedley EL, Nunn AJ, Gleeson FV, Davies RJ. The relationship between chest tube size and clinical outcome in pleural infection. Chest. 2010;137(3):536–43.

64. Rivera L, O'Reilly EB, Sise MJ, et al. Small catheter tube thoracostomy: effective in managing chest trauma in stable patients. J Trauma. 2009;66(2):393–9.

65. Tsai WK, Chen W, Lee JC, Cheng WE, Chen CH, Hsu WH, Shih CM. Pigtail catheters vs large-bore chest tubes for management of secondary spontaneous pneumothoraces in adults. Am J Emerg Med. 2006;24(7):795–800.

66. Hogg JR, Caccavale M, Gillen B, McKenzie G, Vlaminck J, Fleming CJ, Stockland A, Friese JL. Tube thoracostomy: a review for the interventional radiologist. Semin Interv Radiol. 2011;28(1):39–47.

67. Benton IJ, Benfield GF. Comparison of large and small-calibre tube drain for managing spontaneous pneumothoraces. Respir Med. 2009;103(10):1436–40.

68. Kulvatunyou N, Vijayasekaran A, Hansen A, et al. Two-year experience of using pigtail catheters to treat traumatic pneumothorax: a changing trend. J Trauma. 2011;71(5):1104–7.

69. Kuo HC, et al. Small-bore pigtail catheters for the treatment of primary spontaneous pneumothorax in young adolescents. Emerg Med J. 2013;30(3):e17.

70. Richardson JD, Miller FB, Carrillo EH, Spain DA. Complex thoracic injuries. Surg Clin North Am. 1996;76(4):725–48.

71. De Lesquen H, et al. Surgical management for the first 48 h following blunt chest trauma: state of the art (excluding vascular injuries). Interact Cardiovasc Thorac Surg. 2015;20(3):399–408.

72. Ma OJ, Mateer J. Trauma ultrasound examination versus chest radiography in the detection of hemothorax. Ann Emerg Med. 1997;29(3):312–6.

73. Ahmed AA, Martin JA, Saul T, et al. The thoracic

spine sign in bedside ultrasound. Three cases report. Med Ultrason. 2014;16(2):179–81.

74. Salz TO, Wilson SR, Liebmann O, Price DD. An initial description of a sonographic sign that verifies intrathoracic chest tube placement. Am J Emerg Med. 2010;28(5):626–30.

75. Jenkins JA, Gharahbghian L, Doniger SJ, Bradley S, Crandall S, Spain DA, Williams SR. Sonographic

identification of tube thoracostomy study (SITTS): confirmation of intrathoracic placement. West J Emerg Med. 2012;13(4):305–11.

76. Sethuraman KN, Duong D, Mehta S, Director T, Crawford D, St George J, Rathlev NK. Complications of tube thoracostomy placement in the emergency department. J Emerg Med. 2011;40(1):14–20.

超声引导下血管操作　15

Brian Burke，Srikar Adhikari

引言

　　经皮血管操作可见于各种临床诊疗活动中。尽管这些操作通常可不需要影像学引导，例如应用解剖标志即可实施，但超声引导可以提高穿刺成功率并减少操作相关并发症的发生，从而明显缩短住院时间，降低住院费用[1-3]。操作前应用超声和操作过程中实时影像引导可以观察区域血管解剖结构和管腔通畅性。针头直接显影可提高血管穿刺成功率，减少血管穿刺次数，降低损伤邻近重要结构的风险[4-5]。

　　多项研究证实了超声引导的临床实用性[6-10]，实时超声引导能给予术者信心、增加患者安全度并提高其满意度。超声引导的应用欲达到最大的临床效益取决于操作者的超声培训经历和操作经验。对超声解剖学的掌握、了解穿刺针引导的基本原理和手眼协调是超声引导下实施血管操作的关键。

超声引导的优势

　　大量证据表明，超声引导可以提高血管操作的整体成功率，某些困难患者获益尤为明显，包括体型异常、无法合作或行机械通气的患者[11-12]。操作前超声检查确定最佳进针位置和动态引导穿刺均可降低并发症的发生率，其安全性能的提高与提高首次穿刺成功率、减少穿刺次数和缩短穿刺时间有关。皮肤穿刺次数越少，导管插入部位细菌感染的风险就越低。降低血肿和静脉血栓的发生亦可减少产生感染的底物量。

经皮注射凝血酶治疗假性动脉瘤

　　股动脉假性动脉瘤是众所周知的诊断性和介入性操作后的并发症，既往研究报道诊断性操作和介入性操作发生假性动脉瘤的比例分别高达 0.2% 和 8%[13-14]，心导管置入术也是股动脉假性动脉瘤形成的最常见原因之一[15]。股动脉假性动脉瘤的治疗方法包括超声引导加压、经皮凝血酶注射和手术修复等方法。凝血酶是一种天然存在的强效酶，可将纤维蛋白原转化为稳定的交联纤维蛋白。超声引导下经皮注射凝血酶近年来已成为多数医疗机构的首选治疗方法[16-17]。这项技术对于掌握超声技术的医生相对比较简单，通常在床边使用便携式超声即可完成。本部分重点介绍这一操作技术，并为参与治疗股动脉假性动脉瘤的医生提供步进式指导。

解剖

股总动脉是髂外动脉的延续，走行于股总静脉外侧和腹股沟韧带下方，位于腹股沟韧带中点的内侧，约在髂前上棘和耻骨结节连线的中点。股静脉和股总动脉均在股鞘内，而股神经位于股总动脉外侧但在股鞘外。股总动脉在大腿近端分成股浅动脉和股深动脉（图 15.1）。超声下股总脉呈管状、管腔无回声、壁厚、可见搏动，与股总静脉相比不易压缩。根据血流方向和搏动性，彩色多普勒和频谱多普勒可用来区分股总脉和股总静脉（图 15.2、15.3 和 15.4）。

假性动脉瘤是指动脉的单层或两层外层（中膜或外膜）之间的血液聚集，而真性动脉瘤是动脉壁的三层全层膨出。股动脉假性动脉瘤通常表现为一个圆形的囊状结构，毗邻并常伴有与股动脉相连的圆柱形颈部。根据血栓程度的不同，假性动脉瘤的内部表现也会有所不同。假性动脉瘤不全破裂后可形成复杂的多叶结构并伴多个交通囊，而完全破裂则可导致弥漫的浸润性血肿。超声是评估假性动脉瘤最迅速、最佳的影像学方法，B 模式超声图像上在不同回声的软组织中可见搏动性无回声的囊状病变，腔内无血栓时呈无回声的漩涡状血流；合并血栓时回声随血栓寿命的不同而不同（图 15.5 和 15.6）。完全性血栓形成的假性动脉瘤和血肿很难区分，彩色多普勒可见特征性的囊内双向旋转的湍流血流形成的"阴阳征"（图 15.7）。脉冲波多普勒上假性动脉瘤的颈部呈一种"往

图 15.1　下肢动、静脉解剖

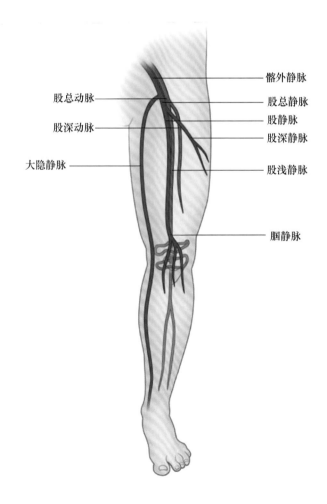

股总动脉

股深动脉

大隐静脉

髂外静脉

股总静脉

股静脉

股深静脉

股浅静脉

腘静脉

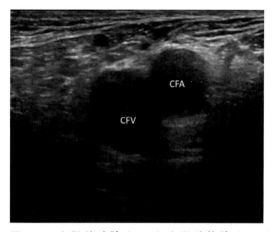

图 15.2　左股总动脉（CFA）和股总静脉（CFV）在 B 模式超声横切面上的图像

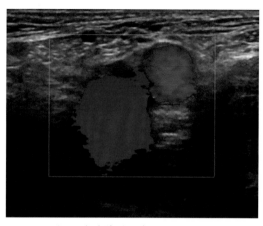

图 15.3　左股总动脉（红色）和股总静脉（蓝色）的彩色多普勒图像

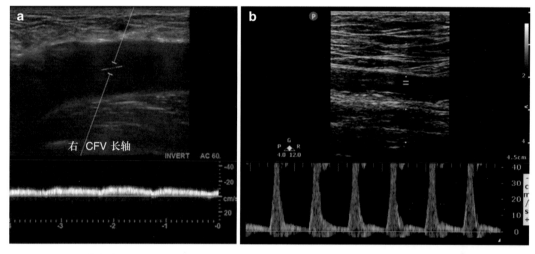

图 15.4　（a）频谱多普勒下股总静脉（CFV）呈相位性血流波形。（b）频谱多普勒下股动脉呈搏动性波形

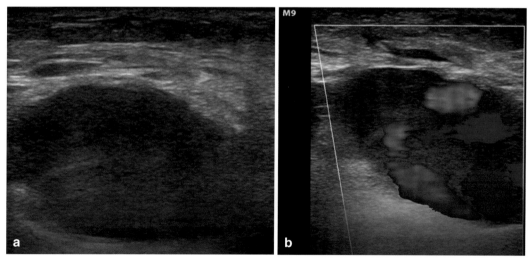

图 15.5　股动脉假性动脉瘤。（a）灰阶超声显示界限清楚的无回声肿块。（b）彩色多普勒显示肿块内呈旋涡状血流

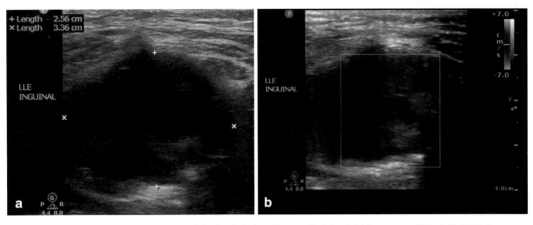

图 15.6 部分血栓形成的股动脉假性动脉瘤。（a）B 模式超声图像。（b）彩色多普勒图像

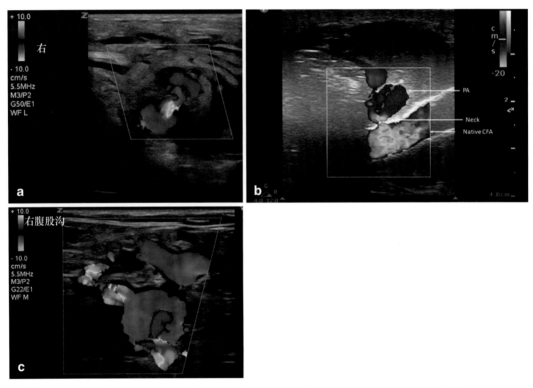

图 15.7 3 例股动脉假性动脉瘤患者的彩色多普勒图像，显示囊内双向旋转的湍流血流（a ～ c）

返"的多普勒模式（心脏收缩时血液进入囊内，舒张时离开囊内），囊颈部远端仍有动脉血流（图 15.8 和 15.9）[18]。

适应证

根据假性动脉瘤的大小来制订治疗方案，小直径（＜3.0 cm）股动脉假性动脉瘤可自发性形成血栓，故一般采用保守治疗。除罕见的禁忌证外，直接经皮注射凝血酶适应证广且具有良好的风险 / 收益比。但当股动脉假性动脉瘤有痛感呈生长性且影响行走时则适应证更强。

图 15.8 脉冲波多普勒显示假性动脉瘤颈部的"往返"多普勒模式（收缩期进入囊内，舒张期排出）

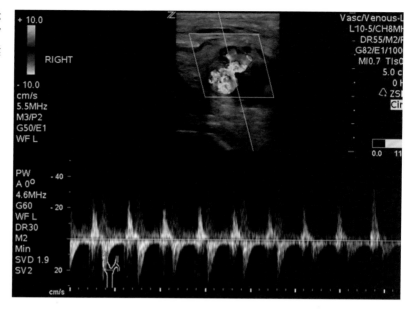

图 15.9 频谱多普勒显示假性动脉瘤囊颈部远端仍有动脉血流

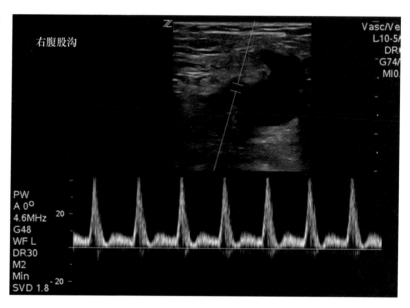

禁忌证

经皮凝血酶注射治疗的禁忌证包括：

1. 假性动脉瘤破裂；

2. 同时存在动静脉瘘；

3. 同侧深静脉血栓形成；

4. 既往使用或接触牛凝血酶（因担心过敏反应）；

5. 血管内血栓形成的风险增加，如处于高凝状态的患者；

6. 合并感染的假性动脉瘤或皮肤糜烂 / 破裂有感染风险；

7. 瘢痕导致注射困难。

设备 / 探头选择

● 成像质量好和组织穿透性良好的超声系统必不可少，超声系统应配有线阵探头，肥胖患者可能需要使用曲阵探头。彩色和脉冲波多普勒功能亦是重要的辅助工具。

- 重组或牛凝血酶（100～1000 U/ml）。
- 带注射器的 20 G 或 22 G 针头。
- 局部麻醉药（1% 利多卡因）。
- 用于局部麻醉的 25 G 针头。
- 无菌洞巾、手术衣、手套、口罩和帽子。
- 无菌超声探头保护套。
- 纱布。

准备 / 操作前评估

应用超声在可疑区域的两个垂直平面评估假性动脉瘤并记录：动脉瘤的起源部位（股总动脉和股深动脉）、流出动脉的波形、瘤体大小与叶数、每叶管腔的大小以及动脉瘤颈部的长度和直径。通过两个垂直平面评估假性动脉瘤的位置后准备注射凝血酶，该操作须遵循与中心静脉置管类似的标准无菌操作原则，超声探头消毒后用合适的无菌保护套包裹，注射部位消完毒后需用无菌凝胶。操作开始前，需先检查假性动脉瘤是否合并远端的血管受损。股动脉假性动脉瘤时，必须先触诊或通过多普勒信号来评估并记录胫骨后动脉和足背动脉搏动。平面内进针显影可能最适合用于指导注射凝血酶并避免邻近组织损伤。在超声动态引导下的局部麻醉浸润可以极大地利于局麻药沉积于进针路线上。因 25 G 或 27 G 的细针在超声上难以显示，故可用 20～22 G 针头注射凝血酶，可提前用小号注射器抽取凝血酶（重组或牛凝血酶）用于注射[19]。

操作

注射操作应在实时超声引导下进行，将无菌针置于 B 模式超声线阵探头长轴一侧的中央，实时超声引导下穿透皮肤慢慢穿刺，在穿入皮下几毫米后确定针柄和针尖的位置，针尖直接刺入假性动脉瘤的囊腔。操作者应极其小心注意将针尖指向假性动脉瘤的边缘并远离假性动脉瘤的颈部，这样可以降低凝血酶进入假性动脉瘤颈部和进入动脉循环的可能。在超声引导下，囊内注入 0.1 ml 凝血酶直至囊内血流完全消失。交替进行彩色多普勒和 B 型超声检查，评估血栓形成和彩色血流信号消失并确认假性动脉瘤闭合。血栓成功形成后，须对远端动脉搏动进行评估，并与操作前发现进行比较。对于初治不成功的患者，可以尝试多次注射。术后患者须仰卧并观察 6 h 后，应用多普勒超声再次对股动脉进行评估确定其是否通畅，术后第二天再次超声检查确认止血情况（图 15.10、15.11 和 15.12）[19-20]。

并发症

凝血酶注射后最严重的并发症是极其罕见（< 1%）的动脉血栓形成或远端栓塞。其他潜在的并发症包括与牛凝血酶相关的过敏反应、感染、假性动脉瘤破裂以及将凝血酶意外注入邻近组织而非假性动脉瘤内[19-20]。

注意事项 / 难点

应在操作前对假性动脉瘤进行全面的评估以确定操作的风险和收益。凝血酶注射对于接受肝素或华法林抗凝的患者是有效的，如果第一次注射不成功，可以进行第二次注射。牛凝血酶是一种外源性物质，反复的注射可能会引起过敏反应。虽然动脉远端栓塞极为罕见，但确实有一些凝血酶可能离开假性动脉瘤囊进入动脉和体循环。风险主要是操作者在超声引导下所犯的共性错误：在未

图 **15.10**　超声引导下凝血酶
注射

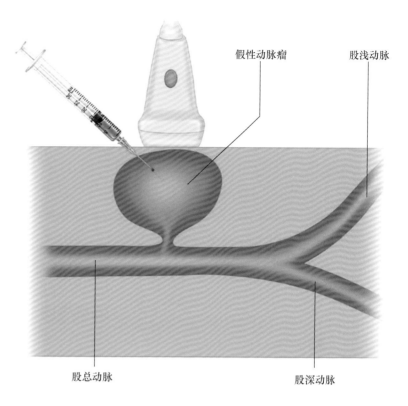

假性动脉瘤　　　股浅动脉

股总动脉　　　　　股深动脉

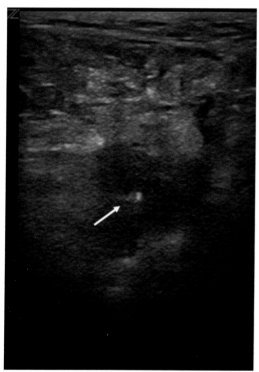

图 **15.11**　B 模式超声下假性动脉瘤囊内的高回声针
尖（箭头）

显影针头的情况下进针和对邻近组织的损伤。

与临床实践相结合

　　心导管术后股动脉假性动脉瘤并不常
见，但却是公认的并发症。股动脉假性动脉
瘤患者通常在急诊就诊。掌握超声技术的医
师可以快速评估这些患者是否合并假性动脉
瘤。评估医疗执业环境和可用资源后，医生
可以在心内科医师的会诊下注射凝血酶。

循证

　　注射凝血酶治疗假性动脉瘤的有效性已
通过多方的证实。Ehieli 等观察 326 例股动
脉假性动脉瘤患者接受凝血酶注射的成功率
高达 98.2%。其中 74.5% 的患者在 24 h 内完
全形成假性动脉瘤血栓，第二次注射的成功
率达到 97%[14]。Paulson 等发现超声引导下
经皮注射凝血酶的成功率高达 96%，而超声

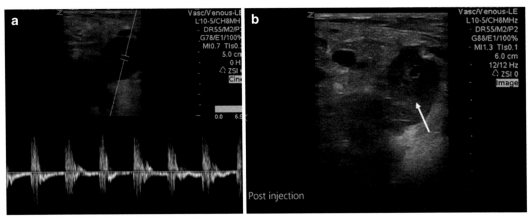

图 15.12　（a）注射凝血酶前的假性动脉瘤囊。（b）注射凝血酶后，成功生成血栓（箭头）

引导加压的成功率仅为 74%[21]。另一项采用凝血酶注射治疗股动脉假性动脉瘤的前瞻性非随机研究表明，总体成功率为 97%，且不受抗凝药物的影响[19]。

要点

- 使用超声引导下平面内进针可以获得最佳效果。
- 遵循类似于建立中心静脉通路等其他操作的无菌原则。
- 在注射凝血酶的过程中，切换 B 模式和彩色多普勒模式以评估检测血栓形成和彩色血流信号的消失。
- 引导针头远离动脉瘤囊的颈部并将针尖保持在动脉瘤囊的外围。
- 使用曲线探头评估肥胖患者的动脉瘤囊。
- 避免注射小于 1 cm 的假性动脉瘤，因为存在动脉血栓形成的风险。
- 使用最小剂量的凝血酶来封堵假性动脉瘤，在操作完成后对股动脉常规进行评估，包括多普勒和彩色血流成像等。
- 抗凝治疗的患者不太可能出现完全血栓形成。

经外周静脉穿刺的中心静脉导管置入

经外周静脉穿刺的中心静脉导管，简称外周中心静脉导管（peripherally inserted central catheter，PICC）对于外周静脉置管困难的患者或需要长期使用静脉通路的患者比较适用。超声引导对 PICC 的总体临床性能具有重要影响。由于超声的出现，传统的肘前静脉放置 PICC 的方法已经完全废弃。超声引导下在上臂较深的静脉处置入 PICC 的成功率高达 95% ～ 99%，且可明显降低早晚期并发症。超声引导有助于降低如肱动脉和正中神经的意外穿刺[22]。超声是 PICC 置管操作前选择最合适的静脉和引导导管最有价值的工具，通常 PICC 置管是通过上臂的头静脉、贵要静脉或臂静脉入路。肱静脉伴行肱动脉，而头静脉和贵要静脉没有伴行动脉但其位置多变、尺寸较小、通畅率较低，盲穿颇为困难。超声引导可以提高 PICC 置管的成功率并降低静脉炎和血栓形成的风险[23-24]。

解剖

PICC 通常位于肘前窝近侧的浅静脉（通常位于贵要静脉、肱静脉或头静脉）（图

15.13）。外周静脉的声学解剖在第 12 章讨论。通常，许多用来穿刺的静脉都有其伴随的动脉，穿刺之前必须相互区分开。虽然两者都有无回声的管腔，但动脉的管壁更厚并伴随明显的搏动，静脉通常比动脉大并含有瓣膜，且比动脉更容易压缩（图 15.14）。根据血流方向和搏动性，彩色多普勒和频谱多普勒可用来区分动脉和静脉。

适应证

- 静脉通路建立困难；
- 外周静脉通路受限；
- 静脉治疗持续时间预计超过 1 周（例如抗生素、抗真菌药物等）；
- 非卧床的化疗；
- 频繁的外周静脉置管；
- 持续输注血液制品；
- 输注高渗溶液或极端 pH 的物质（完整肠外营养）；
- 连续检验抽血 / 连续放射检查；
- 血小板减少或凝血障碍，不能放置永久性输液装置的患者；
- 静脉输注起疱剂 / 刺激性 / 致痛性药物；
- 患者选择。

禁忌证

- 烧伤、创伤、皮肤感染、放射、血管手术和穿刺部位静脉血栓病史；
- 活动性菌血症或脓毒血症；
- 慢性肾衰竭和终末期肾病（应保留血管以备透析导管放置或动静脉瘘）；
- 手臂静脉直径太小（＜ 3 ~ 4 mm）；
- 乳房切除和淋巴结清扫后（因为淋巴系统受损导致引流障碍）；
- 拐杖行走和其他可能导致导管移位的上肢活动；
- 持续咳嗽和呕吐（胸膜腔内压增加可导致导管移位、错位或腐蚀）；
- 对 PICC 组件过敏；
- 身体或精神健康状况影响 PICC 管路的护理和维护；
- 影响导管固定的状况；
- 患肢严重水肿；
- 四肢挛缩；
- 手臂感觉或运动障碍，可能会延误对并发症的识别。

设备 / 探头选择

- 带线阵探头的超声系统；
- 包裹超声探头的无菌探头套；
- 超声波凝胶；
- 无菌手套和手术衣、口罩和帽子；
- 无菌洞巾和纱布；

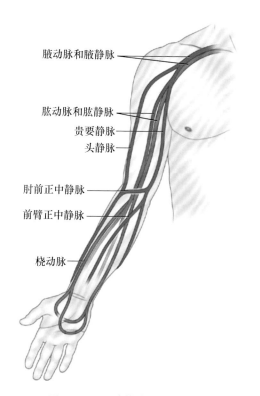

腋动脉和腋静脉

肱动脉和肱静脉

贵要静脉

头静脉

肘前正中静脉

前臂正中静脉

桡动脉

图 15.13　上肢静脉血管的解剖

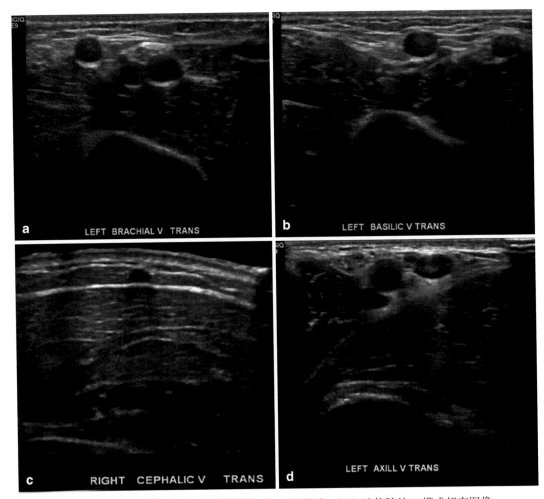

图 15.14　（a）肱静脉，（b）贵要静脉，（c）头静脉，（d）腋静脉的 B 模式超声图像

- 皮肤消毒剂（氯己定 / 酒精）；
- 无菌生理盐水冲洗液；
- PICC（图 15.15）；
- 不同规格的针头；
- 10 ml 注射器；
- 导丝；
- 扩张器；
- 引导器；
- 小刀片；
- 局部麻醉药（通常为利多卡因）；
- 缝合材料；
- 无菌敷料包（透明和半透）；
- 生物贴片。

准备 / 操作前评估

　　通常在床旁超声引导下行 PICC 置管，确保所需设备和耗材都完全准备到位是操作成功的关键（图 15.16）。应获得患者的知情同意。测量患者的臂围作为 PICC 置入后出现水肿并发症后评估严重程度的参考依据。无菌技术对于降低导管相关血行感染的风险至关重要。在置入 PICC 前鉴别动脉和静脉，选择最佳的静脉放置 PICC。静脉的选择应考虑静脉的大小、距离表皮的深度、静脉走行、毗邻结构、距腋窝和前肘窝的距离以及邻近的病理（如蜂窝织炎或脓肿）等因素。因静脉瓣膜可能会影响导管通过，若瓣

图 **15.15**　经外周静脉穿刺的中心静脉导管（PICC）

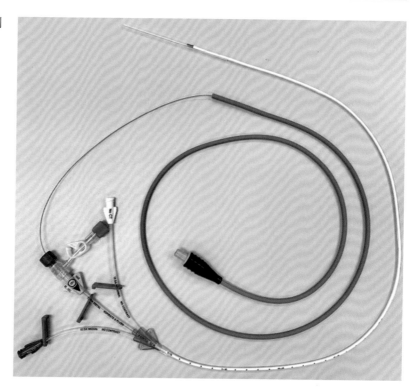

图 **15.16**　患者和超声机器的摆放位置

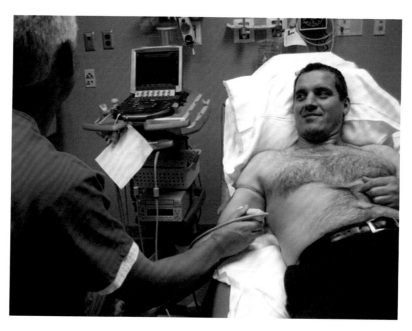

膜受损会导致静脉功能变差，故需评估静脉的通畅性和是否存在瓣膜。尽可能选择远离动脉和神经的静脉，上肢血管中直径最大的贵要静脉因邻近无动脉和神经伴行且可以无弯曲地汇入锁骨下静脉，是放置 PICC 的理

想静脉。

操作

Seldinger 技术是放置 PICC 最常用的方

法，穿刺部位近端扎止血带，可有助于静脉管腔充盈。测量导管到达上腔静脉/右心房交界处的距离（从穿刺部位到右中锁骨中线，再向下到第三肋间隙）。先用氯己定消毒上臂，放置无菌纱布和洞巾来建立无菌区域，超声探头用无菌探头保护套保护（见第6章讨论）。表皮麻醉后，用超声探头重新识别和定位目标静脉。并在超声实时引导下（在第12章中讨论）以平面内技术穿刺，一旦针进入静脉，就通过针向前推送导丝。拔掉针头，用超声确认导丝在静脉中的位置。然后，用手术刀在导丝旁划一个小口容纳扩张器。扩张器和引导器穿过导丝置入，然后移除导丝和扩张器，仅留下引导器。将导管通过引导器置入至预定长度后移除引导器，取下止血带。应用冲液试验确定导管在房腔交界处的正确位置（见第6章讨论）。此处，应预约胸部X线片确定PICC管路尖端的位置。置管完成后，应将导管固定于无菌皮肤上，然后用敷料覆盖穿刺部位和接头处（图15.17和15.18）[25]。

并发症

PICC的并发症包括感染、导管错位、导管移位、机械故障、空气栓塞、静脉炎、血栓形成、渗漏、导管阻塞（血栓性和非血栓性原因）、心律失常、导管断裂/栓塞和

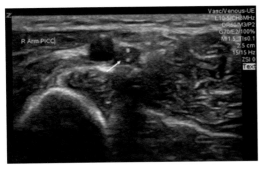

图15.17　横切面上显示位于贵要静脉内的PICC（箭头）

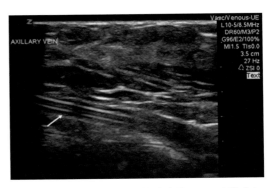

图15.18　长轴上位于腋静脉内的PICC（箭头）

意外拔除[25]。

注意事项/难点

使用平面外方法进行静脉穿刺可能会穿透静脉和损伤相邻血管。使用线阵探头可以判断颈静脉内的PICC是否移位（图15.19）。肘前窝穿刺相较于上臂静脉穿刺有较高的PICC感染率，术后常规PICC管路护理和患者宣教是预防感染的关键。

与临床实践相结合

PICC对于长期通过静脉治疗的患者非常有效，可在各种临床情况下使用，特别适用于需要定期门诊治疗的患者。PICC与中心静脉导管相比有许多优势，其能提供数周到6个月的静脉通路，较中心静脉导管具有更好的成本效益比，并发症发生率更低。掌握超声引导下进针的基本操作是实施PICC置管的关键。随着便携式超声和相关培训项目的迅速普及，超声引导下行PICC置管可以在各个临床领域对患者治疗产生重大影响。

循证

应用超声引导下行PICC置管是一项成熟的技术，其成功率约为95%。PICC导管可降低机械性静脉炎和血栓形成等并发症的

图 15.19　颈内静脉（IJV）可见 PICC 导管尖端

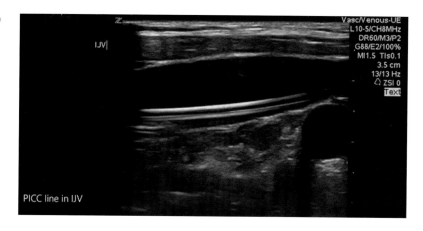

发生率[26]。一项系统回顾发现，使用 PICC 导管的住院患者感染率可低至每 1000 天 2.1 个[27]。由具有超声专业知识的新生儿科医师行 PICC 穿刺时，实时超声引导是一种比标准置管法更为有效的方法[23, 28-30]。

- 使用平面内方法引导穿刺针进入静脉。
- 使用超声确认导丝位置。
- 可使用冲洗技术确认导管的正确位置。

要点

- 在超声引导下行 PICC 置管时，遵循无菌原则，包括用无菌探头保护套保护超声探头。
- 使用 B 模式和多普勒超声区分静脉和动脉。
- 无论血压有多低，脉冲多普勒是区分动脉和静脉的唯一可靠方法。低心排血量状态可能会使彩色多普勒的图像失真。
- 根据静脉的大小、距离表皮的深度、静脉走行、邻近结构、与腋窝和肘窝的接近程度以及邻近的病理情况（如覆盖蜂窝织炎或脓肿）选择合适的静脉。
- 始终评估静脉的通畅性以及是否存在瓣膜。
- 贵要静脉不与神经和动脉毗邻，是 PICC 置管的理想选择。

超声引导下放置中线导管

　　中线导管是一种穿刺点位于上臂其尖端直达腋下的 8～12 cm 的导管。中线导管尖端不经过中心静脉，是外周静脉通路的一种替代选择。通常的导管留置时间约为 14 天，但中性导管可以留置长达 1 个月。中线导管置入的操作前评估和超声引导下操作步骤同 PICC 置管，操作前使用超声来评估选择远离动脉和神经的最大静脉。与 PICC 类似，贵要静脉通常是理想的静脉。因为快速输液时，贵要静脉和肱静脉较头静脉的并发症发生率低，故优先选择贵要静脉和肱静脉放置中线导管。最好避开肘窝并在肘部上方行中线导管穿刺（距离腋窝足够远，确保 8～12 cm 的中线导管不会穿过腋窝），肘窝穿刺可能会有较高的导管相关性感染和血栓形成的风险。中线导管置入也需注意无菌，利多卡因局麻后，应用平面内超声引导法将 20 G 针头和导管置入静脉。使用 PICC 置管类似的改良 Seldinger 手法将导丝穿过导管后，拔除导管保留导丝，然后将中线导管穿过导丝后推进，再拔出导丝（图 15.20、15.21 和 15.22），置管完毕后确认导管位于静脉内及其通畅性（详见第 12 章相关讨论）[31-32]。

管搏动来进行动脉置管，但超声引导下穿刺优于传统触摸法，尤其适用于解剖变异、肥胖、低心排血量状态和严重动脉粥样硬化性疾病的患者。

超声引导下动脉穿刺术

动脉置管可用于诊断和治疗以及用于生理监测目的。穿刺入路可包括股动脉、桡动脉、腋动脉和肱动脉。通常通过触摸血

解剖

动脉置管最常选用的两个入路为桡动脉和股动脉，桡动脉位置最为表浅，故常作为首选。大多数患者中，桡动脉起源于肘部远端的肱动脉，后在前臂向外侧延伸直达腕

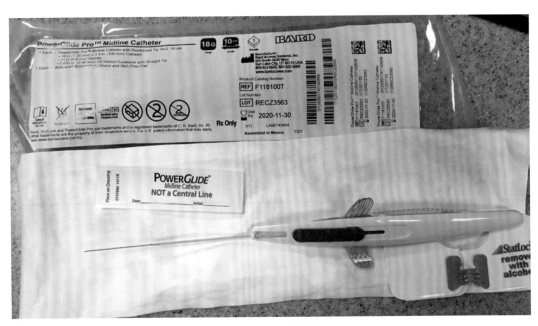

图 15.20 中线导管

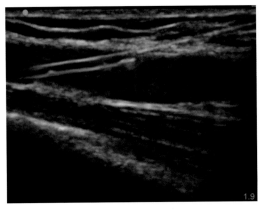

图 15.21 中线导管置管长轴下 B 模式超声影像

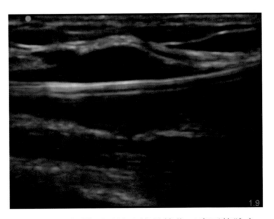

图 15.22 长轴下可见中线导管位于贵要静脉内

部，其先在前臂上段穿行于旋后肌后，从前臂中部到腕部穿行于旋后肌和桡侧腕屈肌腱之间，在到达腕部大鱼际区和桡骨与掌骨关节交界处时变浅。起始处的桡动脉管径小于尺动脉，但到达腕部后其与尺动脉相等或大于尺动脉（图 15.13）。

股总动脉位于股静脉外侧，是髂外动脉的延续，其位于腹股沟韧带中点偏内侧的下方，在髂前上棘和耻骨结节之间。股神经位于股总动脉外侧但在股鞘之外。股总动脉在大腿近端分成股浅动脉和股深动脉。

在 B 模式超声上，动脉呈圆形、管腔无回声、壁厚、搏动明显。与静脉相比，动脉不容易压缩。彩色多普勒和频谱多普勒可以通过血流方向和脉动性来区分动脉和静脉（图 15.23）。

适应证

- 需持续血压监测的危重患者，包括休克、使用血管升压药、高血压急症、卒中等患者；
- 需要反复抽血的患者；
- 需行动脉血气（arterial blood gas，ABG）

分析的机械通气患者；
- 结合其他技术的心功能监测；
- 心导管和放射介入手术、人工或自动输血、血浆置换和体外膜肺氧合（extracorporeal membrane oxygenation，ECMO）。

禁忌证

- 置入部位感染；
- 侧支循环受损；
- 严重外周血管疾病；
- 严重凝血障碍；
- 雷诺综合征；
- 皮肤全层烧伤。

设备 / 探头选择

- 带线性阵列探头的超声系统；
- 无菌超声探头保护套；
- 无菌超声凝胶；
- 传感器套件，包括连接管路、换能器和相关监护设备；
- 氯己定或其他消毒液；

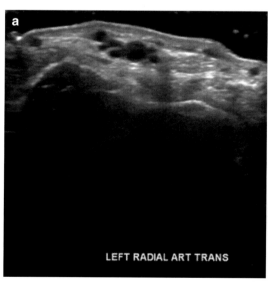
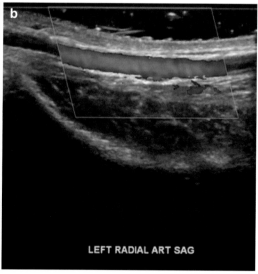

图 15.23　桡动脉的 B 模式和彩色多普勒超声图像（a）短轴；（b）长轴

- 无菌洞巾；
- 带导丝的套管针；
- 含利多卡因的注射器 / 针；
- 缝合材料（丝线或其他不可吸收的缝线）；
- 持针器或带针缝线；
- 11 块纱布；
- 透明薄膜敷贴；
- 生物贴膜。

准备 / 操作前评估

行桡动脉穿刺之前先评估穿刺部位的解剖结构并进行 Allen 试验。超声仪器置于操作者对侧，以便于实时观察穿刺针的影像，用胶布将患者手腕固定于小毛巾或纱布卷上，使其背屈大约 60°。

在 B 模式超声下使用线阵探头确认无回声但伴随搏动性管腔结构的桡动脉，压迫后可以更容易检测到动脉搏动，但过高的压力可能会使休克患者的动脉塌陷。患者灌注不良时 B 模式超声难以区分动脉与静脉，此时可以选择彩色多普勒模式超声来辨认动脉，通过调整超声波的深度和增益来改善影像质量。

穿刺部位应使用氯己定消毒，并铺上无菌洞巾来创建无菌区域，使用无菌探头保护套覆盖超声探头，在整个操作过程中应注意保持无菌。

操作

当超声探头与血管平行放置时，动脉在超声屏幕上表现为管状结构的暗区。穿刺针与探头长轴平行穿刺入皮肤，进针后可以根据探头的方向从超声图像的左上角或右上角观察到穿刺针。应使用超声追踪针尖直至进入动脉内。某些情况下，尽管超声显示穿刺针尖已经进入血管，但是穿刺针却未见血液

回流，提示针尖可能不在血管中，而是位于与动脉平行的组织中。此时应拔出穿刺针，超声探头重新将中心对准动脉的长轴后再次进行穿刺。

穿刺成功后，将导管上引导套管进入血管的黑色卡舌滑向针尖方向，稳定好穿刺针后，将套管沿穿过其中的导丝推送入动脉。将套管连接压力管道，快速冲洗排气，根据动脉血压和波幅大小选择合适的标尺范围以得到最佳的动脉搏动波形。套管应正确固定（图 15.24 和 15.25）[33-34]。

并发症

- 出血；
- 感染；
- 血栓形成；
- 疼痛；

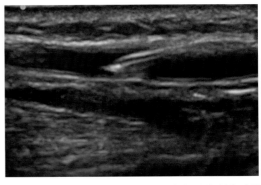

图 15.24 B 模式超声引导下平面内方法穿刺桡动脉（请注意内膜层）

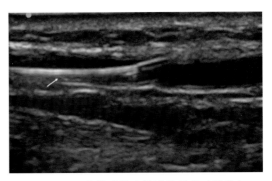

图 15.25 向桡动脉内推进的导丝（箭头）

- 栓塞；
- 缺血；
- 动静脉瘘。

注意事项 / 难点

由于桡动脉的位置非常表浅，超声引导下桡动脉置管的主要挑战在于针尖的显影。没显影的针尖可能已经穿刺入较操作者所认为的更深的位置，从而导致深部组织的损伤。因此，在血管穿刺过程中，持续观察针尖的位置极为重要。血管痉挛是休克患者穿刺中遇到的另一项挑战，其会妨碍导管置入动脉腔内。若发生这种情况，可以应用超声寻找更为近心端的位置穿刺。

与临床实践相结合

桡动脉置管是急救环境中危重患者诊疗的常规操作。动脉置管在需要血管活性药物维持的危重患者、需滴定药物控制血压的卒中患者以及需要反复抽血行 ABG 的重症监护病房患者的管理中发挥着至关重要的作用。传统的桡动脉置管操作相对简单，随着超声的普及，穿刺更加容易。所有急诊医师、重症医师或麻醉科医师都必须具备超声引导下桡动脉穿刺的技能。掌握声学解剖知识并能在穿刺过程中关注针尖的位置是该技术的核心。

循证

比较荧光透视和超声引导下股动脉置管的临床研究表明，超声引导在 30% 的股动脉高位分叉患者中具有显著的优势。数项研究显示，在急救时使用超声引导可提高桡动脉穿刺成功率[35-37]。随机对照试验的荟萃分析也表明，超声引导能提高桡动脉置管首次穿刺成功率[38]，也有文献报道儿科患者

中超声的使用能提高桡动脉穿刺的成功率。最近的 Cochrane 系统评价也提示，相较于触诊或多普勒超声辅助，超声引导能提高桡动脉穿刺置管的首次和二次成功率，降低并发症的发生[39]。超声引导还可以通过减少穿刺次数，增加首次置管成功率从而降低导管相关性感染[40]。

> **要点**
>
> - 超声引导下动脉穿刺置管能减少并发症、提高首次穿刺成功率和降低感染率。
> - 动脉穿刺置管时应遵循无菌原则。
> - 使用平面内技术，穿透皮肤后持续追踪针尖位置。
> - 过度施压可能会导致休克患者的动脉塌陷。
> - 患者灌注不良时，可能会难以区分动脉和静脉。

（吴　昱　译　盛　颖　卞金俊　校）

参考文献

1. Moore CL, Copel J. Point-of-care ultrasonography. N Engl J Med. 2011;364:749–57.
2. Keenan SP. Use of ultrasound to place central lines. J Crit Care. 2002;17:126–37.
3. Maecken T, Grau T. Ultrasound imaging in vascular access. Crit Care Med. 2007;35:S178–85.
4. Leung J, Duffy M, Finckh A. Real-time ultrasonographically-guided internal jugular vein catheterization in the emergency department increases success rates and reduces complications: a randomized, prospective study. Ann Emerg Med. 2006;48:540–7.
5. Paul-Andrè C, Kendall J. Ultrasound guidance for vascular access. Emerg Med Clin N Am. 2004;22:749–73.
6. Augoustides J, Horak J, Ochroch A. A randomized controlled clinical trial of real-time needle-guided ultrasound for internal jugular venous cannulation in a large university anesthesia department. J Cardiothorac

Vasc Anesth. 2005;19:310–5.

7. Mallory D, McGee W, Shawker T, Brennen M, Bailey K, Evans R, et al. Ultrasound guidance improves the success rate of internal jugular vein cannulation. A prospective, randomized trial. Chest. 1990;98:157–60.

8. Lamperti M, Caldiroli D, Cortellazzi P, Vailati D, Pedicelli A, Tosi F, et al. Safety and efficacy of ultrasound assistance during internal jugular vein cannulation in neurosurgical infants. Intensive Care Med. 2008;34:2100–5.

9. Serafimidis K, Sakorafas G, Konstantoudakis G, Petropoulou K, Giannopoulos G, Danias N, et al. Ultrasound-guided catheterization of the internal jugular vein in oncologic patients; comparison with the classical anatomic landmark technique: a prospective study. Int J Surg. 2009;7:526–8.

10. Troianos C, Jobes D, Ellison N. Ultrasound-guided cannulation of the internal jugular vein. A prospective, randomized study. Anesth Analg. 1991;72:823–6.

11. Karakitsos K, Labropoulos N, DeGroot E, Patrianakos AP, Kouraklis G, Poularas J. Real-time ultrasound-guided catheterisation of the internal jugular vein: a prospective comparison with the landmark technique in critical care patients. Crit Care. 2006;10:R162.

12. Denys B, Uretsky B, Reddy P. Ultrasound-assisted cannulation of the internal jugular vein: a prospective comparison to the external landmark-guided technique. Circulation. 1993;87:1557–62.

13. Etemad-Rezai R, Peck DJ. Ultrasound-guided thrombin injection of femoral artery pseudoaneurysms. Can Assoc Radiol J. 2003;54:118–20.

14. Ehieli WL, Bozdogan E, Janas G, Jaffe TA, Miller CM, Bashir MR, Allen BC. Imaging-guided percutaneous thrombin injection for the treatment of iatrogenic femoral artery pseudoaneurysms. Abdom Radiol (NY). 2019;44(3):1120–6.

15. Kacila M, Vranic H, Hadzimehmedagic A, Sehovic S, Granov N. The frequency of complications of pseudoaneurysms after cardiac interventional diagnostic and therapeutic interventions. Med Arh. 2011;65(2):78–81.

16. Hashemi Fard O. Iatrogenic femoral artery pseudoaneurysm (review of treatment options). ARYA Atheroscler. 2010;6(2):74–7.

17. Kronzon I. Diagnosis and treatment of iatrogenic femoral artery pseudoaneurysm: a review. J Am Soc Echocardiogr. 1997;10(3):236–45.

18. Chun E. Ultrasonographic evaluation of complications related to transfemoral arterial procedures. Ultrasonography. 2018;37(2):164–73.

19. Stone P, Campbell J, AbuRahma A. Femoral pseudoaneurysms after percutaneous access. J Vasc Surg. 2014;60:1359–66.

20. Bydawell G. Percutaneous thrombin injection for pseudoaneurysm treatment. S Afr J Radiol. 2013;17(1):41–2.

21. Paulson EK, Sheafor DH, Kliewer MA, Nelson RC, Eisenberg LB, Sebastian MW, et al. Treatment of iatrogenic femoral arterial pseudoaneurysms: comparison of US-guided thrombin injection with com-

22. Parás-Bravo P, Paz-Zulueta M, Sarabia-Lavin R, et al. Complications of peripherally inserted central venous catheters: a retrospective cohort study. PLoS One. 2016;11(9):e0162479.

23. Nichols I, Humphrey JP. The efficacy of upper arm placement of peripherally inserted central catheters using bedside ultrasound and microintroducer technique. J Infus Nurs. 2008;31:165–76.

24. Schweickert WD, Herlitz J, Pohlman AS, Gehlbach BK, Hall JB, Kress JP. A randomized, controlled trial evaluating postinsertion neck ultrasound in peripherally inserted central catheter procedures. Crit Care Med. 2009;37:1217–21.

25. Gonzalez R, Cassaro S. Percutaneous Central Catheter (PICC) [Updated 2019 Feb 11]. In: StatPearls [Internet]. Treasure Island: StatPearls Publishing; 2019. Available from: https://www.ncbi.nlm.nih.gov/books/NBK459338/.

26. Stokowski G, Steele D, Wilson D. The use of ultrasound to improve practice and reduce complication rates in PICC insertions. Art Sci Infus Nurs. 2009;32:145–55.

27. Pratt RJ, Pellowe CM, Wilson JA, et al. epic2: national evidence-based guidelines for preventing healthcare-associated infections in NHS hospitals in England. J Hosp Infect. 2007;65(Suppl 1):S1–64.

28. Katheria AC, Fleming SE, Kim JH. A randomized controlled trial of ultrasound-guided peripherally inserted central catheters compared with standard radiograph in neonates. J Perinatol. 2013;33:791–4.

29. Parkinson R, Gandhi M, Harper J, Archibald C. Establishing an ultrasound guided peripherally inserted central catheter (PICC) insertion service. Clin Radiol. 1998;53:33–6.

30. Sofocleous CT, Schur I, Cooper SG, et al. Sonographically guided placement of peripherally inserted central venous catheters: review of 355 procedures. AJR Am J Roentgenol. 1998;170:1613.

31. Yokota T, Tokumine J, Lefor AK, Hasegawa A, Yorozu T, Asao T. Ultrasound-guided placement of a midline catheter in a patient with extensive postburn contractures: a case report. Medicine. 2019;98(3):e14208.

32. Adams DZ, Little A, Vinsant C, Khandelwal S. The midline catheter: a clinical review. J Emerg Med. 2016;51(3):252–8.

33. Pierre L, Keenaghan M. Arterial lines. [Updated 2018 Dec 13]. In: StatPearls [Internet]. Treasure Island: StatPearls Publishing; 2019. Available from: https://www.ncbi.nlm.nih.gov/books/NBK499989/.

34. Ailon J, Mourad O, Chien V, Saun T, Dev SP. Videos in clinical medicine. Ultrasound-guided insertion of a radial arterial catheter. N Engl J Med. 2014;371(15):e21.

35. Shiver S, Blaivas M, Lyon M. A prospective comparison of ultrasound-guided and blindly placed radial arterial catheters. Acad Emerg Med. 2006;13:1275–9.

36. Seto AH, Abu-Fadel MS, Sparling JM, Zacharias SJ, Daly TS, Harrison AT, et al. Real-time ultra-

sound guidance facilitates femoral arterial access and reduces vascular complications: FAUST (Femoral Arterial Access With Ultrasound Trial). JACC Cardiovasc Interv. 2010;3:751–8.

37. Pachikara R, Gallagher P, Watcha M. Evaluation of ultrasound-guided radial artery cannulation in children. Pediatr Crit Care Med. 2009;10:45–8.

38. Bhattacharjee S, Maitra S, Baidya DK. Comparison between ultrasound guided technique and digital palpation technique for radial artery cannulation in adult patients: an updated meta-analysis of randomized controlled trials. J Clin Anesth. 2018;47:54–9.

39. Aouad-Maroun M, Raphael CK, Sayyid SK, Farah F, Akl EA. Ultrasound-guided arterial cannulation for paediatrics. Cochrane Database Syst Rev. 2016;(9):CD011364.

40. Miller AG, Bardin AJ. Review of ultrasound-guided radial artery catheter placement. Respir Care. 2016;61(3):383–8.

索　引